reinhardt

Reinhardts Gerontologische Reihe
Band 52

Petra Fercher • Gunvor Sramek

Brücken in die Welt der Demenz

Validation im Alltag

3., überarbeitete und erweiterte Auflage

Mit einem Geleitwort von Naomi Feil

Ernst Reinhardt Verlag München

Petra Fercher, Oberösterreich, ist diplomierte Validationslehrerin und Masterin nach Naomi Feil. Sie bildet Lehrerinnen für Validation aus, unterrichtet und berät in zahlreichen Einrichtungen. Weitere Informationen zur Autorin finden Sie unter: www.validation.or.at

Gunvor Sramek, Wien, ist diplomierte Validationslehrerin und Masterin nach Naomi Feil. Sie leitete zahlreiche Lehrgänge und ist Prüfungsvorsitzende für autorisierte Validationslehrgänge.

Bibliografische Information der Deutschen Nationalbibliothek

Die Deutsche Nationalbibliothek verzeichnet diese Publikation in der Deutschen Nationalbibliografie; detaillierte bibliografische Daten sind im Internet über <http://dnb.d-nb.de> abrufbar.
ISBN 978-3-497-02841-2 (Print)
ISBN 978-3-497-61069-3 (E-Book)
ISBN 978-3-497-61070-9 (EPUB)
ISSN 0939-558X
3. Auflage

Printed in EU
Coverfoto: © Herbert Kronsteiner, Wien
Satz: FELSBERG Satz & Layout, Göttingen

Ernst Reinhardt Verlag, Kemnatenstr. 46, D-80639 München
Net: www.reinhardt-verlag.de E-Mail: info@reinhardt-verlag.de

Inhalt

Geleitwort von Naomi Feil

Ich bin Gunvor Sramek und Petra Fercher sehr dankbar, dass sie dieses dringend benötigte Buch geschrieben haben, um allen Menschen ihr eigenes Älterwerden sowie die besondere Welt des desorientierten alten Menschen – dessen Diagnose oft „Alzheimer" lautet – verständlich zu machen.

Gunvor Sramek und Petra Fercher arbeiten bereits seit vielen Jahren mit dieser Personengruppe, den sogenannten „De-menz"-Kranken.

In diesem Buch berichten die beiden Autorinnen von ihren jahrelangen Erfahrungen in der Anwendung verbaler und non-verbaler Validationstechniken, die bereits zahlreichen alten Menschen, deren Familien sowie dem Pflegepersonal beim Kommunizieren geholfen haben, um einem inneren Rückzug der alten Menschen vorzubeugen.

Die LeserInnen gewinnen einen Einblick in die Welt des desorientierten sehr alten Menschen, erkennen dessen intuitive Weisheit und lernen die Bedeutung seines Verhaltens und die darin ausgedrückten menschlichen Bedürfnisse verstehen. Sie können mit diesem Buch auch lernen, wie man mit Verständnis und Empathie zuhört.

Familienangehörige und Pflegekräfte erfahren außerdem, wie man die hochaltrige Person dabei unterstützen kann, in ihrem eigenen Zuhause so unabhängig wie möglich zu bleiben; wie man die Bedeutung hinter Symbolen versteht, die der ältere Mensch benutzt, um die Vergangenheit wiederherzustellen und das Leben im Angesicht des Todes aufarbeiten zu können.

Die Autorinnen werfen auch einen Blick in die Zukunft: Wie Einrichtungen zusammenarbeiten können, um Angehörigen dabei zu helfen, ihre eigenen Bedürfnisse zu verstehen und den alten Menschen so zu akzeptieren, wie er gerade ist: ein Stück weit „in seinen Schuhen zu gehen".

Naomi Feil, Sozialwissenschaftlerin und Gerontologin; Direktorin des Validation Training Institute Cleveland.

Einführung

Wie wir zur Validation kamen

Gunvor Sramek: Der dänische Großvater

Mein Großvater hatte eine beginnende Demenzerkrankung, aber damals erkannte das niemand. Er war, in meinen Augen als Kind, uralt. Wir wohnten alle in einem roten Backsteinhaus aus der Jahrhundertwende in Dänemark. Meine Eltern, meine beiden Brüder und ich wohnten im ersten Stock, der Großvater und seine unverheiratete Tochter lebten im Parterre. Großvater bewegte sich immer mit schlürfenden, kleinen Schritten vorsichtig vorwärts. Seinen rechten Arm hielt er dabei leicht vorgestreckt, schräg nach unten. Meistens begegnete ich ihm so im Treppenhaus. Wenn er in die Nähe der Treppe kam, suchten seine Fußspitzen sorgfältig nach dem Beginn der ersten Stufe. Seine Hand suchte gleichzeitig nach dem Beginn des Handlaufes. Während er ging, schnaufte und pustete er hörbar. Anscheinend war das Gehen eine mühsame Angelegenheit. Ich spürte instinktiv, dass es nicht richtig wäre, ihn zu stören, weil er sich bei den Stufen besonders konzentrieren musste. Aber auch sonst wäre es nicht ratsam gewesen, ihn anzusprechen. Er schien in einer eigenen Welt zu leben, in die er sich eingekapselt hatte. Er sprach kaum, und wenn, dann nur in ganz kurzen, knappen Sätzen. Seine Augen waren zunehmend schlechter geworden und das machte ihm sicherlich sehr zu schaffen, er klagte aber nie. Er litt einfach still vor sich hin. Aber vielleicht gab es auch andere Gründe für sein eigenartiges Verhalten. Sein jetziges Leben schien ihm auf jeden Fall zuwider zu sein. Er wirkte auf mich als Kind so, als ob er sich in einer latenten, inneren Protesthaltung befände. Niemand durfte ihm wirklich nahe kommen. Ich spürte das sehr deutlich. Er konnte seine Gefühle nicht zeigen, weder verbal noch nonverbal. Nur ganz selten sah ich ihn lächeln. Ich erinnere mich ganz deutlich an zwei solche besonderen Momente. Einmal, als mein kleiner Bruder auf seinem Schoß saß, und ein anderes Mal, als ich ihm einige Zeilen eines kleinen Gedichtes von mir vorlas, das sich lustig reimte. Da lachte er ganz kurz!

Großvater wirkte sonst stur und er war nicht flexibel, alles musste so gemacht werden, wie er es sagte. Leider verhielt er sich oft unfreundlich seiner erwachsenen Tochter gegenüber, die versuchte, den Alltag mit ihm gemeinsam zu gestalten. Er hatte natürlich immer Recht. Schon seit jeher wurde er als Autoritätsperson angesehen, und das hat er so beibehalten. Es wäre völlig sinnlos gewesen, wenn jemand von uns versucht hätte, mit ihm irgendeine Angelegenheit zu diskutieren oder ihn umzustimmen. Man hatte schon verloren, bevor man überhaupt ein solches Gespräch begonnen hatte. Diese starre Haltung war mir damals sehr vertraut.

Als ehemaliger Architekt trug er Tag ein Tag aus seinen weißen Arbeitsmantel, als ob er sich jeden Moment zu einem längst nicht mehr existierenden Zeichentisch begeben könnte, um dort mit seinen Plänen zu arbeiten. Er trug auch oft Pulswärmer oder gestrickte, graue Handschuhe, bei denen das vordere Ende der Finger fehlte. Das fand ich seltsam. Das Haus und den Garten verließ er so gut wie nie. Er war ein Einsiedler mitten unter uns.

Ich liebte es, ihn zu studieren. Ich schämte mich instinktiv dabei, weil ich wusste, dass er nicht sehen konnte, dass ich ihn so intensiv beobachtete. Aber ich konnte mich nicht beherrschen. Es war zu spannend, seine langsame Welt mitzuerleben. Manchmal, vor allem in der großen, hellen Werkstatt im Keller, hatte ich einen wirklich guten Zugang zu ihm. Da arbeitete er an seiner alten Hobelbank und ich durfte ihm das Werkzeug reichen. Ich fühlte mich wie seine Assistentin. Dieses fast wortlose Miteinander genossen wir beide sehr. Ich mochte den Geruch von Holz und Leim. Aber vor allem genoss ich die Art, wie Großvater immer wieder zärtlich mit den Fingerspitzen über das Werkstück strich. Er prüfte genau, was als nächstes zu geschehen hatte. Da war nichts von seiner üblichen Verschlossenheit zu spüren.

In seiner ersten Ausbildung war er gelernter Tischler und jetzt, in der Werkstatt, war er in seinem Element. Manchmal fing er plötzlich an, ganz zart wunderschöne Melodien vor sich hin zu pfeifen. Niemand konnte so pfeifen wie er. Es klang absolut rein, war wunderbar in der Betonung und genau im Takt. In der Jugend hatte er sich in seiner Freizeit zum lyrischen Tenor ausbilden lassen, er liebte die Lieder von Schubert. Aber das wusste ich damals nicht. Umso mehr wunderte es mich, wenn ich diese gelöste, fröhliche und zufriedene Seite von ihm erlebte. Es wurde mir klar, dass es hinter dem grimmigen alten Großvater einen gefühlvollen, kreativen und künstlerischen Menschen gab. Mich faszinierte, dass ein Mensch zwei so unterschiedliche Seiten haben kann. Ich brauchte keine Sprache, um solche Dinge mit großer Intensität und Treffsicherheit wahrzunehmen. Ich bin mir sicher, dass mein Interesse für alte Menschen mit Verhaltensveränderungen seinen Ursprung in diesen Kindheitserfahrungen hat. Heute, mit den Kenntnissen der Validation, liegen mir die alten Menschen, die sich ganz am Anfang einer möglichen demenziellen Erkrankung befinden, noch mehr am Herzen. Für ihr oft seltsames, schwer nachvollziehbares Verhalten gibt es noch sehr wenig Verständnis, und es mangelt an Informationen.

Petra Fercher: Die „grantigen" alten Leute

Ich wohnte mit meinen beiden Kindern auf dem Land. Zu damaliger Zeit gab es keine freie Stelle als Kindergärtnerin, also machte ich zur beruflichen Umorientierung einen Universitätslehrgang für Tourismus. Im darauffolgenden Sommer arbeitete ich in einem Organisationsteam für eine Landesausstellung, die sich in einem Schloss befand. In einem der Schlossräume, gab es ein sehr schön eingerichtetes Informationsbüro, mit schweren alten Möbeln als Sitzgelegenheit für Gäste. In diesem schönen Ambiente war es angenehm kühl in diesen heißen Sommermonaten. Im Laufe der Ausstellung kamen immer wieder Reisebusse mit älteren Menschen an. Einige von ihnen waren hochbetagt und hatten durch die oft lange, für manche schon sehr beschwerliche Anreise, keine Lust mehr auf Hitze und komplizierte Gänge, die durch die Ausstellung führten. Sie sammelten sich auf einem Platz und ich hörte aus der Ferne, wie sie sich beschwerten. Sie wollten partout nicht in die Ausstellung und meistens wussten die zuständigen Reiseleiter nicht, wie sie damit umgehen sollten. Die alten Menschen behaupteten sogar manchmal, man habe sie gezwungen, hierher mitzufahren. Niemand habe ihnen gesagt, wo die Reise hingehe. Nun stünden sie hier, und wüssten nicht, was sie machen sollen. Man hätte sie belogen und dies sei eine Frechheit. Einige meinten, sie bräuchten erst einmal Schatten oder einen kühlen Raum. In diesem ablehnenden und aufgebrachten Zustand schickte man sie zu mir ins Schlossbüro.

Dort angekommen und über den kühlen, schönen Raum angenehm überrascht, nahmen sie mein Angebot, sich zu setzen und erst einmal auszuruhen, gerne an. Ich sorgte für Getränke und war immer daran interessiert, mit diesen alten Menschen ins Gespräch zu kommen. Ich konnte mir nicht erklären, wieso manche bestimmte Dinge sagten und wusste nicht so recht, ob ich ihnen ihre Geschichten glauben sollte, oder ob sie einfach schon vergesslich waren. Aber auch das fand ich unschlüssig, da sie sich ja sonst orientiert verhielten. Gleichzeitig war es nicht wichtig für mich, das zu wissen, und ich habe viele nette und spannende Geschichten aus ihrem Leben gehört. Das Gefühl, dass es diesen alten Menschen besonders gut tut, wenn man aufmerksam zuhört, wurde auf meinem späteren Lebensweg durch die Validation bestätigt.

Damals ist mir aufgefallen, dass nach zehn Minuten der Schwall von Beschimpfungen und die Beschuldigung anderer Menschen in ein Ausatmen, Zurücklehnen, eine wohlwollende Haltung und Dankbarkeit mir gegenüber mündeten. Viele gingen entspannt und fast fröhlich zu ihren Reisebussen zurück, um die Heimreise anzutreten. Manche meinten plötzlich, welch schöner Ausflug dies heute war, im Gegensatz dazu, wie sie sich am Anfang beschwert hatten. Dabei hatten sie nicht einmal die Ausstellung besucht. Es war mein Umgang mit diesen speziellen Situationen, durch den ich bei den damaligen Kolleginnen den Ruf bekam, wenn alte „grantige“ Menschen kommen, könne man sie zu mir schicken. Ich könne besser damit umgehen als andere.

In mir entstanden das tiefe Interesse für diese seltsamen Verhaltensweisen und der Wunsch, deren Hintergründe besser verstehen zu wollen. Gleichzeitig wollte ich erfahren, warum der für mich sehr natürliche Zugang zu diesen Menschen zu häufiger Entspannung und nicht erwarteter Freundlichkeit bei diesen alten Menschen führte.

Ich entdeckte das Buch über Validation von Naomi Feil, begann es zu lesen, und im Anschluss an die Landesausstellung war mir klar, dass der Tourismus nur eine kurze Zwischenstation in meiner beruflichen Umorientierung war. Über einen Verein für Sachwalterschaft (Betreuungsverein) orientierte ich mich noch einmal neu und begann, alte Menschen in vier verschiedenen Pflegeheimen zu besuchen. Mein Interesse wuchs weiter und ich begann mit der Ausbildung zur Validationsanwenderin, um eine Stelle in einem Alten- und Pflegeheim anzutreten. Meine Aufgabe in diesem Heim war die Organisation und der Aufbau von Beschäftigung und Betreuung alter Menschen, in Verbindung mit der Koordination eines ehrenamtlichen Teams. Damals, 1999, wohnten in etwa 80% orientierte alte Menschen in diesem Altenheim. Nur ca. 20% waren desorientiert und an einer Demenz erkrankt, allerdings war diese Erkrankung oft nicht diagnostiziert.

Viele dieser alten Menschen hatten noch selbst entschieden, ihren Lebensabend in einem Altenheim zu verbringen. Als ich Ende 2008 wegen meiner Selbstständigkeit als Validationstrainerin diese Stelle verließ, war es genau umgekehrt. Es lebten nur noch 20% orientierte alte Menschen in dem mittlerweile umbenannten Pflegeheim. Ca. 80% waren desorientiert und litten unter einer mehr oder weniger genau diagnostizierten senilen Demenz vom Alzheimer Typ. Immer seltener erfolgte die Aufnahme in dieses Pflegeheim aufgrund eigener Entscheidung der alten Menschen. Die heutige Situation ist daher eine ganz andere als damals zur Jahrtausendwende!

Gewinnt Validation mehr und mehr an Bedeutung?

Es gibt immer mehr Menschen mit Demenz. Deutschland (2018): rund 1,7 Mio. (www.deutsche-alzheimer.de/fileadmin/alz/pdf/factsheets/infoblatt1_haeufigkeit_demenzerkrankungen_dalzg.pdf, 1.8.2018), Österreich (2015): 130.000 (www.bmgf.gv.at/home/Gesundheit/Krankheiten/Rueckschau_Auftaktveranstaltung_Gut_leben_mit_Demenz_im_Februar_2015, 1.8.2018), Schweiz (2018): 148.000 Menschen mit Demenz (www.alz.ch/index.php/zahlen-zur-demenz.html, 1.8.2018).

Fast 80% der Menschen mit Demenz müssen beim Fortschreiten der Krankheit in einer Pflegeeinrichtung versorgt werden, das heißt, dass fast alle dort sterben. Viele alte Menschen stürzen zu Hause und ziehen sich einen Schenkelhalsbruch oder einen Hüftbruch zu. Sie kommen in ein Krankenhaus, welches aufgrund der ungewohnten Umgebung die Verwirrung fördert. Anschließend ist es häufig nicht mehr möglich, in das bisherige zu Hause zurückzukehren. Wenn die Versorgung durch Angehörige, mobile Dienste oder sonstige Unterstützung nach dem Krankenhaus nicht mehr oder nicht mehr ausreichend gegeben ist, werden diese alten Menschen direkt in ein Pflegeheim gebracht, das von ihnen oftmals ganz unvorbereitet als zu Hause, als „Daheim" angenommen werden muss.

Wir dürfen uns nicht wundern, wenn viele alte Menschen in Pflegeeinrichtungen besonders zu Beginn häufig mit der Aussage vor uns stehen: „Ich muss nach Hause", uns bitten, ihnen zu helfen, oder mehr und mehr aggressives Verhalten entwickeln, weil sie sich in ihrer Situation gefangen fühlen und keinen anderen Weg finden, als einfach raus zu gehen. Für so ein Verhalten gibt es viele Gründe. Es kann sein, dass ein alter Mensch in die Vergangenheit zurückgeht und seine Mutter sucht oder, dass er mit dieser unerträglichen Realität hier zu sein einfach nicht zurechtkommt.

Wir tun gut daran, uns Gedanken zu machen, Methoden zu lernen und uns weiter zu entwickeln, um diesen Herausforderungen im Alltag besser begegnen zu können. Validation kann sehr viel dazu beitragen. Alten Menschen Wertschätzung, Respekt und mehr Verständnis für ihr Verhalten und ihre Situation entgegen zu bringen, dies ist ein gesellschaftspolitischer Auftrag, der sich heute nicht mehr abwenden lässt. Durch jahrelange Erfahrungen mit Validation, ob im Unterricht oder in der direkten Praxis, ist uns bewusst geworden, wie wichtig es ist, Validation für alle zugänglich zu machen und weiter damit zu arbeiten. Validation ist ein wertvoller Beitrag für die alternde Gesellschaft, der wir alle angehören. Alte Menschen haben keine Lobby, jetzt sind wir es, die für sie oder gegen sie sprechen, die versuchen für eine andere Kultur im Umgang mit ihnen einzutreten, nicht zuletzt, um auch den nächsten Generationen ein würdevolles, gelingendes Altern zu ermöglichen.

Die Kritik mancher Fachleute, dass die Effektivität von Validation bis heute nicht ausreichend wissenschaftlich belegt werden kann, wird mehr und mehr zurück genommen. Es gibt neue Auswertungen und Studien zum Thema Einzel- und Gruppenvalidation, die die positiven Auswirkungen dieser Methode für alle Beteiligten sehr deutlich aufzeigen (Feil/de Klerk-Rubin 2017, IFF- PalliativeCare und OrganisationsEthik 2012). Wechselnde menschliche Reaktionen, Verhaltensweisen und veränderte Gefühlszustände sind nicht objektiv erfassbar und schwer messbar. Es finden sich jedoch immer wieder beeindruckende Beispiele für Verhaltensänderungen bei desorientierten alten Menschen, die mit Validation begleitet wurden. Vergleiche von Verhalten und Befinden „vorher und nachher" aus der Arbeit in Gruppenvalidation wurden mehrmals schriftlich dargelegt, und zeigten eindeutig positive Ergebnisse. Validation wird von Fachleuten als eine sehr zu empfehlende Methode für die Arbeit mit demenzerkrankten alten Menschen erwähnt. Der erfahrene Wiener Neurologe und Psychiater, Dr. Georg Psota, sagte in einem Interview im österreichischen Fernsehen im Mai 2011, es sei wissenschaftlich erwiesen, dass Wissen und Anwenden von Validation das Verzweifeln der Angehörigen von an Demenz erkrankten alten Menschen eindeutig reduziert.

Im österreichischen Demenzbericht 2014 (www.bmgf.gv.at/home/Gesundheit/Krankheiten/Demenz/Oesterreichischer_Demenzbericht, 1.8.2018) wird Validation nach Naomi Feil im Kapitel 6.3.8 S. 77 unter Kommunikation im Bereich Pflege und Betreuung (P. Fercher/M. Hoppe) beschrieben. 2015 wurde Validation in die daraus entstehende österreichische Demenzstrategie als Fortbildungsmaßnahme zur Kommunikation für Menschen mit Demenz miteinbezogen und dringend empfohlen.

Für wen kann Validation in der alternden Gesellschaft von Nutzen sein?

Dieses Buch ergänzt die drei bekannten Standardwerke über Validation von Naomi Feil und Vicki de Klerk-Rubin. Wir wollen in erster Linie über unsere langjährigen Erfahrungen mit Validation berichten und unsere stets wachsenden Erkenntnisse nicht nur Kursteilnehmern, sondern einer größeren Öffentlichkeit zur Verfügung stellen. Weiter möchten wir Einblicke in mehr oder weniger schwierige Alltagssituationen von alten, desorientierten Menschen und ihren Betreuern geben. Situationen, die erfahrungsgemäß viele erleben, die mit verwirrten alten Menschen zu tun haben. Egal, ob zu Hause, in einer Pflegeeinrichtung oder im Akutbereich. Wir hören von den Schwierigkeiten durch Pflege- und Betreuungsgruppen, von Ärzten, Therapeuten, sowie von Angehörigen und ehrenamtlichen Mitarbeitern. Selbst Freunde, Bekannte und Nachbarn berichten immer wieder von ihren Erfahrungen. Manchmal sind es sogar Begegnungen auf der Straße mit sich sehr seltsam verhaltenden alten Menschen, die uns staunen lassen. Polizeibeamte sind nicht selten mit beschuldigenden oder sich verirrenden alten Menschen konfrontiert. Bankangestellte und Geschäftsmitarbeiter kommen im Berufsalltag ebenso in die Lage, dass manche alte Menschen mit Verhaltensweisen an sie herantreten, die sie nicht zu- und einordnen können.

Wir konzentrieren uns in diesem Buch auf die Veränderungen bei Menschen mit spät einsetzender Alzheimer Demenz, also jene, die wir im Sinne der Validation als mangelhaft orientierte und desorientierte alte Menschen bezeichnen, und auf die Möglichkeiten, diese alten Menschen mit der Methode der Validation einzuschätzen, und einfühlsam, urteilsfrei und respektvoll zu begleiten. Durch die Anwendung der Validation entsteht die Möglichkeit, Verhaltensweisen besser zu verstehen, sowie eigene Handlungen und eigenes Verhalten müheloser zu verändern. Es wird außerdem leichter, Schritt für Schritt mit dem Fortschreiten der Desorientierung umzugehen. Es ist uns ein großes Anliegen, dabei mitzuwirken, dass die Bedürfnisse der alten Menschen besser erkannt werden, damit rascher, gezielter und mit weniger Kraftaufwand reagiert werden kann. Dadurch können alle Beteiligten erheblich entlastet werden.

Wir haben oft zu wenig Vertrauen in die Lebenserfahrung alter Menschen, die in ihrem Verhalten nicht immer gleich erkennbar, aber, tief im Inneren verborgen, stets vorhanden ist. Sie sind durch das Leben gegangen, häufig mit viel Mühsal und in schwierigen Zeiten. Wir sollten ihnen mit Respekt und Wertschätzung begegnen.

Das erste Prinzip in der Validation nach Feil lautet: Alte, sehr alte Menschen sind einzigartig und wertvoll. Wir begegnen alten Menschen mit Achtung und jeder Person individuell (Feil/de Klerk-Rubin 2010). Durch die Tatsache, dass Menschen sehr viel älter werden und es dadurch in naher Zukunft sehr viel mehr ältere Menschen geben wird, betrifft dieses Thema die gesamte Gesellschaft. Wenn wir bedenken, dass mittlerweile bereits jeder vierte über 80-Jährige an einer Demenz erkrankt (Welt-Alzheimertag 2012), heißt das nicht unbedingt, dass wir selbst betroffen sein werden, aber in unserem Umfeld kann das sehr schnell passieren.

Dieses Buch wurde aufgrund einer aktuellen und weitreichenden gesellschaftlichen Situation geschrieben und es wird Zeit, dass wir aufhören, im Hinblick auf die Pflege zwischen Professionellen und Privatpersonen zu unterscheiden. Auch professionell Pflegende haben außerhalb ihres beruflichen Tätigkeitsbereiches, in ihrem privaten Umfeld, Eltern, Großeltern oder Bekannte, die betroffen sein können. Wir Pflegende oder Betreuende ergänzen uns gegenseitig mit unserer Kompetenz, unserem Fachwissen und unserer Erfahrung im jeweiligen Bereich. Die Zusammenarbeit zwischen Medizinern, Pflegekräften, Sozialarbeitern, Therapeuten, Wissenschaftlern, Freiwilligen, Angehörigen und allen anderen privaten Personen ist unumgänglich, um dem Altern in Zukunft besser begegnen zu können.

Alle Personen, die sich mit der Thematik Demenz befassen, oder sich generell für alte Menschen und deren Bedürfnisse und Verhaltensweisen interessieren, können von diesem Buch profitieren. Durch das Lesen des Buches eröffnet sich vielleicht die eine oder andere Möglichkeit, auf das eigene Altern besser vorbereitet zu sein. Aber vor allem geht es darum, besser auf das Altern anderer Menschen eingehen zu können. Einen würdevollen Umgang mit alten Menschen zu pflegen und dabei freudvoll und entspannt zu sein, ist ein schönes Ziel, das wir und viele andere durch die Methode der Validation erreicht haben. Wer immer diesen Weg gehen möchte, wird in diesem Buch einen Teil an Unterstützung finden.

1 Wie Validation im Alltag gelingt

In der Validation gibt es drei wichtige Ebenen:

- Die eigene Grundhaltung, einfühlsame, urteilsfreie Einstellung,
- theoretische Grundlagen und Wissen der Validation,
- verbale und nonverbale Techniken gezielt einsetzen.

Erst wenn diese drei Ebenen zusammenwirken, sprechen wir von Validation. Eine gute Grundhaltung alleine ist zwar gut, aber nicht ausreichend. Kenntnisse in der Theorie sind sehr wichtig, alleine sind sie aber zu wenig. Auswendig gelernte Techniken ohne Grundhaltung und Hintergrundwissen helfen nicht weiter.

Wie man es also dreht und wendet, wir brauchen alle drei Ebenen, um gelingende Validation zu ermöglichen und für alte Menschen und uns selbst erfahrbar zu machen.

Diesen drei Ebenen liegen die Prinzipien der Validation zugrunde, die von Naomi Feil in Bezug auf mangelhaft orientierte und desorientierte alten Menschen entwickelt wurden. Die Prinzipien bestimmen die Grundhaltung und unterstützen die Anwendung von Techniken in der Validation. Eine Auflistung der Validationsprinzipien finden sie im Buch Validation (Feil/ de Klerk-Rubin 2017).

1.1 Grundhaltung als Voraussetzung für gelingende Validation

Von welcher Haltung gehen wir aus, wenn wir von Kommunikation mit validierender Grundhaltung sprechen? Validieren heißt: „Etwas oder jemanden für gültig erklären". Wir sprechen davon, dass wir die aktuelle Gefühls- und Erlebniswelt, der jeweiligen Person respektieren, anerkennen und akzeptieren. Wir bestätigen sozusagen keine Fakten, die die Person äußert, aber mittels wiederholen und re-formulieren gehen wir mit unterschiedlichen, der Situation angepassten verbalen und nonverbalen Möglichkeiten sehr wohl auf die Gefühlsebene ein. Dafür ist es unumgänglich, eine grundlegend wertschätzende, urteilsfreie Haltung einzunehmen, der Person empathisch, also einfühlsam zu begegnen und sie beim Ausdruck ihrer Gefühle und Bedürfnisse zu unterstützen. Es ist wichtig, das Tempo und die Ziele die uns der alte Mensch vorgibt, zu beachten. Es geht nicht um unsere Ziele, sondern um die des alten Menschen. Wenn wir Validation vermitteln, hören wir von pflegenden und betreuenden Menschen häufig folgende Aussagen:

- Diese empathische Haltung ist doch eine Voraussetzung um mit alten Menschen zu arbeiten.
- Einfühlungsvermögen hat man, oder hat man nicht.
- Das hat mit Bauchgefühl zu tun, das kommt dann, wenn ich es brauche.

Ist das in der Praxis aber tatsächlich so einfach, wie es sich hier anhört? Wie leicht ist es, mit einer empathischen Grundhaltung auf die alten Menschen zuzugehen:

- Wenn alte Menschen uns beschuldigen und beschimpfen, sind wir dabei urteilsfrei? Nehmen wir das nicht persönlich?
- Wenn sie ständig weg oder nach Hause gehen wollen? Können wir dieses Bedürfnis akzeptieren und einfühlsam begleiten?
- Wenn sie immer wieder dasselbe erzählen und das zigmal am Tag? Wie steht es dabei mit Wertschätzung und Respekt?
- Wenn sie ständig „Hallo, Hilfe“ oder sonst etwas schreien? Wie einfühlsam begegnen wir Menschen mit diesem Verhalten?
- Wenn sie nicht mehr sprechen und sich mit wiederholenden Bewegungen auszudrücken versuchen, wie sich wiegen, ständig klopfen, wischen, auf und ab gehen? Weiß man immer aus dem Bauch heraus, wie man dieses Verhalten einer Person anerkennen und das Bedürfnis dahinter begleiten kann?
- Wie hilflos fühlen wir uns, wenn alte Menschen später nur noch in ihren Betten liegen und wir nicht mehr einschätzen können, in welchem psychischen Zustand sie sich gerade befinden? Schaffen wir es dabei tatsächlich, einfühlsam in Kontakt mit der Person zu kommen, wenn es keine Reaktionen gibt?

Egal, ob wir diesen alten Menschen als MitarbeiterIn in einer Einrichtung, im mobilen Dienst, als ehrenamtliche Person, als Arzt oder Ärztin oder als Angehörige gegenüber stehen, es ist immer eine immense Herausforderung eine validierende Grundhaltung einzunehmen. Diese alten Menschen mit all ihren Verhaltensweisen, Gefühls- und Erlebniswelten so anzunehmen, wie sie gerade sind, nicht einfach weg zu gehen, sie zu ignorieren, sondern – wenn auch nur für ganz kurz – empathischen Kontakt mit ihnen aufzunehmen, das ist im Alltag oftmals schon eine Form der Kunst.

Empathie/Einfühlungsvermögen, ist eine wichtige Voraussetzung für Validation.
Und – man kann Empathie lernen.

„Hallo – Hallo“
Eine alte Dame saß in ihrem Zimmer in einer Senioreneinrichtung und rief Tag ein Tag aus: „Hallo, Hallo, Schwester, Schwester“. Die Betreuer versuchten, so gut sie konnten, sie zu beruhigen, aber nichts half. Alle waren erschöpft und völlig ratlos. Als ich die alte Dame besuchte, reagierte sie gut auf einen langanhaltenden Augenkontakt, auf frontale Nähe, eine längere Berührung mit beiden Händen im Nacken und an der rechten Schulter. Sie konnte ein wenig sprechen und klammerte sich an mich. Ich wiederholte: „Hallo, Hallo Frau S., haben Sie so lange gewartet? Ja? Ist niemand gekommen? Waren Sie ganz alleine?“ Wir schauten uns die ganze Zeit sehr ernst in die Augen und ich konnte nachempfinden, wie es ist, wenn man sich ganz verlassen fühlt. Nach ca. einer Minute in dieser ruhigen „Halteposition“ entspannte sie sich ein wenig, ihre Muskeln wurden lockerer, ihr Mund formte ein leichtes Lächeln. Ich sagte: „Ist es besser, wenn jemand da ist? Sie bejahte das und nickte zufrieden. Wir haben ein wenig gemeinsam genickt und gelächelt. Erst jetzt drückte ich sie mit meinen Händen sanft und ließ dann behutsam los. Ich konnte mich herzlich verabschieden. Dieser Besuch dauerte ca. 2–3 Minuten. Im Anschluss daran übten wir den validierenden Umgang mit Frau S. mit dem Pflegeteam. Nachdem die Betreuer ca. 3 Wochen lang diese kurze Validation konsequent 6–8 Mal am Tag wiederholt hatten, wurde das Rufen langsam weniger und verschwand dann für immer. Trotzdem wurde die Dame weiterhin ab und zu „extra besucht“ und kurz validiert.

Kommunikation und Kontakt mit Validation

Es geht um eine andere Art der Kommunikation. Wir suchen einen Weg, bei dem das Akzeptieren und Respektieren eines alten Menschen in seinem „So-Sein“ und das Einfühlen in seine Welt, im Vordergrund stehen. Alte Menschen mit demenziellen Veränderungen können sich nicht anders verhalten, als sie es jetzt im Moment tun, auch wenn wir das noch so gerne hätten. Durch Validation verändert man die eigene Sichtweise und das eigene Verhalten, was wiederum dem alten Menschen eine Verhaltensänderung ermöglicht. Validation wird in erster Linie dann angewendet, wenn gängige Kommunikationsformen und andere Methoden nicht mehr oder nicht mehr so gut greifen und ein Kontakt zum alten Menschen erschwert oder eben gar nicht möglich ist. Man versucht, für kurze Zeit, die Gefühle und die jeweilige Erlebniswelt mit dem alten Menschen zu teilen, ohne dabei eine eigene Meinung zu äußern. Es geht darum, zu beobachten, wahrzunehmen, zu erkennen und mit Fragen auf das einzugehen, was den Betreffenden gerade beschäftigt.

Die Gefühle der alten Menschen werden geteilt und bestätigt. Sachliche Inhalte werden dagegen weder bestätigt, noch angezweifelt, sondern es wird in respektvoller Weise nachgefragt.

Empathie – Einfühlungsvermögen

Wenn wir empathisch sind, heißt das, wir sind im Moment, im Hier und Jetzt mit einer Person. Wir müssen lernen, unsere eigenen Gefühle gut zu kennen und für diese kurze Zeit „hinten an" zu stellen, um uns in die andere Person wirklich einfühlen zu können. Wir fühlen dann auch tatsächlich das, was die Person fühlt und brauchen den Abstand zu unseren eigenen Gefühlen, damit wir nichts vermischen. Es sind die Gefühle der anderen Person und nicht unsere eigenen. Das ist im Alltag oft nicht leicht zu unterscheiden.

In der Pflege und Betreuung geht es allzu oft darum, Tätigkeiten und Verpflichtungen auszuführen. Alles, was man dazu im Kopf hat, betrifft dic Funktion an sich. Man denkt: „Oh, die *schwierige* Dame hat sich gestern schon nicht duschen lassen, es wird wieder schwierig werden, wer weiß, was ihr heute einfällt, sich dagegen zu wehren."

Mit diesen oder ähnlichen Gedanken begegnet man der Person und ist häufig nicht mehr offen für die Wahrnehmung, wie es heute oder gerade jetzt ist. Blockiert von den Erfahrungen (von gestern), entstehen Gefühle, die man jetzt nicht draußen lassen kann und versperren, meist nicht einmal gewollt oder bewusst, den Weg dahin, die Person in ihrer Welt wahrzunehmen und dort abzuholen, wo sie sich gerade befindet. Natürlich kann es auch umgekehrt sein und wir sind überrascht, wenn eine Situation, die gestern noch sehr gut funktioniert hat, plötzlich heute ganz anders ist.

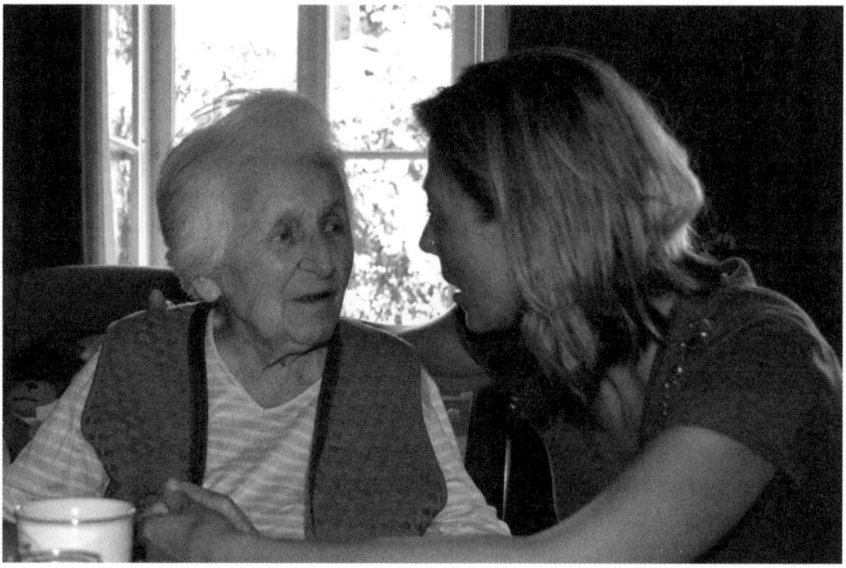

Abbildung 1: Empathisch sein heißt: sich einfühlen können. Dazu muss man aufmerksam in Kontakt sein. Es braucht Konzentration und Energie.

„Auffälliges Verhalten"

In einer Pflegeeinrichtung lebte eine mobile, relativ orientierte alte Dame, die sich sehr auffällig benahm. Es war ein täglicher Kampf. Die Pflegenden waren längst an ihre Grenzen gekommen. Sie schimpfte mit ausfälligen Worten, kratzte, biss und schlug um sich, wenn man versuchte, sie dazu zu bewegen aufzustehen, sich anzuziehen oder sie ins Badezimmer zu begleiten, um sie zu duschen. Das Essen wurde ihr direkt ans Bett gestellt, weil sie oftmals das Aufstehen verweigerte. Keiner wollte mehr mit der Frau Kontakt aufnehmen, es lief alles sehr funktionell ab. Kein Wunder, es war täglich das gleiche Muster. In einer Validationssupervision mit dem ganzen Team und der Stationsleitung legten die Pflegenden ihre eigenen Gedanken und Gefühle zu diesen Situationen offen. Sie entschlossen sich, den Versuch zu wagen, diese alte Dame vollkommen in Ruhe zu lassen und sich über nichts mehr zu wundern. Das heißt, sie legten ihre eigenen Gefühle und die persönliche Wertungen zu diesem Verhalten beiseite. Alle waren gespannt, was passieren würde. Es braucht viel Verständnis und Einigung in einem Team, um so etwas zu versuchen. Am nächsten Tag kam die Dame erst am frühen Nachmittag aus ihrem Zimmer und fragte in einem neutralen Ton, ob sie ein Frühstück bekommen könnte. Sie bekam eine freundliche Antwort, und man bot ihr ein Mittagessen an, als ob das eine ganz normale Angelegenheit wäre. Sie nahm es dankend an. Da sie weiterhin die Hilfe beim Waschen ablehnte und meinte, sie könne dies alleine, ließ man sie auch damit in Ruhe. Nach drei Tagen fragte sie plötzlich: „Kann ich duschen, aber ich will nicht meine Haare waschen!" Das Verhalten veränderte sich zusehends und die Dame wehrte sich nicht mehr in dieser auffälligen Art gegen irgendetwas. Zudem sagte sie manchmal sogar „bitte", wenn sie etwas wollte.

Es ist sehr wichtig, erkennen zu können, wann ich wirklich frei von eigenen Gefühlen und Ideen bin, um für den anderen voll und ganz da zu sein. Erst dann wird es möglich, die herausfordernden Verhaltensweisen nicht persönlich zu nehmen und in die Welt der alten Menschen mit zu gehen. Wenn man von Anfang an in einer Begegnung wirklich achtsam und bewusst ist, wird man fähig, genau wahrzunehmen, was in einer Situation zu tun oder nicht zu tun ist. Es fällt einem leichter, eine Haltung anzunehmen, die es ermöglicht, genau auf das einzugehen, was gerade gebraucht wird. Dadurch kommt man in die Lage, die eine oder andere Validationstechnik mitunter auch mühelos und ganz natürlich anzuwenden.

Wer Validation lernen will, muss lernen, sich zu zentrieren, sich zu erden.

Zentrieren als Vorbereitung für Empathie bei jeder Validation

Zentrieren bedeutet, frei zu sein von seinen eigenen Gefühlen. Es bezieht sich auf den Moment mit der betroffenen Person. Man atmet bewusst, tief über die Nase in seine Körpermitte ein und langsam durch den Mund wieder aus. Dadurch kann man sich erden und hat Energie und Konzentration für Präsenz. Zentrieren kann man üben, um eine Art Gewohnheit darin zu entwickeln. Erst wenn wir unsere eigenen Gefühle, für die Zeit, in der wir mit einem alten Menschen zusammen sind, draußen lassen können, werden wir die Qualität eines empathischen Zugangs erfahren. Für diesen Moment gibt es kein Urteil, keine Wertung, ob etwas gut oder schlecht ist, es ist einfach wie es ist.

- Eine empathische Haltung erfordert Konzentration und Energie.
- Man beobachtet, nimmt die Person wahr und passt sich dem Gefühlsrhythmus, dem Tempo und dem Ton der Stimme an.
- Man ist mit Achtsamkeit und Präsenz in Kontakt mit seinem Gegenüber.
- Man fühlt sich in die Person ein.

- Nach dem Kontakt mit der Person, kommt man zu seinen eigenen Gefühlen zurück.

Man muss also auch gut auf sich selber achten. Die eigenen Gefühle, wie Wut, Zorn, Verzweiflung, etwas persönlich nehmen ..., bleiben für die Zeit der Begleitung eines alten Menschen draußen! Später, nicht im Beisein der betroffenen Person, kommt man jedoch auf seine eigenen Gefühle zurück! Sonst kann es passieren, dass man sich selbst verliert. Dieses Zurückkommen zu sich selbst ist sehr wichtig und wird manchmal zu wenig beachtet.

Es ist nicht immer leicht, empathisch zu sein und eine validierende Grundhaltung einzunehmen. Der Alltag bringt uns oft an unsere Grenzen. Wenn man jedoch übt, und sich immer wieder vor Augen hält, dass man dadurch auch selbst zu mehr Freude, Sicherheit und Leichtigkeit im Umgang mit sehr alten desorientierten Menschen kommen kann, ist es jede Minute wert, daran zu wachsen und für beide Seiten mehr Lebens- und Arbeitsqualität zu ermöglichen.

Hier ein Beispiel, wie eine Kursteilnehmerin ihre persönlichen Erfahrungen mit Zentrieren beschreibt:

> Für mich ist Zentrieren einer der ersten und wichtigsten Schritte, die man tun muss, wenn man mit der Haltung von Validation arbeiten möchte.
>
> Hat man die Bedeutung der Methode Validation verstanden und ist wirklich gut zentriert, nimmt man die Situationen und ebenso die aktuellen Emotionen der Person anders wahr, weil wir eben nichts beurteilen und uns ganz darauf einlassen können.
>
> Ich persönlich empfinde, dass ich, wenn ich zentriert bin, Persönlichkeit, Energie, Freundlichkeit, Vertrauen, Stärke und Sicherheit ausstrahle. Es tut auch mir sehr gut, ich fühle mich damit auch freier, kompetenter und aufnahmefähiger. Ich bemerke, dass sich die Menschen dadurch wohl und verstanden fühlen. Wenn ich zentriert bin, gelingt es mir meistens, dem anderen aufmerksam zuzuhören, ihm das Gefühl zu geben, jetzt bin ich nur für ihn da, die Person ist mir wichtig. Obwohl ich auch täglich in Stress gerate, durch Zentrieren bin ich trotzdem offener und aufnahmefähiger. Wenn ich an meiner Dienststelle im Krankenhaus zum Beispiel von aufgebrachten, verzweifelten Patienten oder Angehörigen Vorwürfe bekomme oder mich ungerecht behandelt fühle, bin ich früher oft verärgert, verletzt und enttäuscht gewesen. Seit ich Validation und vor allem das Zentrieren gelernt habe, kann ich anders damit umgehen. Ich nehme es jetzt oft nicht mehr so persönlich und bin kooperativer. Dadurch können viele Missverständnisse gleich wieder aus dem Weg geräumt werden und alle fühlen sich leichter und wohler. Ich bekomme sehr viel wertschätzendes Feedback von Patienten und auch Angehörigen.

Selbstreflexion, Motivation, Haltung, eigene Ideen und Gefühle!

Wie weiter oben erwähnt, geht es nicht um *unsere* Ziele, sondern um die des alten Menschen. Daher ist ein weiterer, wichtiger und unerlässlicher Schritt notwendig, um in seiner empathischen Grundhaltung sicher zu werden. Es ist die Reflexion der eigenen Gefühle, aber auch die Reflexion der Handlungen, die wir ausführen. Damit ist ein Anschauen und Wahrnehmen der eigenen Motivation und Haltung in den verschiedenen Situationen gemeint. Allzu oft haben wir die Vorstellung zu wissen, was dem Anderen gerade jetzt gut tut. Wir können genau sagen, wann jemand etwas zu trinken und zu Essen braucht. Es wäre aber oftmals effizienter, mit einem alten Menschen mit einem Glas anzustoßen, als diesem ständig zum so wichtigen Trinken aufzufordern. Wir wissen ganz genau, wenn die Sonne in der warmen Jahreszeit scheint, braucht man keinen Mantel oder eine Mütze, auch wenn die demente Person noch so oft ausdrückt, dass es draußen kalt ist. Anstatt einfach einmal mit nach draußen zu gehen und auf die Wahrnehmung der Person zu vertrauen, diskutieren und argumentieren wir, ohne in der besagten Situation gewesen zu sein. Dass Diskussion auch Zeit kostet und am Ende oft nichts bringt, außer vielleicht noch mehr Ablehnung, ist bekannt. Im zweiten Prinzip der Validation heißt es:

> *Mangelhaft orientierte und desorientierte alte Menschen sollten akzeptiert werden wie sie sind. Wir versuchen nicht, sie zu verändern. Das heißt, wir versuchen, die individuellen Bedürfnisse, die mit einem Verhalten ausgedrückt werden, zu erfüllen.* (Feil/de Klerk-Rubin 2017)

Oft sind es die Strukturen einer Institution oder Organisation, die es erschweren, den Bedürfnissen der alten Menschen und auch den eigenen natürlichen Handlungen frei folgen zu können. Immerhin hat man Verantwortung, und es ist manchmal nicht so leicht, gute Argumente zu finden, um die Ziele der alten Menschen zu vertreten. Natürlich müssen Sicherheit und Gesundheit gewährleistet sein. Aber dabei entdecken wir zwischen verschiedenen Einrichtungen erstaunliche Unterschiede. In der einen ist mehr und in der anderen ist eben weniger Handlungsspielraum möglich. Naomi Feil sagte 2010 in einem Interview: „Wenn ein Pflegeteam Validation anwendet, erkennt man das unter anderem an der Flexibilität der Tagesgestaltung in Bezug auf Essen, Pflege und das Eingehen auf Bedürfnisse."

„Die rote Weste"
Es war ein heißer Sommer. Eine alte gehbehinderte Dame, die in einer Senioreneinrichtung lebte, wollte unbedingt nach draußen und bestand darauf, ihre dicke, warme dunkelrote Strickweste anzuziehen. Die Betreuer hatten bereits eine kurze Einführung in Validation gehabt. Sie diskutierten nicht lange, und ließen die Dame die Weste, trotz Schweiß auf der Stirn, tragen. Sie streichelte immer wieder die Ärmel der Weste so liebevoll, als ob sie eine ganz besonders wichtige Bedeutung für sie hätte, die niemand außer ihr nachvollziehen konnte. Die Pflegekräfte stellten Sie mit ihrem Rollstuhl draußen in den Schatten und sorgten für ein Getränk. Die alte Dame war zufrieden und blieb für 20 Minuten draußen im Freien. Danach war es kein Problem, sie wieder mit hinein zu nehmen.

„Ich brauche keine Decke".
Bei einem Kurzausflug Ende Oktober, lehnte eine sehr feine Dame im Rollstuhl das Angebot einer warmen Decke vehement ab. Die Betreuerin bestand aber darauf mit den Worten: „Ihnen ist viel zu kalt, alle haben eine Decke mit …". Frau L. wurde sehr wütend und wollte nicht mehr mitfahren. Ich kam dazu und übernahm die Situation: „Frau L., Sie sagen, Sie brauchen keine Decke? „Nein, die stört mich, mir ist nicht kalt. Ich sitze nur in diesem blöden Rollstuhl weil ich nicht so weit gehen kann, ich brauch' keine Decke." „Ah, deshalb? Na wenn Ihnen nicht kalt ist, ist es Ihnen recht, wenn ich sie in meiner Tasche mitnehme und wenn Ihnen kalt wird, entscheiden Sie einfach selbst." „Ja, das ist mir sehr recht, ich werde sie nicht brauchen, aber man weiß ja nie". An der zweiten Ecke pfiff der Wind ins Gesicht von Frau L., sie hob die Hand und bat mich um die Decke. Ich deckte sie zu und wir sprachen nichts dabei. Sie nickte mir dabei freundlich zu. Frau L. konnte sich nicht damit abfinden, dass sie nur noch kurze Strecken gehen konnte, dass sie bei einem Ausflug in die Stadt, an dem sie gerne teilnehmen wollte, mit dem Rollstuhl gefahren werden musste. Ihre Gefühle über den Verlust konnte sie dabei nicht ausdrücken. Sie wollte zumindest selbst bestimmen, ob sie eine Decke braucht.

1.2 Theoretische Grundlagen: Was Sie über Validation wissen sollten

Nicht jeder alte Mensch braucht Validation. Viele sehr alte Menschen können sich bis zum Lebensende ganz normal mit den Personen in ihrer Umgebung unterhalten. Sie können anderen Menschen zuhören und sind vor allem noch ein wenig flexibel. Sie akzeptieren, dass sie nicht immer ihre eigenen Ansichten, ihren Willen und ihre Wünsche durchsetzen können. Diese alten Menschen brauchen keine Validation. Sie fühlen sich wohl und sind damit einverstanden, wenn man eine andere Meinung vertritt und diese auch zwischendurch im Gespräch einbringt. So eine Person würde wahrscheinlich eine Decke gerne annehmen, oder von sich aus sagen, dass sie eine braucht. Sie könnte den Verlust, nicht mehr so weit gehen zu können, ausdrücken und die veränderte Situation annehmen. Es ist ganz natürlich, dass alte Menschen nach und nach unterschiedlichste körperliche Veränderungen und Defizite erleben. Langsam werden sie vergesslicher, das Kurzzeitgedächtnis lässt nach, sie durchlaufen einen natürlichen Alterungsprozess. Jene Personen sagen vielleicht: „Weißt du, ich vergesse immer wieder etwas, und das wird immer schlimmer, und schlecht hören tue ich auch, aber damit muss man leben, wenn man so alt ist wie ich.“ Solche Menschen haben ein besseres Repertoire an Möglichkeiten, um mit ihren Verlusten und Veränderungen im Leben fertig zu werden. Sie haben schon früher erfahren, dass man nicht immer perfekt sein muss, um von der Umwelt respektiert zu werden. Sie akzeptieren nach und nach ihre Veränderungen und lernen damit umzugehen, sie leiden viel weniger und werden daher den Menschen in ihrer Umgebung nicht durch auffällige Verhaltensveränderungen zur Last fallen. Wir sollten jedoch nie vergessen, dass sich alle Menschen, ob jung oder alt, über einen wertschätzenden, respektvollen Umgang freuen!

Wer profitiert von Validation und wieso?

Es gibt eine immer größer werdende Gruppe alter Menschen, bei denen die eben erwähnten Einsichten und Verhaltensweisen nicht mehr möglich sind. Diese alten Menschen können sich nicht mehr ändern, sie profitieren enorm von Validation. Sie fühlen sich nur dann angenommen, wenn sie durch Mitmenschen, in ihrer Welt für gültig erklärt, anerkannt und angenommen werden. Betreuende Personen, die mit Validation arbeiten, akzeptieren, dass es für diese alten Menschen jetzt zu spät ist, Einsicht in das eigene Verhalten zu bekommen. Der alte Mensch weiß nicht, warum er dieses oder jenes tut oder sagt. Er will es auch gar nicht wissen, weil er die Ursachen meistens nicht mehr versteht und/oder lieber verdrängen möchte. Tief im Inneren, kennen diese alten Menschen zwar oft die Wahrheit, auch wenn sie sehr desorientiert sind, aber sie möchten jetzt nicht mehr damit konfrontiert werden. Es wäre viel zu mühsam und aufwendig. Es fehlt ihnen sowohl die Kraft, als auch meist die nötige Denkkapazität, um mit der jetzigen oft schwierigen Realität klar zu kommen. Menschen, die Validation anwenden, wechseln daher sozusagen die „Straßenseite“, um den alten Menschen dort abzuholen, wo er sich jetzt gerade befindet.

Wer Validation anwendet erfährt, dass ein validierender Zugang, ohne zu urteilen und ohne eigene Stellungnahmen abzugeben, zu einer Verbesserung der Lebensqualität auf allen Seiten beiträgt. Aus dieser Erfahrung heraus, handeln und reagieren Validationsanwender so, dass möglichst rasch Vertrauen entstehen kann und der alte Mensch sich angenommen und verstanden fühlt, ganz gleich wie er sich verhält. Wenn man Menschen mit Validation begleitet, geht es nicht um ein gespieltes Recht geben: „Ja, ja, du hast ja Recht". Es werden überhaupt keine eigenen Meinungen abgegeben über den sachlichen Inhalt einer Aussage. Ob eine Aussage inhaltlich „richtig" ist oder nicht, steht also nicht zur Debatte. Im dritten Prinzip der Validation heißt es:

> *Zuhören mit Empathie baut Vertrauen auf, reduziert Angst und gibt die Würde zurück. Daher teilen wir die Gefühle der älteren Menschen, ohne uns um die Wahrheit der Tatsachen zu sorgen.* (Feil/de Klerk-Rubin 2017)

Man fragt zwar immer wieder einfühlsam nach, um den alten Menschen die Gelegenheit zu geben, etwas zu einer wichtigen Angelegenheit zu sagen, aber man diskutiert nicht und sagt auch nicht, was man selber davon hält. Sollte der alte Mensch uns einmal fragen, was wir über diese Angelegenheit denken, müssen wir natürlich eine ehrliche Antwort geben, die ihn, so gut es geht, nicht vor den Kopf stößt. Das ist sehr wichtig.

> Eine alte Frau sagt: „Sehen Sie nicht den Mann dort unterm Bett?" Ehrliche Antwort und mit Empathie auf das eingehen, was die Frau äußert, offene Fragen stellen, z. B.: „Ich kann ihn nicht sehen, aber sagen Sie, wie sieht der Mann aus?"

Man kann also sagen, eine rüstige alte Person, die noch alleine zu Hause lebt und noch viele Dinge selbstständig erledigen kann, aber zunehmend ein eigenartiges, manchmal völlig unverständliches Verhalten zeigt, profitiert genauso von Validation, wie ein alter Mensch mit einer deutlich spürbaren und sichtbaren Demenzerkrankung, der bereits in einer Einrichtung lebt.

Ein umfassendes, theoretisches Wissen ist notwendig, um die Welt der alten Menschen besser zu verstehen. Dieses Wissen bildet die Basis, für die Veränderung unseres Verhaltens und Handelns in unterschiedlichsten Situationen im Alltag.

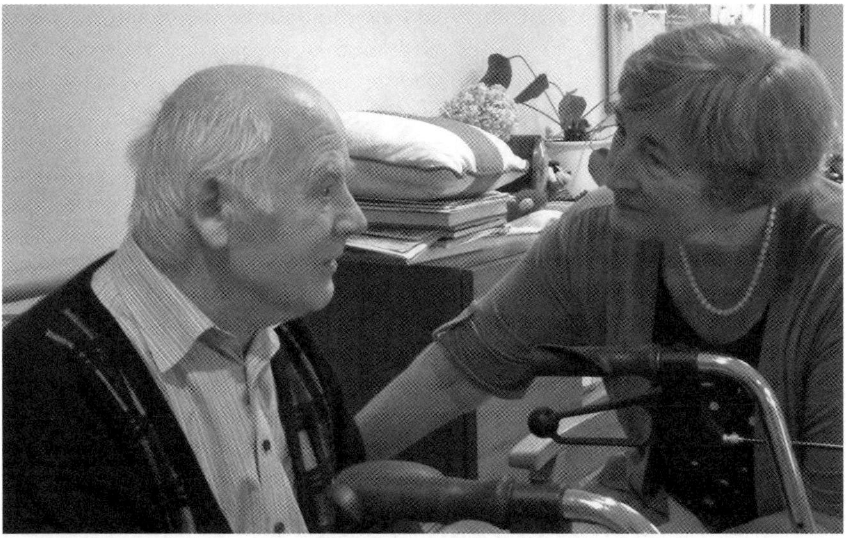

Abbildung 2: Wie war das jetzt? Der alte Mann erzählte zuerst, dass er einen Bruder hat. Es stellte sich aber heraus, dass er zwei Brüder hatte, der eine davon war sein Zwillingsbruder. Dieses Wort ist ihm aber nicht eingefallen. Hier sucht er gerade nach der richtigen Bezeichnung und fragt: „Wie war das jetzt? Wie kann man das sagen?"

Theoretisches Wissen als Basis für unser Verhalten

Mögliche Hintergründe für eine beginnende Demenz im sehr hohen Alter

Naomi Feil sieht alte Menschen mit demenziellen Veränderungen in ihrer Ganzheit. Sie reduziert deren Verhalten nicht einzig und allein auf physisch bedingte Veränderungen im alternden Gehirn. Menschen altern sehr unterschiedlich. Viele Bereiche können diesen Prozess beeinflussen.

Wenn die altersbedingten Verluste und Veränderungen spürbar werden, ist es von Bedeutung, ob jemand bereits in jüngeren Jahren gewohnt war, sich mit Verlusten auseinander zu setzen. Es beeinflusst die Art und Weise, wie man später damit zurechtkommt. Wurden solche Situationen verdrängt? Hat man Bewältigungsstrategien entwickelt? Wie ging man mit Verlusten um? Die gewohnten Verhaltensmuster behält man auch für spätere Zeiten bei. Es zeigt sich dann, ob sich jemand ehrlich eingestehen kann, dass er langsam alt wird und nicht mehr alles in gewohnter Form schafft. Man kann erkennen, ob ein alter Mensch seine altersbedingten Veränderungen seinem Umfeld mitteilen kann, oder ob er versucht, diese zu kaschieren und zu leugnen. Von der Einstellung zum Altern hängt zum großen Teil ab, ob jemand problemlos notwendige Hilfe annehmen kann, oder nicht. Im Beispiel weiter oben: „Ich brauche keine Decke“, wird das verdeutlicht. Jemand der seine Beeinträchtigungen offen bespricht, kann leichter Hilfe annehmen. Der alte Mensch braucht sich nicht zu verstellen. Er muss im Alter viel weniger mit sich und mit seinem Umfeld kämpfen. Er nimmt die Dinge nach und nach so an, wie sie sind, auch wenn es nicht immer erfreulich und leicht ist. Er versucht, so gut es geht, jeden Tag das Beste aus seinem Leben zu machen. Jener alte Mensch, ist trotzdem zufrieden und muss nicht besser scheinen als er ist. Er ist froh, dass er noch immer einige Dinge tun kann, die ihm Freude machen. Insgesamt gesehen geht es zwar nicht mehr so, wie man vielleicht möchte und es gewohnt war, aber diese alten Menschen haben sich im Leben bereits erarbeitet, dass man auch so noch ganz gut zurecht kommen kann.

Viele alte Menschen können das jedoch nicht. Sie haben nicht gelernt, älter zu werden. Sie leugnen ihre Beeinträchtigungen, vertuschen ihre Probleme und versuchen krampfhaft, an einem Zustand festzuhalten, der längst nicht mehr aktuell ist. Jene alten Menschen sind die erste Zielgruppe, die von Validation profitiert.

Verluste im Alter

Der alternde Mensch erlebt viele, ganz unterschiedliche Verluste und Veränderungen.

Körperliche Verluste: Physisch zeigen sich diese häufig in erster Linie durch Beeinträchtigungen der Sinneswahrnehmungen. Die Augen werden schlechter, das Blickfeld ist eingeschränkt. Ein Hörgerät wird notwendig, das Zugreifen auf ein Glas ist deutlich verlangsamt und erschwert. Die Mobilität lässt häufig nach, Bewegungen, wie das Aufstehen und Hinsetzen, werden langsamer und beschwerlicher. Durch die Verschlechterung der Verbindungen von Botenstoffen im Gehirn und anderer Ursachen auf körperlicher Ebene, kommt es zu zunehmenden Einschränkungen bei Denkprozessen. Nicht zu vergessen, oftmals sind es Schmerzen, die zwar irgendwie geäußert, jedoch nicht immer richtig ein- und zugeordnet werden können. Manchmal dauert es sehr lange, bis alte Menschen darin Erleichterung erfahren.

Psychologische Verluste: Es entstehen auch psychologische Probleme wie z. B. Angst, Scham, Unsicherheit und/oder Einsamkeit. Viele ältere Menschen fürchten sich, so zu werden, wie „die verrückten, alten Leute“. Besonders häufig haben sie Angst vor einer Lebensperiode in Abhängigkeit und vor dem damit verbundenem Kontrollverlust. Manche Menschen hängen an ihrem materiellen Besitz. Andere klammern sich an frühere, körperliche Fähigkeiten, so dass sie z.B. lieber zu Hause bleiben, als sich mit einer Gehhilfe oder mit einem Rollstuhl in der Öffentlichkeit zu zeigen.

Es gibt oft unerfüllte Wünsche und Bedürfnisse sowohl von früher, als auch von jetzt, die sehr belastend sind und von alten Menschen nicht alleine erfüllt werden können. Viele alte Menschen leiden oft massiv unter früheren, unerledigten Konflikten, die sich manchmal spät, aber dann emotional sehr heftig melden. Solche werden oft in verkleideter, verschlüsselter Form zum Ausdruck gebracht (→ Kap. 2). Der zunehmende Verlust der gewohnten Arbeitsfähigkeit, generell des Tuns, wird als sehr schmerzlich empfunden. Der Verlust eines nahen Menschen ist in dieser Zeit besonders belastend.

Soziale Verluste: Zu all den anderen Verlusten kommen auch noch soziale Verluste hinzu. Wichtige Rollen im Leben gehen verloren: Hausfrau, Mutter, Partner, Angestellter, Arbeiter, Hausbesitzer, Beamter, Geschwister, Freund. Meistens sind Freunde und Geschwister selber schon älter und so können soziale Kontakte nicht in gewohnter Form aufrechterhalten werden.

Was passiert, wenn die Summe der Verluste zu groß wird und sie nicht besprochen werden können? Das oft sehr schwierige Verhalten eines alten Menschen zeigt sehr genau, dass dieser immer wieder von neuem versucht, in eine Art innere Balance zu kommen, es aber nicht wirklich schafft. Er wirkt immer unzufrieden, gestresst und unglücklich. Seine alten Freunde meiden ihn, weil er rechthaberisch und unflexibel geworden ist. Wenn dieser Zustand eine Weile andauert, wird der alte Mensch immer verkrampfter, er klammert sich an seine „wahren" Aussagen. Die Angehörigen sagen: „Er ist bockig und stur. Ganz gleich, was man sagt, es ist immer das Falsche. Wir streiten nur mehr".

Der alte Mensch beginnt jetzt öfter verrückte Dinge zu behaupten, wie zum Beispiel: „Da rinnt Wasser auf mein Bett, oder jemand hat meine Blumen abgerissen ...". Für die Personen in seinem Umfeld ist es schwer möglich, ein normales, vernünftiges Gespräch mit ihm zu führen. Gemeint ist ein Gespräch, das auf Fähigkeiten wie Einsicht, Zuhören, gegenseitigem Austausch und einem gewissen Maß an Flexibilität basiert.

Die Erfahrung zeigt, dass in solchen Situationen Validation wirklich hilfreich ist.

Wenn man alten Menschen, die ihre Angelegenheiten nicht mehr alleine bewältigen können, gut zuhört, gezielt nachfragt, sich in ihre Welt hineinversetzt und einfühlt, ihre Gefühle ehrlich, behutsam und wahrhaftig begleitet, ihnen hilft das auszudrücken, was sie auf dem Herzen haben, kann würdevolles Altern trotz der vielen Verluste und Veränderungen gut gelingen. Wenn man alte Menschen in dieser Situation aber ignoriert, konfrontiert, maßregelt oder anfängt mit ihnen zu diskutieren, weil das veränderte, starre Verhalten einem auf die Nerven geht, reagieren sie mit aggressivem Verhalten, antworten nicht mehr; sie vereinsamen. Dann kann es sehr leicht zu einem verfrühten Rückzug in eine innere Welt kommen. Diese alten Menschen befinden sich dann zunehmend in einer „inneren Mischwelt". Sie bewegen sich zwischen damals und jetzt und werden sichtbar desorientierter. Mit validierender Begleitung müssen sie sich nicht so rasch in eine fortgeschrittene Desorientierung flüchten. Mit Validation kann dieser Rückzugsprozess oft merkbar verzögert werden.

Desorientierung beginnt unterschiedlich

Wie bereits erwähnt, gibt es auch viele Menschen, die alt und vergesslich werden, ohne deshalb vorher so viel kämpfen zu müssen. Sie verlieren auch durch Veränderungen nicht die Balance. Sie werden einfach zunehmend älter, vergesslicher und desorientierter. Das kann sich über Jahre hinziehen. Die meisten von ihnen haben sich bisher im Alltag ganz gut zurechtgefunden, verlieren mehr und mehr „den Faden des Lebens" und verwechseln später einfach alles. Zu diesem Zeitpunkt ist der alte Mensch nicht mehr fähig, die Realität anzunehmen und braucht Empathie und Verständnis. Er kann nun unterschiedliche Ereignisse nicht mehr richtig zuordnen und sieht Ereignisse von früher und jetzt nicht mehr chronologisch aneinander gereiht.

Er erlebt alles gleichzeitig, oder in einer verkehrten Reihenfolge. Man könnte auch sagen: „Desorientierte alte Menschen bekommen die Dinge nicht mehr auf die Reihe". Die fortschreitende Desorientierung erleben sie dann sowohl in Bezug zu ihrem eigenen Körper, als auch in Bezug zur Vergangenheit und zur aktuellen Welt, in der sie leben. Sie ziehen sich zurück in eine „innere Welt": Für manche alten Menschen kann ein Rückzug in eine Desorientierung eine Art Überlebensstrategie sein. Dies kann sich sogar heilsam auswirken. Der desorientierte alte Mensch zeigt sich zwar zwischendurch für kurze Zeit verunsichert, und kennt sich nicht mehr aus, aber die überwiegende Zeit wirkt er fröhlicher, gelöster und zufriedener als in der Zeit der beginnenden Demenzerkrankung, in der er seine Unzulänglichkeiten noch schmerzlich erlebt und deutlich mitbekommen hat. Eine zunehmende Desorientierung führt also manchmal insgesamt zu einer größeren Zufriedenheit und somit zu einer positiveren Lebenssituation für eine alte Person. So paradox es klingt, dieses Phänomen kann immer wieder beobachtet werden.

Der demente alte Mensch muss jetzt nicht mehr alles unter Kontrolle halten. Er hat längst damit aufgehört, besser scheinen zu wollen als er ist, es fehlt ihm die Kraft dazu. Der innere Druck, perfekt sein zu müssen, ist verflogen. Seine Schutzmauer, „um ja nicht durchschaut zu werden", ist jetzt zerbröckelt und er kann endlich seine Wünsche und Gefühle unkontrolliert und ungefiltert herauslassen. Er lebt mehr und mehr in einer Welt, die er sich selber zusammenmischt. Das kann sehr befreiend sein. Aber für die Menschen in seinem unmittelbaren Umfeld ist das natürlich anders. Sie müssen jetzt die volle Verantwortung für sein Wohlbefinden übernehmen.

Vergesslichkeit, Alzheimer und Demenz

Ganz allgemein kann man sagen, dass es ein ganz normaler Bestandteil des Alterungsprozesses ist, wenn ein Mensch vergesslich wird. Man sollte die Vergesslichkeit allerdings nicht als gegeben hinnehmen, man kann sein Gehirn auch trainieren. Der alternde Mensch verliert laufend Zellen im Gehirn, wobei es mittlerweile viele Forschungsberichte gibt, die besagen, dass man dem Verlust von Gehirnzellen im Alter entgegenwirken kann, wenn man seine Gehirnfunktionen weiter entwickelt und ständig ausübt. (Feil 2010, Amberger/Walter 2007). Feil schreibt außerdem, sie unterstütze die These anderer Autoren, dic Lebensweise sei ein wichtiger Faktor für die Entstehung von Alzheimer und Desorientierung im hohen Alter. Sie bezeichnet das Alzheimer Modell, dem die früh einsetzende Demenz entspricht, als Krankheitsprozess und Menschen mit spät einsetzender Demenz als desorientierte sehr alte Menschen. In jedem Fall ist es wichtig, die genaue medizinische Diagnose eines Facharztes einzuholen, wenn das Vergessen auffällig zunimmt und mit Verhaltensveränderungen einhergeht. Das ist ein Zeitpunkt, der unbedingt Beachtung finden sollte. Die Grenze, die dann erreicht ist, wenn der Gesamtzustand nicht mehr als „altersbedingt normal" angesehen werden kann, ist schwer erkennbar. Es braucht Aufklärung, Erfahrung und Beobachtung, aber vor allem auch die Überwindung von Angst und Scham, um diesen Zeitpunkt nicht zu verpassen und sich beim Arzt zu verschiedenen Tests anzumelden. Wenn rechtzeitig festgestellt wird, dass es sich um eine beginnende Demenzerkrankung handelt, kann man den gefürchteten Abbauprozess durch gezielte Medikation hinausschieben und individuelle Hilfestellungen für das Wohlbefinden und für ein besseres Miteinander im Alltag erhalten. Die Schweizer Alzheimervereinigung schreibt:

> *„Antidementiva können die Hirnleistung vorübergehend verbessern, stabilisieren oder eine Verschlechterung hinauszögern. Die Krankheit aufhalten oder gar heilen können sie jedoch nicht."* (www.alz.ch/tl_files/PDFs/PDF-D-Infoblatt/163_A_12_IB_Antidementiva_2010_D.pdf, 30.9.2012).

Viele der gefährdeten alten Menschen werden nicht rechtzeitig von einem Facharzt untersucht oder nicht konkret untersucht und diagnostiziert. Nicht jeder ältere Mensch, der etwas vergesslich wird, muss später an einer Demenz erkranken und desorientiert werden. Für eine Demenzerkrankung müssen verschiedene Komponenten zusammentreffen. Mittlerweile weiß man auch, dass dauerhaft erhöhter Stress zu Vergesslichkeit führen kann. Durch eine Überproduktion des Stresshormons Cortisol kann sich die Gedächtnisleistung reduzieren (Groll 2012).

Im theoretischen Ansatz der Validation nach Feil, gehen wir davon aus, dass mangelhafte Orientierung und Desorientierung bei sehr alten Menschen einhergehen, mit der Summe an Verlusten, auf körperlicher, psychischer und sozialer Ebene, die im Alter auftreten sowie mangelnder Bewältigungsmechanismen, um damit umzugehen. Das heißt, es ist im Alter von großer Bedeutung, wie man sein Leben gelebt hat. Wie ist man mit Krisen, Konflikten, Verlusten und verschiedenen Bedürfnissen umgegangen und welche Strategien hat man jeweils dazu entwickelt? Hat man gelernt, seine Gefühle auszudrücken, Möglichkeiten gefunden, schwierige Lebensphasen oder Situationen zu verarbeiten, oder hat man andere dafür verantwortlich gemacht, wenn etwas nicht so war, wie man es gerne gehabt hätte. Hat man Gefühle ein Leben lang runter gedrückt, in sich eingesperrt, auch wenn sie sich immer wieder mal schmerzhaft gemeldet haben, oder hat man mit jemandem darüber gesprochen und fachliche Hilfe in Anspruch genommen. Hat man den Prozess des Loslassens der Kinder, der Berufswelt, im Pensionsalter genießen können, sich vielleicht andere Aufgaben gesucht? Oder ist man auch später noch sehr traurig, dass die Kinder ausgezogen sind und leidet vielleicht darunter, dass das Leben ohne Arbeit keinen Sinn macht? Naomi Feil hat beschrieben, dass sich bei fehlenden Bewältigungsstrategien die unerledigten Bedürfnisse, Lebensaufgaben, Krisen und Konflikte aus der Vergangenheit im hohen Alter wieder zeigen. Die Gefühle zu den jeweiligen Situationen kommen dann ungefiltert und unkontrolliert hoch und fordern ein, ausgedrückt zu werden. Diesen Ausdruck finden sie bei alten Menschen sehr häufig in veränderten Verhaltensweisen, welche dazu dienen, in Balance zu kommen, um in Frieden sterben können. So kommt es in der letzten Lebensphase zu einem Prozess, den Naomi Feil den *Aufarbeitungsprozess* nennt. Gelingt dieser Prozess nicht, das heißt, haben Menschen nicht die Möglichkeit, ihre Gefühle und Bedürfnisse auszudrücken, ziehen sie sich mehr und mehr in sich zurück, nehmen an der für sie oft unerträglichen Realität und an der Umwelt nicht mehr teil und kommen in einen Zustand des Vegetierens.

Die Prinzipien der Validation bauen auf verschiedenen theoretischen Ansätzen auf, besonders auf der Bedürfnispyramide von Maslow und der Theorie der verschiedenen Lebensaufgaben von Erik Erikson (Feil/de Klerk 2013).

Aufarbeiten: Ein wichtiges Ziel der Validation

Es erscheint uns also äußerst logisch, wenn schwierige oder traumatisierende Lebenssituationen nicht rechtzeitig be-arbeitet und dann verarbeitet werden, dass diese wohl am Ende des Lebens auf-zuarbeiten sind.

Naomi Feil hat als letzte Lebensaufgabe definiert: „Die Vergangenheit aufarbeiten statt zu vegetieren". Alte Menschen, die sich in diesem Prozess befinden, brauchen einen einfühlsamen, nicht urteilenden Ansprechpartner, sonst können sie keinen inneren Frieden finden. Wenn sie kontinuierlich validierend begleitet werden, müssen sie sich am Ende ihres Lebens nicht total aus ihrer Umgebung zurückziehen. In langjähriger Praxis mit Validation zeigt sich immer wieder, dass unerledigte Dinge, die nie ausgesprochen und bearbeitet wurden, oder auch unerfüllte Bedürfnisse, tatsächlich zur Aufarbeitung kommen können. Die Erfahrung zeigt uns, es lohnt sich, verbal und nonverbal mit desorientierten alten Menschen in Kontakt zu treten und auch zu bleiben. Sie zeigen meist bis zum Schluss in ihrer Mimik und Gestik, dass sie mit uns kommunizieren und bleiben so, oftmals bis zum Ende ihres Lebens, mit uns in Verbindung und sind sichtbar und spürbar lebendig. Ein Hauptziel der Validation ist das Verhindern eines Rückzugs in das Vegetieren. (Feil/de Klerk-Rubin 2017)

Die vier Phasen im Stadium der Aufarbeitung

Naomi Feil hat bei der Desorientierung im Stadium der Aufarbeitung eine Einteilung in vier verschiedene Phasen vorgenommen. Diese Phasen beziehen sich auf das Ausmaß der kognitiven Möglichkeiten und auf die jeweiligen Verhaltensweisen und Verhaltensveränderungen. Die vier Phasen werden folgendermaßen bezeichnet:

- Phase 1: Mangelhafte Orientierung (lückenhaft orientiert und oft unglücklich),

- Phase 2: Zeitverwirrt (Verlust der kognitiven Fähigkeiten, Reisen in die Vergangenheit),
- Phase 3: Sich wiederholende Bewegungen (ersetzen die Sprache, durch Bewegungen werden u. a. Bedürfnisse ausgedrückt),
- Phase 4: Vegetieren (totaler Rückzug nach innen).

Diese 4 Phasen kann man mit der medizinisch gängigen Einteilung der Demenz vom Typus Alzheimer in: beginnende, mittlere, fortgeschrittene und schwere Demenz vergleichen. In der Validation bedeutet jede Phase einen weiteren Rückzug nach innen. Es ist sinnvoll einzuschätzen, in welcher der 4 Phasen sich ein alter Mensch gerade befindet, weil eine optimale Begleitung mit Validation je nach Phase unterschiedliche „Werkzeuge“ benötigt.

Zu den jeweiligen Phasen gibt es spezifische Techniken, die verbal und nonverbal zur Anwendung kommen. Es gibt 15 verschiedene Validationstechniken und jemand, der Validation anwendet, bedient sich verschiedener Techniken, die für die jeweilige Phase angemessen sind. Wie bereits zu Beginn dieses Kapitels erwähnt, hilft die Kenntnis und Anwendung der Techniken ohne empathische Grundhaltung und ohne Wissen um den theoretischen Hintergrund der Validation nicht weiter. Es sind Techniken, deren Effizienz und Wirksamkeit nur in Verbindung mit allen drei Ebenen erzielt werden können.

Ist eine genaue Zuordnung in eine der 4 Phasen immer möglich?

Es wird berechtigter Weise häufig die Frage gestellt, ob sich ein alter Mensch aus der Zielgruppe immer genau in eine der vier Phasen einordnen lässt. Das ist tatsächlich nicht immer möglich. Man ist oft auch in der Situation, dass ein alter Mensch zum Beispiel am Vormittag die Uhrzeit kennt und alleine in sein Zimmer findet, also orientiert ist, und am Nachmittag nach der Mutter fragt und zu ihr nach Hause gehen will. Es gibt einen fließenden Übergang zwischen zwei Phasen. Diese Schwankungen kennen viele Betreuer, sie sind dann sehr überrascht und denken: „Was ist denn jetzt los, vor ein paar Stunden, war die Person ganz orientiert und jetzt wirkt sie total durcheinander?“

Meistens ist eine Person allerdings überwiegend einer bestimmten Phase zuzuordnen. Man muss einen alten Menschen sehr gut und ganz genau beobachten, sich mit seiner Mimik, Gestik, seinem körperlichen Ausdruck, seiner Sprache, seinem Tag/Nacht Verhalten und mit möglichen Stresssituationen auseinandersetzen, um eine Einschätzung vornehmen zu können. Jede der vier Phasen ist von bestimmten, häufig vorkommenden körperlichen und psychischen Charakteristika gekennzeichnet. Es gibt keine starren Grenzen zwischen den Phasen. Das ist wichtig zu wissen, weil wir in der Praxis besonders oft mit fließenden Übergängen konfrontiert sind. Dennoch ist die Einteilung sinnvoll und hilfreich, weil die Validationstechniken sehr unterschiedlich sind und je nach Verhaltensweisen der alten Menschen eingesetzt und angepasst werden.

Validation bedeutet mehr, als lieb und nett zu sein.

Wenn jemand mit der Methode Validation nach Feil arbeitet, hat er erfahren, dass Validation viel mehr bedeutet, als nur nett, freundlich, geduldig und verständnisvoll im Umgang mit alten Menschen zu sein. Validation ist eine Methode, bei der man sich damit auseinandersetzt, wie man auf alte Menschen ganz gezielt und individuell eingehen kann. Alte Menschen drücken sich häufig über Symbole aus und es ist wichtig, wahrzunehmen und zu erkennen, wann eine Aussage, ein Gegenstand oder eine Person symbolisch verwendet wird und von besonderer Bedeutung in Bezug auf das Verhalten ist. Naomi Feil schreibt in ihrem Buch „Validation", dass Symbole, die von alten Menschen verwendet werden, Fahrkarten in die Vergangenheit sind (Feil/de Klerk-Rubin 2013).

Auch wenn das Verhalten von alten Menschen noch so komisch, skurril oder seltsam erscheint, sie haben einen Grund, warum sie sich so und nicht anders ausdrücken. Das fünfte Prinzip in der Validation, das für die Verhaltensweisen in allen Phasen herangezogen werden kann lautet:

> *Es gibt einen Grund hinter dem Verhalten von mangelhaft orientierten und/oder desorientierten alten Menschen und obwohl wir nicht immer wissen, warum sich die Person so verhält, helfen wir ihr, ihre Gefühle auszudrücken (egal ob verbal oder nonverbal), um ungelöste Probleme zu bewältigen.* (Feil/de Klerk-Rubin 2017)

Hintergründe für Verhaltensweisen sind häufig in der Lebensgeschichte eines alten Menschen zu finden. Informationen und Hintergründe aus der Lebensgeschichte sind hilfreich für eine sinnvolle Anwendung von Validation. Zum Beispiel gab es in der Geschichte des „dänischen Großvaters", die wir zu Beginn des Buches erzählt haben, ein Tabuthema.

Aus der Sicht der Validation, befand sich der dänische Großvater damals in der ersten Phase der Desorientierung, im Stadium des Aufarbeitens, er war unglücklich und mangelhaft orientiert. Er hatte sich in eine Welt zurückgezogen, wo er sich an bestimmten Regeln festhielt, bestimmte Rituale benützte und in einem völlig festgefahrenen Zustand lebte. Er hätte damals dringend Validation gebraucht, um nicht so einsam und zurückgezogen leben zu müssen. Aber niemand wusste in damaliger Zeit, wie man ihm hätte helfen können. Der Großvater hatte große Verluste in seinem Leben erlitten und diese nie verarbeitet oder Bewältigungsstrategien im Umgang damit gefunden. Wenn zwei ähnliche, traumatische Ereignisse im Leben eines Menschen stattfinden, die nie besprochen werden, kommt es zu einer Verknüpfung dieser beiden Ereignisse und somit zu einer besonders schwierigen Situation. Das gilt dann, wenn es sich um eine Verbindung zwischen einem schweren Verlust in der Kindheit und einem ähnlichen späteren Verlust handelt. Den ersten großen Verlust erlebte der Großvater als älteres Kind. Seine Mutter war ganz überraschend an einer Blutvergiftung gestorben. Das war ein Schock für die ganze Familie. Der Großvater erwähnte das später nie mit auch nur einem Wort. Den zweiten schweren Verlust, erlebte er als erwachsener Mann. Als seine eigenen sechs Kinder noch im Schulalter, bzw. in Ausbildung waren, verlor er seine geliebte Ehefrau durch anhaltende Blutungen im Unterleib. Das konnte man damals nicht operieren. Er zog sich in seine Trauer zurück und klammerte sich dabei ausschließlich an seinen ältesten Sohn. Sein Sohn musste für viele Monate in der leeren Hälfte des großen Ehebettes schlafen. Es kümmerte den verzweifelten Mann nicht, wie sich das für den Sohn angefühlt haben musste. Für den Sohn war dieses Klammern schrecklich. Damals wäre es aber undenkbar für ihn gewesen, seinem Vater zu widersprechen.

Für alles Praktische waren zwei Frauen angestellt, die sich abwechselnd um den Haushalt kümmerten. Seit ihrer frühesten Jugend war die einzige Tochter sehr bemüht um ihren Vater gewesen. Jetzt, als erwachsene Frau, stieß sie oft an ihre persönlichen Grenzen, weil sie es für ihn nur selten recht machen konnte. Als er im Alter langsam immer „sturer“ wurde, war sie ratlos. Sie hatte kein geeignetes „Werkzeug“ um mit ihm so zu kommunizieren, dass sich die Situation in eine positive Richtung hätte verändern können. Er hatte nicht das geringste Verständnis dafür, dass seine erwachsene Tochter ihr eigenes Leben nach *seinen* Bedürfnissen und *seinem* Wohlergehen eingerichtet hatte. Das war für ihn selbstverständlich. Er sah sie als „die Tochter im Haus“ an, die sich um ihn und um den Haushalt zu kümmern hatte. Anscheinend fungierte sie für ihn als eine Art Ersatz, für die damaligen Haushälterinnen nach dem Tod seiner Frau. Dass die Tochter zusätzlich einen anstrengenden Beruf im Dänischen Rundfunk hatte, schien ihn nicht zu interessieren. Er erwartete ganz selbstverständlich, dass sie sich um ihn, ihren verwitweten Vater, kümmerte, solange er lebte. Er sah nur sein eigenes Leid als „verlassener“ Ehemann und nicht, wie es der Tochter ging.

Großvater brummte dauernd herum, ohne viel zu reden. Viele Erwachsene mieden ihn, weil er so stur, egoistisch und eigensinnig war. Er befand sich anscheinend die meiste Zeit in einem widrigen Kampf, sowohl nach außen, wie nach innen. Die unerledigten, nicht aufgearbeiteten Gefühle um den viel zu frühen Tod seiner Mutter und der frühe Tod seiner Frau, wurden zur inneren Last, was sich deutlich in seinem Verhalten zeigte. Beide Verluste kamen völlig unerwartet, damit konnte er nicht umgehen. Er hatte nie gelernt, seine Gefühle auszudrücken, darüber zu reden oder nach außen zu zeigen. Zu all dem haben sich seine beruflichen Hoffnungen leider auch nur zum Teil erfüllt. Er fühlte sich von der Welt verraten. So konnte er nicht gut weiterleben, aber darüber sprach er nie. Seine schmerzlichen Verluste oder Niederlagen waren stets tabuisierte Themen.

Die Aufarbeitung der Lebensgeschichte brachte später Aufschluss über die Gründe, warum der Großvater sich im hohen Alter so verhalten hatte. Verhaltensweisen können schlüssig und nachvollziehbar werden, wenn man weiß, was im Leben eines alten Menschen passiert ist und wie dieser Mensch damit umgegangen ist.

Und wenn wir nichts aus der Lebensgeschichte wissen?

Obwohl es immer hilfreich ist, wenn man Dinge aus der Lebensgeschichte eines alten Menschen weiß, kann Validation auch angewendet werden, wenn wir kaum Informationen über eine alte Person haben oder wenige Möglichkeiten haben, etwas darüber zu erfahren. Viele Teilnehmer in Validationskursen erzählen, es falle ihnen manchmal sogar leichter, zu validieren, wenn sie nicht zu viel wissen, weil sie dann freier auf eine Person eingehen können und mit weniger vorgefassten Meinungen, Ideen, Lösungen und persönlichen Gefühlen mit alten Menschen in Kontakt treten. Es ist nicht immer leicht, das *Eigene* im Moment der Begegnung draußen zu lassen, aber wenn man lernt sich gut zu zentrieren und wenn man wirklich empathisch ist, wird man frei für sein Gegenüber.

Bei einer fortgeschrittenen Desorientierung gibt es manchmal Situationen, wo der alte Mensch nicht mehr verständlich sprechen kann und man vielleicht keine Angehörigen oder Freunde fragen kann. Dann muss man sich an das halten, was man bei der Person beobachtet, was man sieht, hört, spürt und wahrnimmt. Unter solchen Umständen kann es jedoch genauso gut gelingen, mit Validation eine vertrauensvolle Beziehung aufzubauen, weil man immer im Hier und Jetzt begleitet. Egal, ob in einer ganz kurzen Begegnung oder für eine längere Begleitung, wir befinden uns mit der Person immer im aktuellen Moment.

Im Akutbereich (Krankenhaus) zum Beispiel wissen Pflegende und Ärzte kaum etwas aus der Lebensgeschichte der Patienten. Es gibt aber auch noch andere Gründe, dass wir keine Hintergrundinformationen und biografische Fakten von alten Menschen haben oder diese sehr lückenhaft sind. Häufig sind wichtige Ereignisse im Leben eines Menschen in der eigenen Familie nie zur Sprache gekommen. Wie in der Geschichte des dänischen Großvaters gibt es unzählige andere Tabuthemen.

Nicht immer wissen Angehörige, ob es im Leben einer Frau Vergewaltigung, Abtreibungen, Totgeburten oder Aborte gegeben hat. Nicht alle Männer sprechen über die schrecklichen Kriegserfahrungen oder bestimmte Verluste, die sie in sich vergraben und verdrängt haben. Im hohen Alter, wenn sich Menschen im Prozess des Aufarbeitens befinden, kommen diese niemals ausgedrückten Erlebnisse auf der Gefühlsebene wieder hoch. Für solche geheim gehaltenen Bereiche, muss ein guter Begleiter immer offen und besonders aufmerksam sein. In der Validation erforscht man die Hintergründe für ein Verhalten, um besser darauf eingehen zu können. Während wir validieren, gilt aber immer nur das, was der alte Mensch erzählt und/oder mit der Körpersprache zeigt. Es gibt natürlich oft Aussagen oder Angaben der Angehörigen, die nicht mit der „Realität" einer alten, desorientierten Person übereinstimmen, sie erzählen oft ganz etwas anderes. Der Wahrheitsgehalt von Aussagen desorientierter alter Menschen, ist in der Validation nicht wirklich wichtig. Verständlicherweise ist die Wahrheit jedoch für Angehörige aufgrund der gemeinsamen Familiengeschichte oft sehr bedeutsam. Wenn man Dinge erfährt, die man nie zuvor auch nur geahnt hätte und dies passiert sehr oft in der Arbeit mit Validation, kann damit möglicherweise auch ein Stück der eigenen Identität besser geklärt werden. Dinge werden verständlicher, wenn man sich damit auseinandersetzt, wenn bestimmte Themen Wichtigkeit und Gültigkeit bekommen und nicht weiterhin tot geschwiegen werden. Wenn man sich offen und ohne Groll an alte Familienthemen annähert und diese zumindest als Teil eines Systems annehmen kann, ohne sie übernehmen zu müssen, dann haben durchaus auch andere Familienmitglieder und nächste Generationen die Chance, noch vor dem hohen Alter, zumindest auf dieser Ebene, einiges aufzuarbeiten. Manchmal gehen Aussagen von alten Menschen in keiner Weise konform mit dem was Angehörige zu wissen glauben.

Eine sehr alte Frau sagt stockend und sehr betroffen: „Meine Stiefmutter hat mich immer geschlagen", und greift sich auf die linke Wange. Die Betreuerin geht einfühlsam auf dieses „Geschlagen-worden-sein" ein. „Ihre Stiefmutter hat sie geschlagen? Hier an der Wange? Hat sie das oft gemacht, waren Sie sehr klein, wie alt waren Sie?" In einem Gespräch mit der erwachsenen Tochter sagt diese: „Meine Mutter hatte nie eine Stiefmutter, das kann also gar nicht stimmen." Die Betreuer validieren die alte Mutter weiterhin in „ihrer Welt" und lassen die Aussage der Tochter während dieser Zeit beiseite. Die alte Frau hat ganz sicher einen guten Grund, warum sie jetzt über diese Schläge spricht. Ihre Aussage ist gültig und wird nicht beurteilt. In der weiteren Validation hat die alte Frau manchmal unter Tränen ausgedrückt, dass sie als Kind nach dem zweiten Weltkrieg in ein anderes Land „verschickt" wurde, weil sie unterernährt und schwach war. Dies war häufig der Fall und nicht immer ging es allen Kindern so gut, wie man oft berichtet hat. Viele Kinder wurden auch zum Arbeiten gezwungen und waren eher eine untergeordnete Haushaltshilfe als ein willkommener Gast, der sich von den Kriegsstrapazen erholen darf. Die Pflegemutter von damals wurde von der alten Frau möglicherweise als „böse Stiefmutter" wie aus einem Märchen gesehen und erlebt. Wenn sie, aus welchen Gründen auch immer, nie ausgedrückt hat, wie ihre Erlebnisse der Kinderlandverschickung nach dem Krieg wirklich gewesen waren, woher sollte jemand aus der Familie es dann wissen? Durch die Begleitung mit Validation kann Vertrauen aufgebaut werden. Weil sich alte Menschen dadurch sicher fühlen, fühlen sie sich auch stark genug, um ihre Geschichten zu erzählen und auszudrücken, wenn sie dazu verbal noch in der Lage sind. Es gibt immer wieder Beispiele, wo Töchter und Söhne plötzlich einen Zusammenhang mit Erlebnissen aus ihrer eigenen Kindheit erkennen können. Aussagen wie: „… deshalb haben meine Mutter/mein Vater, … ah, jetzt verstehe ich, … oder… ja, Sie haben Recht, im Leben meiner Mutter/meines Vaters spielte das oder das eine wichtige Rolle …" hören wir von Angehörigen sehr oft.

1.3 Verbale und nonverbale Techniken gezielt einsetzen

Phase 1: Mangelhafte Orientierung – lückenhaft orientiert und oft unglücklich

Menschen in Phase 1 werden im Alltag fast immer als sehr schwierige Zeitgenossen erlebt. Sie sind meist noch relativ gut orientiert und deshalb gibt es keinen Anlass, zum Arzt zu gehen, um eine beginnende Demenz festzustellen. Daher gibt es in dieser Phase kaum jemanden mit einer klaren Diagnose. Selbst wenn im sozialen Umfeld bereits auffällt, dass das Gedächtnis lückenhaft wird und diese Menschen Dinge behaupten, die mit der Realität nicht übereinstimmen, so wehren sie sich mit aller Kraft gegen einen Arztbesuch.

Je nach Persönlichkeit, kommt es zu einem unausgeglichenen, kräfteraubenden Miteinander und nur sehr selten zu einem harmonischen Verlauf in der Begleitung, Betreuung und schließlich später in der Pflege. Es ergeben sich nach und nach ganz unterschiedliche Veränderungen im jeweiligen Verhalten.

Angehörige, Nachbarn und Betreuungspersonen erleben den alten Menschen oft zunehmend als vergesslich, als unersättlichen Sammler, unflexibel, starr, schrullig, stur, eigensinnig, unlogisch, ungerecht, jammernd, beschuldigend, egoistisch und/oder aggressiv. Es kommt häufig zu wiederholten Diskussionen und Streitereien. Angehörige oder Betreuer verstehen oft gar nicht, was diese alten Menschen eigentlich sagen wollen, versuchen zu erklären oder zu korrigieren oder ignorieren sie einfach, weil alles keinen Sinn macht. Der alte Mensch bekommt dadurch immer mehr das Gefühl, dass er gemieden wird und dass ihm niemand zuhört. Sein Zustand verschlechtert sich nach und nach deutlich, seine Verhaltensweisen verstärken sich, weil er zunehmend innerlich vereinsamt. Schließlich kommt man zu der Annahme: „Ich glaube, jetzt wird er oder sie dement."

Was bedeutet es, mangelhaft orientiert zu sein?

Menschen in Phase 1 sind – wie erwähnt – meistens orientiert und sie realisieren oft selbst sehr gut, dass sie Dinge vergessen. Sie sind fast nie zufrieden oder glücklich. Sie leiden unter ihren zunehmenden Mängeln in allen möglichen Bereichen und gleichzeitig leugnen sie diese. Diese alten Menschen können ihre wachsenden Verluste nicht ertragen. Sie reagieren mit unterschiedlichen Verhaltensweisen, wenn etwas schief läuft. Sie beschuldigen laufend andere. Sie sind ständig auf der Suche nach Sündenböcken, um auf diesem Weg ihren inneren Druck etwas abzubauen. Es ist, als ob „jemand" oder „etwas" schuld sein muss. Und wenn sie im Moment keinen Sündenbock parat haben, erfinden sie ganz rasch neue und klagen diese an.

Wahnvorstellungen – Aussagen mit symbolischer Bedeutung

Manchmal kommt es zu Aussagen, die man üblicherweise als Wahnvorstellungen bezeichnet. „Es kommen irgendwelche Männer ins Zimmer", oder „jemand wühlt schon wieder in der Schublade herum". Bei der Aussage: „Da schauen Sie, da rinnt Wasser aus der Wand, in diesem Haus (in mir) funktioniert gar nichts mehr", hat eine alte Dame den Verlust über ihre zunehmende körperliche Gebrechlichkeit nicht anders ausdrücken können. Mit der Aussage: „... in diesem Haus funktioniert gar nichts mehr", projiziert sie ihren körperlichen Verlust auf das Pflegeheim, in dem sie seit Jahren lebt. Ein Glas Saft glitt ihr aus den Händen und ergoss sich auf ihr Bett. Als die Pflegerin ins Zimmer kam, behauptete die alte Dame, das Wasser rinne aus der Wand und ihr Bett sei ganz nass davon. Sie war in ihrem Leben führte früher ein relativ normales Leben, allerdings hatte sie offenbar keine oder zu wenig Strategien entwickelt, um mit Verlusten umzugehen. Ein alter Mensch, der das gelernt hat, kann in so einer Situation zum Beispiel sagen: „Ach herrje, das Glas ist mir aus der Hand gerutscht. Ich war in letzter Zeit öfter krank, seither funktioniert nichts mehr so wie früher. Ich werde älter, mein Körper macht nicht mehr so mit, es ist nicht leicht für mich." Viele reagieren in solch einer beschuldigenden Situation, ohne Validation so: „Ah, das macht doch nichts, das kann jedem passieren. Ich mache das Bett frisch." Oder: „Nein nein, da kommt kein Wasser aus der Wand. Sie haben den Saft ausgeschüttet, das macht aber nichts, ich helfe Ihnen." Oder so: „Ja ich sehe das Wasser, wir holen den Hausmeister, der wird das in Ordnung bringen." Mit diesen Reaktionen nimmt man einem alten Menschen seine Würde. Man konfrontiert ihn mit seinen Verlusten und auch wenn man noch so freundlich dabei ist, kann es ihn sehr verletzten. Alte Menschen in dieser Phase wissen meist sehr genau wie das passiert ist, daher hilft es nicht, wenn wir lügen und mitspielen, sie verlieren dadurch sehr schnell das Vertrauen.

Validation ist kein „Mitspielen", es bedeutet, sich in die Welt der alten Menschen einzufühlen und sie dort zu begleiten. Abstand halten, wenn die Person sehr aufgebracht ist, zentrieren, ernst nehmen: „Oh, das Bett ist nass geworden?" Es geht nicht wirklich um die Wand aus der angeblich Wasser kommt, es geht um den Verlust, nicht mehr zu funktionieren wie gewohnt. Selbstwertgefühl stärken, Würde erhalten: „Ist sonst noch etwas nass geworden? Nein, nur das Bett? Soll ich frische Wäsche bringen? Brauchen Sie meine Hilfe, oder machen Sie das lieber alleine, so wie sonst auch?" So wird uns die alte Dame vertrauen und dadurch später vielleicht leichter über ihre Verluste sprechen können. Wir stellen sie nicht bloß und begleiten sie bei dem Prozess, sich ihrer inneren Situation entsprechend ausdrücken zu können, ohne dass wir urteilen. Wir nehmen sie ernst und geben ihr ihre Würde zurück.

Aus der Sicht von Validation, sind wir davon überzeugt, dass diese alten Menschen keine Wahnvorstellungen im herkömmlichen, pathologischen Sinn haben. Sie leugnen und kaschieren Verluste auf körperlicher, psychischer und sozialer Ebene, sie holen sich „etwas" oder „jemand" vor das innere Auge, „das" oder „der" sozusagen repräsentativ für Verluste, Bedürfnisse, Gefühle oder Konzepte stehen kann. Außerdem werden unerledigte Angelegenheiten oder bestimmte Personen von früher mit dem inneren Auge gesehen, um jetzt eine wichtige Sache aufzuarbeiten und zu erledigen, bevor sie sterben. Das ist eine weise, heilsame Methode und Strategie, um in Balance zu kommen und Frieden zu finden. Im zehnten Prinzip der Validation heißt es dazu:

> *Wenn die fünf Sinne schwinden, stimulieren sich mangelhaft orientierte und desorientierte ältere Menschen selbst und benutzen ihre „inneren Sinne". Sie sehen mit dem inneren Auge und hören Klänge aus der Vergangenheit. Daher akzeptieren wir, wenn alte Menschen „etwas" oder „jemanden" hören oder sehen, das oder den wir nicht hören oder sehen, als einen Teil ihrer persönlichen Realität.* (Feil/de Klerk-Rubin 2017)

Wilde Projektionen sind für uns oft nicht nachvollziehbar. Manchmal drehen alten Menschen in der ersten Phase das soeben Gesagte um 180 Grad um und beschuldigen plötzlich ihre Betreuer.

> Eine alte Frau, die nicht gerne durchschaut werden möchte und ihre Gefühle nur in verschlüsselter Form ausdrücken kann, sagt in einem ängstlich, besorgten Tonfall mit großen, weit aufgerissenen Augen zu ihrer Betreuerin: „Schauen Sie, da liegt ein Mann, da unter meinem Bett!" Sie steht ganz steif da und zeigt mit ihrem ausgestreckten Zeigefinger dorthin, wo er angeblich liegt. Mit Validation klar und sachlich bleiben, die Gefühlstemperatur, die Tonlage, das Tempo des alten Menschen aufnehmen und anpassen, offene visuelle Fragen stellen, nach dem Gegenteil und nach früher fragen: „Sie sehen einen Mann? Wie sieht er aus? Ist er öfter da? Gibt es auch Zeiten, in denen er nicht unter ihrem Bett ist? War das früher schon mal, dass ein Mann in ihrem Zimmer war? Was wollte er von Ihnen?" Menschen in Phase 1 wollen meistens nicht zugeben, wie sie sich fühlen und wonach sie sich sehnen. Daher bleiben wir eher sachlich in den Fragen. Sie reagieren empört auf jede direkte Einmischung in ihrer Gefühls- und Bedürfniswelt und projizieren sofort ihre Angelegenheiten und Bedürfnisse auf ihre Betreuer. Daher sollte man keine Gefühlsfragen wie: „Haben sie Angst vor dem Mann?" stellen.

Klagen über körperliche Leiden, die kein Arzt diagnostizieren kann

Menschen in Phase 1 möchten selber mehr im Mittelpunkt stehen und mehr Beachtung finden. Es geht dabei fast immer um Probleme im Bereich Hals, Herz oder in den wichtigsten inneren Organen. Es scheint, als müsste das Leiden so lebensbedrohlich wie möglich sein. Selber sind diese alten Menschen scheinbar unfehlbar in ihrem Urteil. Sie irren sich nie. Wenn man sie aber durchschaut, und versucht, den Finger auf den wunden Punkt zu legen, reagieren sie meistens äußerst heftig. Sie werden dann sehr aufgebracht und oft aggressiv oder sie verzweifeln und ziehen sich nach innen zurück.

Ein Beispiel über Herzschmerzen, die keiner mehr glauben wollte und für deren Ursache es nie eine medizinische Diagnose gab: Meine eigene Großmutter mit beginnender Demenz, klagte andauernd über Herzschmerzen. Wir hatten einen sehr innigen Bezug zueinander und unsere Vertrauensebene war äußerst stark und tief. Oma lebte in Salzburg und ich in Wien. Wenn ich sie nicht besuchen konnte, sprachen wir fast täglich, oft nur ganz kurz am Telefon miteinander. Sie war meist orientiert, aber sie jammerte oft über alles Mögliche. Sie wurde wegen dieser Herzschmerzen untersucht und es waren keine organischen Ursachen zu finden. Niemand glaubte ihr mehr und häufig reagierte man in ihrem Umfeld mit: „Ach was du immer hast, wir waren doch beim Arzt und du hast nichts mit dem Herz. Das bildest du dir nur ein.“ Sie sagte oft zu mir: „Dein Vater glaubt sicher, ich bin verrückt, aber ich habe diese Schmerzen. Er ist so gemein zu mir.“

Mein Vater war nicht gemein zu seiner Mutter, er konnte nur mit ihren Verhaltensweisen nicht umgehen. Ich habe sie gefragt, ob sie das früher auch schon einmal so stark und immer wiederkehrend hatte. Zuerst meinte sie: „Nein, das hatte ich nie“. Ich fand heraus, dass diese Schmerzen besonders stark waren, wenn sie sich alleine fühlte und deshalb jemanden anrief. Ich habe weiter gefragt, ob sie sich erinnern kann, dass sie ähnliche Schmerzen hatte, wenn sie früher einmal alleine war. Da erzählte sie zögerlich, dass das schon so sein könnte.

Sie war in ihrer späten Kindheit einige Jahre in einem Kinderheim gewesen und fühlte sich damals furchtbar alleine, mitten unter 40 anderen Mädchen. Sie erzählte mir, ihr größter Wunsch sei damals gewesen, bei ihrer Mutter zu sein. Selbst später sagte sie immer wieder, sie hätte gern, dass jemand bei ihr im Zimmer schläft, damit sie spürt, dass wer da ist. Ich habe sie gefragt, ob es ihr hilft, wenn sie mit jemanden kurz spricht, wenn diese Herzschmerzen besonders stark sind. Wenn sie mich anrief und darüber klagte, fragte ich sie, ob es wieder das „innere Herz“ ist, das schmerzt und ob sie sich gerade sehr alleine fühlt. Wir haben oft nur ein paar Minuten gesprochen und es ging ihr gleich viel besser. Wir blieben bei der erfundenen Bezeichnung „inneres Herz“.

Eines Tages rief sie an und sagte: „Ich habe starke Herzschmerzen seit gestern Abend. Es ist aber nicht das „innere Herz“!“ Wir verblieben so, dass sie ihre Beschwerden der Hauskrankenpflege mitteilt. Einen Tag später rief mich mein Vater an und teilte mir mit, dass meine Großmutter mit einem schweren Hinterwandinfarkt im Krankenhaus liegt. Man konnte nichts mehr für sie tun. Als ich zu ihr fuhr, wachte sie auf und war bei vollem Bewusstsein. Wir sprachen über das „innere Herz“ und einige andere Dinge. Sie war richtig humorvoll. Meine Oma verabschiedete sich versöhnlich von allen in den nächsten drei Tagen und verstarb kurz darauf.

Heute weiß ich ganz genau, dass ich durch meine Kenntnisse von Validation viel dazu beigetragen habe, einerseits die letzten Jahre meiner Großmutter, für sie ganz persönlich, bis in den Tod zu erleichtern und andererseits meinen Vater etwas zu entlasten und zu unterstützen. Letztlich ist sie mir mit ihrem Verhalten ein stetes Beispiel in der Arbeit mit Validation. Besonders über die Erfahrung als Enkeltochter und für das gewonnene Verständnis für das Leben meines Vaters bin ich heute dankbar.

Für alte Menschen in Phase 1 ist das Leben oft mühsam.

So, wie meine Großmutter, stehen viele alte Menschen in der ersten Phase ständig unter Druck! Sie versuchen ununterbrochen einen Weg zu finden, um etwas Druck abzubauen, um ihren Schmerz, ihren Zorn und ihre Ängste besser ertragen zu können. Es gelingt aber nicht. Der Druck steigt. Es wird immer schlimmer. Es ist wie ein dauernder Kampf nach innen und nach außen, der kein Ende nehmen will. Sie versuchen, die Kontrolle über ihr Leben und ihre bisherigen Kompetenzen wieder zu erlangen. Bei dem Versuch, alles fest zu halten, horten und sammeln sie viele Dinge. Ängste die durch verschiedenste Verluste ausgelöst werden, werden geleugnet und sie erfinden Ausreden, wenn etwas nicht mehr funktioniert oder sie etwas vergessen haben.

Für alte Menschen in Phase 1 wird es laufend schwieriger, ihre Angelegenheiten im Griff zu haben. Sie verlieren immer mehr den Überblick. Man kann genau erkennen, wo ihre Ängste am größten sind. Vollgestopfte Handtaschen (oder ähnliche Behälter) beinhalten Gegenstände, die als Symbol für frühere Fähigkeiten stehen, die der alte Mensch unbedingt festhalten möchte. Die Angst vor weiteren Verlusten zeigt sich dann in verbissenem Kontrollverhalten. Mehrere alte, auch völlig unbrauchbare Brillen, die gesammelt werden, können repräsentativ für die Angst um das immer schlechter werdende Sehen stehen. Unmengen von Klopapier und Einlagen in der Handtasche stehen für die Angst vor beginnender Inkontinenz. Gleichzeitig symbolisiert die ganze Tasche die eigene Identität und Lebenskompetenz. Bei Männern ist es oft die Brieftasche, der Autoschlüssel, ein Gehstock und/oder der Hut. In einem Kurs erzählte eine Teilnehmerin, dass sie als Kind durch den Park eines großen Krankenhauses zur Schule gehen musste. Dabei habe sie häufig alte Männer im Pyjama, aber stets mit Hut auf dem Kopf gesehen. Sie fand das äußerst lustig und es blieb ihr bis heute in Erinnerung. Diese Menschen tragen das „Ich" ständig mit sich herum. Sie fühlen sich dadurch sicher und ganz. Das „Ich-Bewusstsein" darf nicht verloren gehen (→ Kap. 2).

Fehler und Irrtümer werden so gut wie nie zugegeben.

Wir wissen, dass Menschen in der ersten Phase meistens die richtige Uhrzeit und auch oft den richtigen Tag kennen, aber falls sie sich doch einmal irren sollten, geben sie es häufig nicht zu. Sie sagen dann: „Ich hab das schon gewusst, ich wollte nur schauen wie …". Sie sind blitzschnell in ihrer Reaktion, um nicht das Gesicht zu verlieren. Notgedrungen üben sie oft und beherrschen dieses Verhalten erstaunlicher Weise sehr gut, um sich aus einer peinlichen Situation zu retten, es wird zur Strategie um nicht entdeckt zu werden. Sie brauchen einen respektvollen Abstand und wollen nicht zu viel Nähe. Sie können nicht zu lange Augenkontakt halten, um nicht durchschaut zu werden. In Bezug zu anderen alten Menschen sagen sie oft: „Was soll ich mit diesen Leuten anfangen, die sind ja alle verrückt" oder, „dort gehe ich nicht hin, was soll ich da, die kenne ich ja nicht", oder gar „die sind ja alle alt". Wenn sie verunsichert und überfordert sind, sagen sie nicht: „Ich weiß nicht, wie das geht". Stattdessen sagen sie in einem verächtlichen Ton: „Das interessiert mich nicht".

Was Menschen in der ersten Phase nicht hilft

Menschen, die sich so verhalten, haben keine Möglichkeit Einsicht in ihr eigenartiges Verhalten zu bekommen. Sie klammern sich an ihre festgelegten Ansichten und Überzeugungen. Sie sind im Inneren unsicher und sehr verletzbar. Gutes Zureden, Ratschläge, Bevormundung, Konfrontation, laufende Arztbesuche und logische Argumente helfen ihnen kaum weiter. Wenn man sie fragt, warum sie etwas behaupten oder tun, können sie keine Antwort geben, sie wollen nicht wissen warum und kommen in weitere Bedrängnis und entwickeln Schuldgefühle. Es entwürdigt sie, wenn man sie entlarvt und fragt: „Warum hast du schon wieder das oder jenes gemacht?"

> Eine alte Dame legt in ihrer Wohnung ihre benützten Einlagen ständig an verschiedene Plätze ab. Weil die Betreuerin sie häufig dafür maßregelt und ihr mit Abmahnung zeigt, dass diese in den Mülleimer gehören, stellt sich die alte Dame einen eigenen Mülleimer hinter den Kasten im Wohnzimmer. Dort wirft sie alles hinein, wovon sie denkt, dass es weg müsste. Die Betreuerin entdeckt auch diesen und entleert ihn vor ihren Augen. Als ich sie besuche, sagt sie mir entrüstet: „In der eigenen Wohnung wird einem alles weggenommen, nichts ist hier noch sicher." Sie war richtig verzweifelt und zeigte mir ihr geheimes Versteck. Für die nächste Betreuerin war das zum Glück kein Problem, sie akzeptierte das Verhalten und konnte das Vertrauen der alten Dame gewinnen.

Validationstechniken, die im Alltag helfen können

Um einen alten Menschen in seiner persönlichen Realität und Welt zu begleiten, gibt es jeweils eine Auswahl geeigneter verbaler und nonverbaler Validationstechniken. Allerdings bedeutet das auch, dass man nicht nur etwas Passendes sagt oder fragt, sondern dass man versucht, gleichzeitig mit seinem ganzen Körper, mit seinem Gesichtsausdruck, mit geeignetem Abstand, passendem Rhythmus und möglicherweise mit einer geeigneten, je nach Situation, ganz gezielten Berührung zu reagieren. Einiges davon wurde in den kurzen Beispielen bereits beschrieben. Diese Reaktionen erfolgen nicht immer in einer netten, freundlichen, sanften und fröhlichen Stimmung, sondern können auch in einer ernsten, verärgerten, angespannten oder ängstlichen Stimmung stattfinden. Das hängt ganz davon ab, was gerade in diesem Moment in dem alten Menschen vorgeht und wie er sich dabei ausdrückt oder zeigt.

Naomi Feil drückt das in etwa so aus: Man misst die Gefühlstemperatur eines alten Menschen und *kalibriert* sich danach. Also, man stellt sich darauf ein und kommt in *Gleichklang*. Wenn jemand gerade sehr aufgebracht ist, kann man eine Person nicht beruhigen, indem man ganz leise spricht, beschwichtigt und versucht, sie zu berühren. Wenn ein alter Mensch über etwas schimpft, hilft es eben nicht, vom schönen Wetter, dem tollen Film zu sprechen, oder auf das Abendessen hinzuweisen. Im Gegenteil, erfahrungsgemäß löst so ein Reagieren meistens eher aggressives Verhalten aus. Man geht im Rhythmus der alten Person mit, meidet frontale Nähe, und versucht die Emotion selbst zu fühlen, um sie teilen zu können. Wir müssen echt und authentisch sein, damit sich der Mensch ernst genommen fühlt. Wenn man auf einer Wellenlänge ist, ist man in Kontakt und kommuniziert auf einer Ebene miteinander.

Begleitung mit Validation, praktische Möglichkeiten

Validation beginnt mit „zentrieren" als Vorbereitung für Empathie. Damit die validierende Person voll und ganz auf das Verhalten des alten Menschen eingehen kann, muss sie ihre eigenen Gefühle los lassen und für diesen Moment zurück stellen können, um frei von Urteilen und Bewertungen sein zu können, wenn man mit dem alten Menschen in Kontakt tritt. Mit Validation arbeitet man auf mehreren Ebenen: Vertrauen aufbauen, Selbstwertgefühl stärken, einfühlsam nachfragen, erzählen lassen.

Im Beispiel der „dänische Großvater", hätte man wie folgt validieren können:

- Abstand halten, also den inneren Kreis (in etwa eine Armlänge) respektieren: Man setzt sich eher seitlich zu ihm, da er meist keinen direkten Augenkontakt aushalten konnte.
- Offene Fragen stellen: „Wie hast du es damals geschafft zu studieren, ohne finanzielle Unterstützung? Wo hast du gewohnt?"
- Umformulieren, das Gesagte mit eigenen Worten wiedergeben und in einer Frage formulieren: „Ah, kalt war es sagst du. Hast du dort sehr ge-

froren?“ Erinnern tut gut, um nie Erzähltes ausdrücken zu können: „Was hast du damals im Winter gemacht? Hattest du überhaupt eine Heizung? Wie hast du das bezahlt? Kein Geld? Musstest du damals immer die ganze lange Strecke in die Stadt zu Fuß laufen, weil du kein Geld hattest? Ah, nur ganz selten gab es warme Mahlzeiten? Hast du manchmal hungern müssen? Wie war das, als du die Abschlussprüfung geschafft hattest? Hast du das alles ganz alleine bewältigt! Waren deine Eltern damals sehr stolz? Wie war das, als du begonnen hast, Gesang zu studieren? Ah, das war gleichzeitig! Wie geht das? Wo konntest du da üben?“

- Bewältigungsstrategien von früher, können auch heute helfen: „Was hat dir geholfen, das alles durchzuhalten?“
- Nach dem Gegenteil fragen: „Hattest du auch Zeiten, in denen alles etwas besser gelaufen ist? Hat es dann später sehr lange gedauert, bevor du ein eigenes Haus gehabt hast für deine Familie?“
- Selbstwertgefühl stärken: „Ah, du hast dann später ein sehr schönes Haus gebaut.“

Der nächste Schritt, man geht mehr und mehr in die Tiefe. Mit Fragen nach dem Extrem in die Tiefe gehen, behutsam Gefühle ansprechen, weitere Bewältigungsstrategien suchen. Wenn Vertrauen entstanden ist, kann man vorsichtig versuchen, nach den schwierigen Zeiten zu fragen. „Wie hast du es geschafft weiterzumachen, als du damals plötzlich alleine warst? Wer oder was hat dir geholfen? Was war das Schwierigste in dieser Zeit? Woher hast du die Kraft genommen? Wie war das mit dem Singen? Hat dir die Musik weiter geholfen? Nein? Ah, seit damals hast du nie mehr gesungen. Hm. Es war zu schwer. Wie hast du es dann geschafft? Alleine? Bist Du sehr alleine gewesen? Hast du mit niemanden reden können?“

Der Sinn von Validation ist, dass der alte Mensch eine Möglichkeit bekommt, sich auszudrücken, sich zu öffnen und etwas los zu werden, bevor er stirbt. Dabei bestimmt er das Tempo und den Umfang seiner Aussagen und Antworten selbst. Es wird nie etwas forciert und in Frage gestellt, alles wird immer als wichtig und auch die Gefühle werden für gültig angesehen. Das, was der alte Mensch ausdrückt, wird inhaltlich nicht bejaht in Sinne von „Recht geben“, aber auch nicht als unrichtig abgetan. Es wird versucht, so zu unterstützen, dass der alte Mensch etwas mehr darüber sagen kann, wenn er es möchte.

Validation ist keine Psychotherapie. Diese alten Menschen wollen keine Einsicht gewinnen in ihr Verhalten und sie sind auch nicht bereit, sich der Gefahr einer Konfrontation mit ihren eigenen Unzulänglichkeiten auszusetzen. Validation kann aber sehr wohl eine therapeutische Wirkung haben. Wir können oft ein „Mehr“ an Lebensqualität und positive Veränderungen im psychischen und körperlichen Bereich feststellen. Wenn wir validieren, müssen wir immer sehr, sehr gut beobachten, wahrnehmen und spüren, wie es dem alten Menschen gerade geht. Manches Mal kommen wir nicht auf einer tieferen Ebene in Kontakt und das ist auch in Ordnung. Es gibt überhaupt keine Erwartungshaltung seitens der Person, die Validation anwendet. Es wird nie weiter gefragt, wenn alte Menschen signalisieren, dass es jetzt genug ist. Sie sagen dann: „Danke, dass Sie da waren, jetzt habe ich aber noch zu tun." Man verabschiedet sich respektvoll und kann noch fragen, ob man wiederkommen kann. Wir beurteilen und hinterfragen das Gesagte nicht. Es wird nicht kommentiert oder bewertet.

In der ersten Phase der Aufarbeitung ist es besonders wichtig, sich nur äußerst behutsam in die Gefühlswelt vorzutasten. Es dauert oft Wochen oder Monate, bis sich hier etwas lösen kann. Deshalb müssen wir uns am Anfang damit begnügen, nach den Umständen oder der Sache zu fragen. Wir können in dieser heiklen Anfangsphase unsere emotionale Anteilnahme nur mit der eigenen Stimme (Tonfall) und mit unserer Körpersprache (Mimik, Gestik, Körperhaltung, Muskelspannung, Präsenz) an die des alten Menschen anpassen und sie so zeigen. Dann kann sich langsam Vertrauen aufbauen. Angelegenheiten von früher, die belastend waren und jetzt endlich zu Sprache kommen können, werden mit der Zeit leichter und drücken dadurch innen weniger. Die Verkrampfung löst sich nach und nach, und der alte Mensch muss dann nicht mehr so viel mit sich selbst und der Welt kämpfen. Wenn das eintritt, und Vertrauen entstanden ist, kann man beginnen, öfter und vorsichtig nach den Gefühlen zu fragen. Ein Schutzschild ist endlich durchbrochen und Entspannung wird spürbar, ja sogar sichtbar. Jetzt atmet dieser alte Mensch tief durch, weint manchmal und bedankt sich danach. Die Menschen berühren plötzlich von sich aus, wenn auch nur ganz kurz, aber sie sind im Allgemeinen öfter zufrieden und lächeln mehr.

Wenn der Allgemeinzustand der Person besser wird, darf man diese Ebene nicht verlassen und die Begleitung mit Validation nicht ganz einstellen. Es geht nicht um eine Heilung, sondern um Entlastung und Erleichterung. Oft gibt es ganz erstaunliche Erfolge, auch bei sehr schwierigem, in erstaunlichster Art und Weise ausgedrücktem Verhalten von alten Menschen in einer beginnenden Phase mit mangelhafter Orientierung. Solche Gespräche sollten natürlich öfter stattfinden, aber es gibt keine strikten Regeln dafür, wie oft oder wie lange sie sein müssen. Es zählt vielmehr die Qualität und die Präsenz, mit der ein Kontakt hergestellt, und ein Gespräch geführt wird. Es gibt fast immer einen Zusammenhang, bzw. eine Verknüpfungen zwischen früher und jetzt. Wir versuchen zu helfen, indem wir diesen Prozess behutsam begleiten. Wir bieten eine Art inneren Raum an, damit der alte Mensch die Möglichkeit bekommt, sich in respektvoller und sicherer Atmosphäre öffnen zu können.

Phase 2: Zeitverwirrt
(Verlust der kognitiven Fähigkeiten, Reise in die Vergangenheit)

Unterschiede zur Phase 1

Mit dem Fortschreiten einer Desorientierung ändern sich die kognitiven Leistungen und die Verhaltensweisen von alten Menschen. Wenn man Validation in der Phase der Zeitverwirrtheit anwendet, so ändert sich die Art der Begleitung in unterschiedlichster Weise, einige Techniken bleiben gleich, andere werden bewusst weggelassen und durch wieder andere ersetzt. Alte Menschen befinden sich jetzt mehr und mehr auf der Gefühlsebene und drücken diese auch frei und ungehemmt aus. Man kann daher, im Unterschied zu Menschen in der ersten Phase, Gefühle direkt ansprechen, ohne jemanden zu nahe zu treten. Im Gegenteil, man braucht direkten Blickkontakt und Berührung, um mit ihnen in Kontakt zu kommen. Wenn ein alter desorientierter Mensch weint, weil seine Eltern gerade verstorben sind, dann ist dieser alte Mensch in dem Moment sehr traurig. Sein Gefühl ist echt, auch wenn der eigentliche Grund für seine Trauer Jahrzehnte lang zurückliegt. Man verwendet nun eine klare, tiefe, warme, liebevolle Stimme. Ungeduldiges und unfreundliches Sprechen führt bei Menschen mit Desorientierung oft dazu, dass sie zornig werden oder sich zurückziehen und nicht antworten. Ein kurzer Satz, danach eine kleine Pause zulassen, um Raum für eine Antwort zu ermöglichen. Jemand der validiert, spricht die Trauer direkt an und benützt gezielte Fragewörter, die es zulassen, dass dieses Gefühl einen besonderen Stellenwert bekommt: Eine alte Frau sagt sehr traurig: „Meine Eltern sind jetzt *beide* gestorben" Sie sagt es, als ob sie diese traurige Nachricht soeben erfahren hätte. Das mit Emotion ausgedrückte Wort, also das Schlüsselwort, wird mit ähnlichem Ausdruck wiederholt „*beide*! Es ist sehr traurig, wenn ein Mensch keine Eltern mehr hat. Was ist das Schlimmste, wenn beide Eltern sterben?" „Dass ich jetzt ganz allein bin". Die Begleitung von Gefühlen wird dabei gleichzeitig durch frontale Nähe, direktem Blickkontakt und Berührungen unterstützt. Damit können wir eine innige Beziehung erreichen. Der alte Mensch erinnert sich durch den körperlichen Kontakt an angenehme Gefühle seiner Vergangenheit und fühlt sich nicht so alleine.

So kann man alten Menschen Wärme und Geborgenheit vermitteln

Im vierten Prinzip der Validation heißt es:

> *Wenn schmerzliche Gefühle mit Empathie angehört und begleitet werden, werden sie schwächer. Aber wenn man schmerzliche Gefühle ignoriert, werden*

diese Gefühle immer stärker. Wir akzeptieren, dass desorientierte alte Menschen ihre Gefühle frei ausdrücken können, um sich selbst zu heilen. (Feil/de Klerk-Rubin 2017)

Was bedeutet es, zeitverwirrt zu sein? Die Ereignisse aus den eigenen Lebenszeiten verschwimmen immer mehr ineinander. Frühe Erinnerungen nehmen an Bedeutung zu. Wenn Menschen in der zweiten Phase etwas erzählen, ist ihre Sprache zwar zusammenhängend und man versteht meistens das, was gemeint ist. Der Inhalt ihrer Aussagen wird sprachlich ab und zu ganz klar und korrekt ausgedrückt, aber manchmal ist es ein Gemisch aus den Ereignissen von früher und von jetzt. Sie stellen oft mehrmals dieselben Fragen und vergessen, was in der letzten Zeit passiert ist.

Verhaltensweisen in Phase 2 und mögliche Gründe dafür

Menschen mit einer Zeitverwirrung leiden an einem fortgeschrittenen Verfall des Gehirns. Sie können sich nicht an das erinnern, was in der Früh' war, aber sie sprechen so klar von Dingen aus der Vergangenheit, dass manche Menschen in ihrem Umfeld nicht erkennen können, dass sie sehr desorientiert sind. Da ihre Sehkraft oft stark nachgelassen hat, sehen sie Menschen von jetzt und von früher mit ihrem „inneren" Auge. Erinnerungen an Klänge und Gerüche der Vergangenheit sind tief im Inneren gespeichert, und sie können oft innerlich die Stimmen von Leuten hören, die sie gekannt haben.

ZEIT – VERWIRRT!
ZEIT – ist grundsätzlich wichtig, sagt man! Wann und für wen ist sie wichtig?
ZEIT – ist bei beginnender Demenz wichtig!
ZEIT – macht aber später bei Zeitverwirrtheit keinen Sinn!
ZEIT – ist relativ, aber das ist nicht neu!
ZEIT – ist ein Anhaltspunkt! Woran möchte man sich da bloß anhalten?
ZEIT – hat auch mit Gefühl zu tun! Was ist daran fühlbar?
ZEIT – hat ein Maß! Wer misst das und zwar womit?
ZEIT – planen bei zeitverwirrten Menschen, hm, – also wie jetzt?
ZEIT – VERWIRRT!

Ein Gespräch über die Altenpflege:
Fr. A: „Zeit sollte Wert und Qualität haben! In der Altenpflege ist das wichtig ..."
Fr. B: „Und? Ist es so? Hat die Zeit das dort?"
Fr. A: „Ja, nein, ... dort haben sie doch besonders wenig Zeit."

> Fr. B: „Ah, stimmt, das höre ich oft ... Und? Was ist dann mit dem Wert und der Qualität der Zeit?"
> Fr. A: „Es könnte mehr sein!"
> Fr. B: „Was jetzt? Zeit?"
> Fr. A: „Ach was, ich kenn mich nicht mehr aus, was meinst du jetzt genau ...?"
> Fr. B: „Ich weiß auch nicht, aber ich denke, es gibt doch nicht mehr oder weniger Zeit, es gibt sowieso immer nur *Jetzt,* das würde doch genügen!"

Menschen in Phase 2 erinnern sich gut an Vorfälle, die weit zurückliegen. Sie erleben Ereignisse aus der Gegenwart und aus der Vergangenheit nicht chronologisch hintereinander, sondern alles in einer zeitlosen, für uns schwer nachvollziehbaren Art und Weise. Sie haben keine konkrete Vorstellung mehr von zeitlichen Abläufen. Mit Begriffen wie Minute, Stunde, Tag, Woche oder Monat können sie nichts anfangen, obwohl sie diese Wörter alle kennen. Ein alter Mensch in Phase 2 kann Zeitspannen, Zeitdauer und Zeitpunkte nicht mehr richtig zuordnen. Sein Kurzzeitgedächtnis ist schlecht geworden, es wird durch das Langzeitgedächtnis ersetzt. Eine alte Frau in Phase 2 kann sich oft nicht daran erinnern, dass sie gerade etwas gegessen hat. Aber sie ist davon überzeugt, dass sie ihren Kindern jetzt etwas zu essen geben muss.

Menschen in Phase 2 sind nicht nur zeitlich, sondern meist auch örtlich desorientiert. Man hilft ihnen nicht, wenn man ihnen ständig sagt, wo sie hier sind oder sie gar danach fragt, wie alt sie jetzt sind. Das verunsichert sie nur und macht sie verlegen, weil sie so auf ihre Mängel aufmerksam gemacht werden und spüren, dass sie nicht richtig antworten können. Ganz gleich, wo sie sich gerade befinden, denken sie oft, dass sie jetzt nicht zu Hause sind, selbst wenn sie sich in ihrer eigenen Wohnung befinden. Das richtige zu Hause ist für sie wahrscheinlich entweder das eigene Elternhaus, oder eine ganz frühe Wohnung, wo ihre früheren Angehörigen in ihrer Vorstellung jetzt noch leben.

> Eine alte Dame lebt seit Jahren in einer Wohnung, die sie nicht mehr als die ihre erkennt. Sie möchte ständig weg und bittet den Sohn, sie nach Hause zu bringen. Wenn man ihr sagt, das ist doch deine Wohnung dein Zuhause, kann sie das nicht annehmen und wird oft sehr aufgebracht. Der Sohn hat versucht, ihr die Straße und die Hausnummer zu zeigen. Als sie nach oben in die Wohnung zurückkamen, sagte er zu ihr: „Na siehst du, jetzt weißt du es, du wohnst ja hier." Sie antwortet: „Aha, aha, ja gut, aber morgen bringst du mich nach Hause." Wenn man sie validiert geht man in ihre Welt mit: Man zentriert sich, nimmt Blickkontakt auf und fragt behutsam nach: „Du möchtest nach Hause? Wo ist dein

Zuhause? Ah, in Tschechien, es ist ein Haus? Wer ist dort in diesem Haus? Hm, die Mutter? Wartet sie auf dich? Ah, sie macht sich Sorgen, wenn du nicht da bist?" Jetzt kann man die alte Frau an den oberen Wangenknochen berühren, dies erinnert sie an das Gefühl, wie ihre Mutter sie berührt hat. So fühlt sie sich sicher und geborgen.

In diesem Beispiel aus der Praxis, wird die Dame mit Validation begleitet, dieselbe Situation kam immer wieder einmal vor, aber nicht mehr so häufig wie vor der Begleitung mit Validation. Im Gegenteil, seither entspannt sich die alte Frau meistens sehr schnell mit der Mutterberührung. Sie schließt die Augen, und ihre Fragen nach dem Zuhause lösen sich damit für diesen Moment immer auf. Sie ist nicht mehr aufgebracht, oder gar wütend. Ihr Bedürfnis ist gestillt.

Es gibt aber auch Menschen in Phase 2, die eine Einrichtung als ihr zu Hause betrachten und sich dort sehr wohl fühlen. Sie sagen vielleicht: „Ich wohne ja hier, ich wohne immer schon hier."

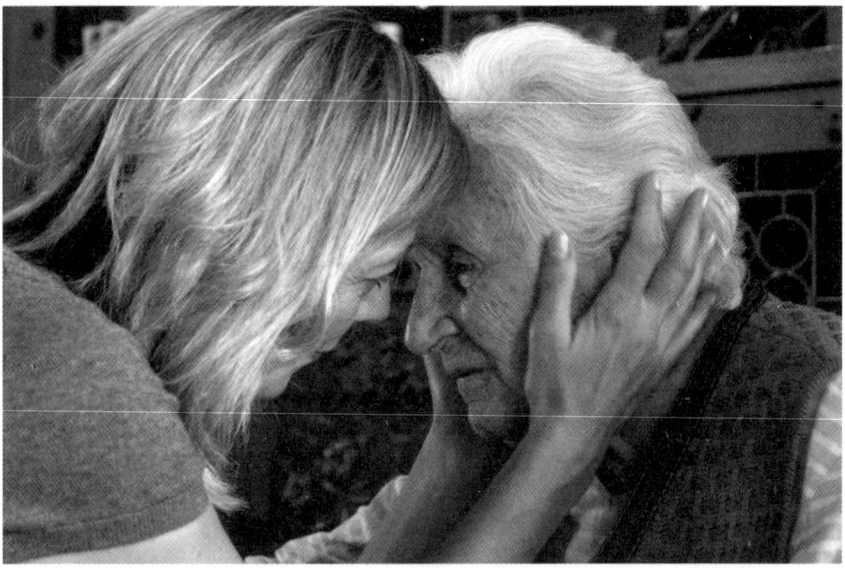

Abbildung 3: Die alte Dame spricht von ihrer Mutter. Bei der behutsamen Berührung an den Wangenknochen sagt sie: „Das ist so gut, das mag ich."

Der Bezug zum eigenen Körper und zum eigenen „Ich" geht nach und nach verloren.

Menschen in Phase 2 leben zunehmend in einem Zustand, in dem sie nicht mehr richtig zuordnen können, wo welcher Körperteil ist. Eine alte Frau hatte eine sehr schmerzhafte Entzündung im Nagel der rechten, großen Zehe. Sie konnte aber weder zuordnen, wo es genau weh tat, noch konnte sie auf diese Stelle zeigen. Es war ihr nur möglich laut: „Au, Au, Au" und „da unten" zu sagen. Sie konnte nicht zuordnen, ob der Schmerz rechts oder links war. Sie konnte in diesem Zusammenhang auch nicht die Wörter: „Fuß", „Zehe" oder „Nagel" sagen, obwohl sie natürlich diese Bezeichnungen alle kannte. Es war, als ob die Verbindung zwischen ihrem Gehirn und ihrem Fuß nicht mehr richtig funktionierte. Eine andere alte Frau saß beim Fenster. Die Nachmittagssonne schien auf ihren linken Arm, so dass er viel heller aussah, als der Rest ihres Körpers. Plötzlich erstarrte sie und schaute ihren Arm an. Sie atmete stockend und sagte ängstlich: „Das, das, was ist denn das? Sie konnte ihren eigenen Arm nicht als einen Teil ihres Körpers zuordnen. Der Bezug zwischen dem sozialen Umfeld und der eigenen Rolle darin, geht nach und nach verloren.

Eine alte desorientierte Frau, die sich noch in ihrer eigenen Wohnung befand, konnte sich eines Tages mit ihrer eigenen Person in der jetzigen Situation nicht mehr identifizieren. Sie hatte die Verbindung zum eigenen „Ich" verloren und fragte ihre Enkelin: „Wer bin ich?"

Menschen in Phase 2 spüren sofort, ob man es ehrlich mit ihnen meint oder nur „schön tut". Sie haben zwar die Fähigkeit, logisch zu denken, verloren aber sie sind „weise", wenn es um intuitive Angelegenheiten geht! Sie spüren instinktiv, wenn ihre Betreuer oder Angehörigen anders sind als sonst. Manchmal sprechen sie uns darauf an, manchmal aber nicht. Sie durchschauen uns sofort, wenn wir Stress haben, verunsichert sind, oder wenn wir selbst körperliche oder seelische Leiden haben.

Eine desorientierte alte Frau, die manchmal unverständliche, lange Wortketten vor sich hin murmelte, fragte mich eines Tages mit klaren Worten: „Sitzen Sie gut?" Es war bei einem Besuch, wo ich mich viel zu lange schräg nach unten zu ihr gebeugt hatte und mein Rücken bereits ziemlich schmerzte. Ich selbst hatte das noch nicht einmal richtig wahrgenommen. Ich bedankte mich, richtete mich sofort auf und setzte mich besser hin. Ein anderes Mal hatte ich während eines Besuches starke Kopfschmerzen, weil ich am Vortag ungeschickt gewesen war und gegen eine Türkante gelaufen war. Dabei hatte ich einen sehr starken Schlag auf die linke Schläfe bekommen. Die alte Frau und ich saßen entspannt und plauderten. Da fragte sie mich plötzlich: „Haben Sie eine auf die Nasen gekriegt?" Ich bejahte erstaunt und fragte sie, wie sie das bemerkt habe.

Sie sagte ganz deutlich und mit großer Selbstsicherheit: „Ich kenne das in Ihren Augen“.

Personen aus der Gegenwart, werden mit jenen aus der Vergangenheit verwechselt

Eine desorientierte alte Frau in einer Einrichtung wartet jeden Tag, wie sie sagt, auf ihre Schwester. Es kommt jeden Nachmittag ihre Tochter zu Besuch. Die Tochter akzeptiert, dass sie für ihre eigene Mutter nicht mehr das Kind ist, sondern mit ihrer Tante verwechselt wird. Wenn sie da ist und die beiden sich unterhalten, mischen sich im Gespräch abwechselnd die Erlebnisse mit der Schwester und der Tochter. Auf der Gefühlsebene gibt es das Erkennen einer vertrauten Person, die der alten Frau sehr nahe steht. Die Tochter erzählt, dass ihre Mutter sehr eng mit der eigenen, sehr viel jüngeren, Schwester verbunden war. Als die Schwester vor vielen Jahren starb, konnte die Mutter den Verlust nicht verkraften, hat nie geweint und später nie darüber gesprochen.

Jetzt, in der Aufarbeitungsphase, holt sie sich die Schwester in der vertrauten Person der eigenen Tochter in ihr Leben. Sie gehen gemeinsam spazieren und reden miteinander über Menschen, von denen die Tochter noch nie gehört hat. Sie erfährt so einen Teil aus dem Leben der Mutter, den sie nicht gekannt hat. Mit Validation begleitet sie den Prozess und fragt einfühlsam nach, wenn die Mutter etwas erzählt. Manchmal, ganz plötzlich, erkennt die Mutter sie als ihre Tochter wieder, jedoch sehr selten und sehr kurz. Es kann für Angehörige hart und schmerzhaft sein, wenn sie nicht mehr als die Person erkannt werden, die sie sind, und plötzlich aus ihrer vertrauten Rolle fallen. Wenn ein Kind nicht mehr als Kind erkannt wird, verliert es die Mutter oder den Vater, obwohl diese noch leben.

Man kann die Situation so beschreiben: Solange man einen Elternteil hat, egal wie alt man ist, solange ist man Kind von jemanden. Hat man das nicht mehr, oder wird als solches nicht mehr erkannt, ist das wie das Ende der Kindheit!

Menschen die sehr desorientiert sind, kennen tief in ihrem Inneren die Wahrheit

Viele Menschen denken, wenn alte Menschen stark desorientiert sind, bekommen sie nichts mehr mit und wissen auch nicht mehr, was in ihrem Leben gewesen ist. Aber besonders, wenn es um ihre engsten Angehörigen geht, überraschen sie uns immer wieder. Auf einer tiefen Ebene spüren sie genau, was um sie herum abläuft und was in ihrem Leben passiert ist, besonders wenn es sehr schmerzhaft, aber auch, wenn es bedeutend schön gewesen ist. Sie drücken dies zu unserem Erstaunen manchmal plötzlich ganz klar aus. Wie schon im Beispiel oben beschrieben, konnte die alte Mutter kognitiv die eigene Tochter nicht mehr als diese zuordnen. Im Inneren war jedoch die Ebene einer sehr vertrauten Person vorhanden.

Eine andere sehr alte Frau, die ich besonders gut kannte, und die sehr fortgeschritten in ihrer Demenz war, saß mit ihrem Sohn und ihrer Schwiegertochter zusammen und aß ein Stück Torte. An dem Tag war ihr Geburtstag und ich wurde gebeten, mich dazuzusetzen. Ich sagte zu ihr: „So einen braven Sohn haben Sie?“ Ich wusste, dass diese alte Frau keine langen Sätze mehr sprechen konnte und meistens mit einem freundlichen „Jo, Jo, Jo, Jo“ antwortete. Diesmal sagte sie aber: „Jo, Jo – der Eine“. Ich war wirklich überrascht, weil ich noch nie etwas von einem zweiten Sohn gehört hatte. Ich reagierte mit einer Wiederholung in einem fragenden Tonfall: „Der Eine“? und fragte dann vorsichtig weiter, „und der Andere?“ Sie sagte sehr leise mit gesenktem Blick: „Ist verbrannt“. Ich sagte ebenso leise: „Furchtbar, es ist furchtbar, wenn eine Mutter ihr Kind verliert.“ Sie nickte. Ich habe schweigend meinen Arm um ihre Schulter gelegt. Ein wenig später atmete sie ganz tief durch und richtete sich auf. Der Sohn war von dieser Situation sehr berührt. Seit vielen Jahren hatte er es vermieden, über seinen toten Bruder zu sprechen, weil er dachte, die Mutter hätte ihn vergessen. Aber eine Mutter vergisst ihre Kinder nie. Auf einer tiefen Bewusstseinsebene sind alle wichtigen Ereignisse gespeichert. In diesem Moment empfand ich es selbst, als ob ein feiner Regen, die Luft gereinigt hätte.

Wenn wir das neunte wichtige Prinzip in der Validation annehmen können, werden wir verstehen warum wir alte Menschen nicht anlügen sollten.

> *Mangelhaft orientierte und desorientierte ältere Menschen leben auf verschiedenen Bewusstseinsebenen, oftmals zur gleichen Zeit. Wir lügen alte Menschen nie an, weil sie auf einer gewissen Bewusstseinsebene die Wahrheit kennen.* (Feil/de Klerk-Rubin 2017)

Es ist kein kognitives Wissen oder Kennen der Wahrheit, aber es ist tief im Inneren vorhanden und kommt immer wieder über die Gefühlsebene zum Ausdruck. Wir kennen wirklich viele Beispiele, in denen Betreuer einen alten desorientierten Menschen angelogen haben. Entweder, weil sie dachten, der alte Mensch kennt sich sowieso nicht mehr aus, oder weil sie nicht wussten, wie sie auf ein bestimmtes Verhalten reagieren sollten.

Eine alte Frau will zu ihrer Mutter, sie macht sich Sorgen um sie und ist auf dem Weg nach draußen. Eine Betreuerin sagt ihr, es gehe der Mutter gut, sie brauche sich keine Sorgen zu machen. Darauf antwortet die alte Frau: „Meine Mutter ist auf dem Friedhof, ich muss zu ihr!" Eine andere alte Person will zu ihren Kindern. Eine Pflegekraft will sie halten und versucht, sie zu beruhigen. Sie sagt ihr, die Kinder sind in der Schule. Die alte Person antwortet darauf: „Du lügst, ich weiß genau, dass meine Kinder zur Arbeit gehen." Wenn man desorientierte alte Menschen anlügt, verlieren sie das Vertrauen zu uns und es ist schwer, das wieder aufzubauen. Selbst wenn wir einmal nicht wissen, was wir sagen sollen, nehmen uns alte Menschen selten übel, wenn wir ehrlich, vielleicht ein wenig betroffen sagen: „Oh, das weiß ich jetzt leider auch nicht, was sollen wir tun? Oder: „Ich kann Ihnen dabei nicht helfen, aber vielleicht hilft es Ihnen, wenn ich jetzt für sie da bin …". Ehrlich, echt und authentisch bleiben, das ist wirklich wichtig! Wir haben nicht für alles eine Lösung. Auf die Menschen eingehen, präsent sein und empathisch zuhören, ist oftmals die wirklich gebrauchte Lösung!

Unterschiedliche Bedürfnisse

Es gibt unterschiedliche menschliche Grundbedürfnisse, die für alte Menschen von besonderer Bedeutung sind. Im sechsten Prinzip der Validation heißt es daher:

> *Das Verhalten von mangelhaft orientierten und desorientierten sehr alten Menschen, kann in einem oder mehrerer menschlicher Grundbedürfnisse begründet sein. Wir akzeptieren daher, dass alte Menschen im letzten Lebensstadium, dem Aufarbeiten sind und begleiten sie in ihrem Prozess.* (Feil/de Klerk-Rubin 2013)

Alte Menschen wollen sich geliebt, geschützt und geborgen fühlen. Sie wollen nützlich sein und aktiv am Leben teilhaben. Sie wollen ihre Gefühle spontan äußern und dabei gehört werden. Sie wollen einen Platz finden, wo man sich wohlfühlt und wo familiäre Beziehungen möglich sind. Sie müssen unerledigte Dinge aufarbeiten, um in Frieden sterben zu können.

All diese und noch andere individuelle Bedürfnisse, führen sie in Verhaltensweisen, die ihnen ermöglichen, dafür einen Ausdruck und Erfüllung zu finden. Es ist sehr wichtig, einen Zusammenhang zwischen Verhalten und Bedürfnissen zu suchen. Wenn jemand weg will, ist es dann eher, weil die Person sich sicher und geborgen fühlen möchte und die Eltern sucht? Oder weil jemand nützlich und aktiv sein will und arbeiten möchte? Es kann aber auch sein, dass der alte Mensch Gefühle ausdrücken

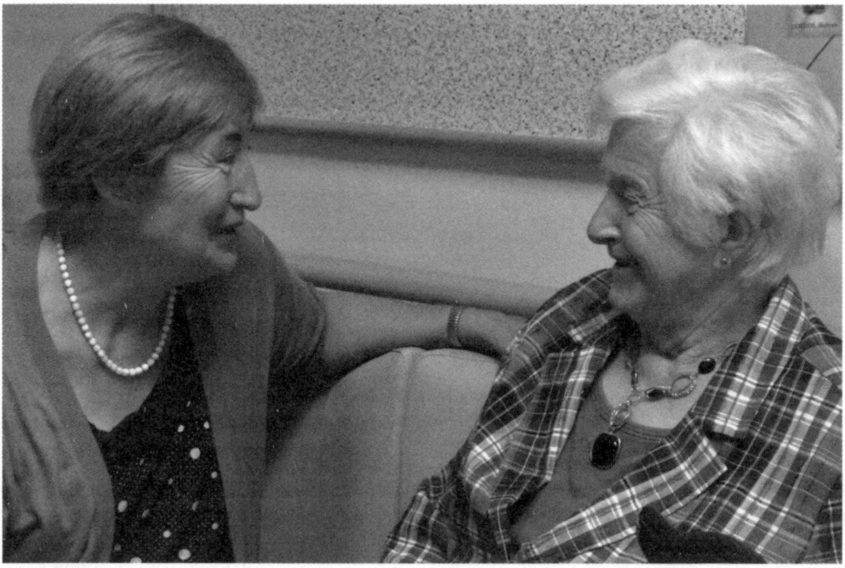

Abbildung 4: Fröhliches Altern: Die alte Dame sagte: „Ich bin ein fröhlicher Mensch, – immer fröhlich. Ich lache immer! Meine Freunde sagen zu mir: „Du bist immer lustig. Du lachst sogar dann, wenn das Haus abbrennt! Aber ich bin halt so."

möchte und zurück in die Vergangenheit zu seinem Partner möchte, um ihm noch etwas zu sagen oder sich zu verabschieden.

Wenn Bedürfnisse ausgedrückt werden, kann man, um diesen Ausdruck zu unterstützen, auch wunderbar mit Musik und Rhythmus im Sinne der Validation reagieren. Das tut den Menschen sehr gut und man kommt mit dieser Technik schnell auf die gleiche Wellenlänge beim Ausdruck von Gefühlen. Das Singen alt bekannter Lieder, die tief im Inneren gespeichert sind und die zu der jeweiligen Stimmung und zu den Bedürfnissen passen, hilft desorientierten alten Menschen. Bei dem Gefühl von Sehnsucht und Liebe kann man zum Beispiel: „Du, Du liegst mir im Herzen" singen, dabei mitschwingen oder einfach nur sehr nahe mit Berührung beginnen. Der alte Mensch wird, selbst wenn er nur noch wenig spricht, einstimmen und mitsingen. Bei dem Gefühl von Ärger und Wut, beziehungsweise bei einem lauten, energischen Auftreten, singt man z. B.: „Das Wandern ist des Müllers Lust", in sehr kräftigem Ton und energischem Ausdruck. Beim Ausdruck von Trauer fühlt sich ein alter Mensch nicht so alleine, wenn er mit Musik begleitet wird: „Ich weiß nicht was soll es bedeuten, dass ich so traurig bin ...". Wenn jemand sehr fröhlich ist, schwingt man gemeinsam mit, mit z. B.: „Horch was kommt von Draußen rein, ho-la-ri, ho-la-ro …". So kann es gelingen, dass alte desorientierte Menschen weiterhin am Leben teilhaben und mit ihrer Umwelt in Kontakt bleiben. Meistens findet man sehr schnell heraus, was die Menschen kennen. Unsere Aufgabe dabei ist, die Bedürfnisse und Gefühle in Worte und Lieder zu fassen und ihnen das Gefühl zu geben, es ist jemand für sie da, der sich für sie interessiert und ihre Gefühle teilt.

Menschen zwischen Phase 1 und 2

Um das Thema „Springen zwischen zwei Phasen" anschaulicher zu machen, folgen nun zwei Beispiele von ein und derselben alten Person.

> Eine alte Frau, die sich überwiegend desorientiert zeigt, hat zwischendurch das Bedürfnis, ihren Unmut über die eigene Lebenssituation auszudrücken. Sie beschuldigt andere Leute, die gerade da sind. Dieses Verhaltensmuster ist eher typisch für Menschen in der ersten Phase. Wenn man aber genau hinhört, erkennt man, dass sie zwischendurch zeitlich bereits desorientiert ist. Sie verwechselt die Gegenwart mit der Vergangenheit. Das zeigt sich am deutlichsten, wenn sie von ihrer Mutter oder dem Vater spricht. Sie sagt: „Mein Vater *ist* immer …" und erzählt, was der Vater jetzt gerade macht. Gleich darauf: „Mein Vater *war* ja …" und erzählt, wie es früher einmal war. Der Vater ist für sie manchmal am Leben und manchmal schon verstorben.

Beide Versionen sind für sie gültig. Beide Aussagen widersprechen sich für die alte Frau nicht. Die Fähigkeit, logisch zu denken, ist einfach nicht mehr vorhanden. So kann sie alles zusammenmischen, wie es in diesem Moment für sie passt. Dieses „selbstverständliche Mischen" der Angelegenheiten aus mehreren Lebenszeiten, ist kennzeichnend für Menschen in der Phase 2, also eine fortgeschrittene Desorientierung. Es ist daher besonders wichtig, auf die Worte zu achten, die diese Person verwendet. Man kann dadurch auch herausfinden, welches bevorzugte Sinnesorgan jemand in seiner Sprache benützt und dieses ansprechen. Visuelle Wörter: „Sehen, sieht aus, Bild, Blick, …", auditive Wörter haben mit hören zu tun: „Hört sich an, klingt wie, …" und Gefühlsworte: „Spüren, fühlen, es drückt mich, belastet mich …".

Außerdem vermeidet man in der Validation nach Feil Zuschreibungen und ist nicht direktiv! Wenn jemand nicht von sich aus das Gefühl von Traurigkeit ausdrückt, schreiben wir es ihm nicht zu: „Sie sind sehr traurig!" Man formuliert es mit einer Frage: „Macht sie das traurig, sind sie traurig?" Zusätzlich beobachten man bei dieser Technik den körperlichen Ausdruck, um Gefühle einschätzen zu können. Wenn jemand nach unten schaut, ist die Person eher im Gefühl, dann kann man meistens bereits Berührungen verwenden. Geht der Blick nach oben, sieht die Person eher mit dem inneren Auge, erinnert sich, da ist man mit Berührung eher vorsichtig, die Person ist noch woanders, warten, bis der Blickkontakt wieder aufgenommen wird und neuerlich Kontakt aufnehmen. Schaut sie gerade aus, könnte ein innerer Klang wahrgenommen werden und man könnte sich mit Summen oder einer Melodie der Person nähern.

Nun aber zwei konkrete Beispiele, die beschreiben und veranschaulichen, wie sich so ein Springen zwischen zwei unterschiedlichen Phasen zeigen und im Alltag auswirken kann: Zuerst ein Beispiel aus einer Situation, in der das Verhalten von Phase 1, mangelhafte Orientierung vorherrschend ist und wie man mit Validation reagieren kann:

Am Vormittag verhält sich die alte Frau unauffällig. Kurz vor 12 Uhr ruft sie plötzlich sehr laut und äußerst aggressiv: „Was ist los, warum kommt das Mittagessen so spät? Die sind schon wieder unpünktlich! Die Leute in der Küche arbeiten nichts. Lauter faule Leute hier! Die sind alle faul, so ein Gesindel. Man wird ja krank, wenn man alles isst, was die kochen." So auffällig beschuldigend verhalten sich alte Menschen in der ersten Phase, die darunter leiden, dass sie nicht mehr in der Lage sind oder bereits verlernt haben, für sich selbst zu sorgen und sich jetzt nutzlos, einsam und überflüssig fühlen. Die alte Frau benutzt andere Personen, um ihren Frust loszuwerden und um ihre unterdrückte Verzweiflung und Unsicherheit auszudrücken. Mit Validation hält man kurz inne, zentriert sich und stimmt sich auf die alte Frau ein. Der eigene Körper spannt sich ein wenig an, weil man bei der alten Frau viel Ärger wahrnimmt. Man spricht aber dieses Gefühl (Ärger) bewusst nicht an. Es würde wahrscheinlich noch mehr Ärger verursachen. Nun kann man mit einem sehr ernsten Tonfall z.B. fragen: „Die sind alle unpünktlich? Wie ist das, wenn jemand unpünktlich ist? Haben Sie früher viel Wert auf Pünktlichkeit gelegt? Ja? Und Fleiß sagen Sie. Ist Pünktlichkeit und Fleiß wichtig? Und auch tüchtig sein, aha? Ist tüchtig sein das Wichtigste? Ah, Verlässlichkeit, sich auf jemanden verlassen können! Haben Sie sich auch immer auf jemanden verlassen können? Wer war der verlässlichste Mensch in ihrem Leben? Ah, auf Ihren Vater konnten Sie sich immer verlassen?" Die Stimme der alten Frau wird jetzt etwas weicher und leiser, weil sie ihre ärgste Wut schon herauslassen konnte. Mit einer ruhigen Stimme weiterbegleiten: „Haben Sie das als Kind so gelernt von den Eltern? Ach so, besonders von Ihrem Vater! Was haben Sie noch von ihm gelernt? War Ihr Vater ein ganz besonders tüchtiger und fleißiger Mann?" Die alte Frau erzählt, wie wunderbar ihr Vater war oder vielleicht noch heute ist. Jetzt ist überhaupt nichts mehr von ihrem Ärger spürbar. Die positive Stimmung ist wichtig für beide. Somit kann man auch selber in einem solchen Moment gut weggehen.

Dieselbe alte Frau ist mehrere Stunden später ganz anders. Sie ist stark desorientiert und zeigt das Verhalten von Phase 2. Dabei steht Zeitverwirrtheit im Vordergrund.

Es ist schon spät am Nachmittag. Draußen ist es bereits dämmrig. Die alte Frau wirkt jetzt ganz verloren und verzweifelt. Sie will nach Hause zu ihrer Mutter. Ihre Körperhaltung ist nach vorn gebeugt. Ihre Hände rudern suchend in der Luft herum. Ihr Blick flattert umher. Sie irrt mit unsicheren, kleinen Schritten auf dem Gang hin und her und weiß nicht weiter.

Mit Validation schaut man nun die alte Frau genau an und zentriert sich. Damit Vertrauen entstehen kann, muss man das Gefühl der Unsicherheit und Verzweiflung für kurze Zeit mit dem alten Menschen fühlen, es teilen. Dieses *Sich Einstimmen* ist sehr wichtig. Jeder von uns weiß, wie es sich anfühlt, wenn man plötzlich Hilfe braucht. Validation funktioniert in erster Linie durch echte Anteilnahme und erst in zweiter Linie durch das, was man sagt. Wörter alleine genügen nicht. Man fühlt dieses Verloren-sein und hat daher eine weiche, traurig klingende Stimme. In der Begleitung mit Validation nimmt man nun den Rhythmus der Körperbewegungen der alten Frau an. Diesmal spricht man die Emotion direkt an und stellt dabei ganz kurze Fragen, die passen könnten: „Sind Sie ganz verzweifelt? Haben Sie jemanden gesucht? Waren Sie ganz allein? Wollten Sie woanders hin? Kennen Sie sich hier gar nicht mehr aus? Wissen Sie jetzt nicht, wie es weitergeht? Wo müssen Sie hin? Wer ist dort? Zur Ihrer Mutter? Ist was mit ihr? Wollten Sie bei ihr sein, hm? Ist es besser wenn man nicht alleine ist?“

Zusätzlich zu diesen kurzen Fragen verwendet man gleichzeitig länger anhaltende Berührungen mit beiden Händen. Am besten im oberen Bereich der alten Person, z.B. an den Oberarmen, an den Schultern. Ein direkter, lang anhaltender Augenkontakt und viel Nähe sind dabei sehr wichtig. Man versucht, viel Halt zu vermitteln. Eventuell passt eine behutsame Mutterberührung an den Wangen. Man kann spüren, ob das jetzt gerade passt oder nicht, wenn wir wirklich empathisch sind. Dabei lassen wir unsere Hände fragen und ziehen uns zurück, wenn wir spüren, die alte Person fühlt sich damit nicht wohl.

Es ist wichtig, die Muskelspannung zu beobachten. Bei sehr vielen alten Menschen ist eine behutsame Berührung an den Wangen, so wie Tränen wegwischen, tief im Unterbewusstsein aus der frühesten Kindheit gespeichert. Das gilt ganz allgemein. Die verunsicherte alte Frau braucht auf jeden Fall eine empathische, anteilnehmende, liebevolle Person, die Nähe geben kann, nicht lügt oder etwas vorspielt. Ihre echte Mutter können wir nicht herbeiholen, aber wir können Wärme, Nähe, Halt und damit Geborgenheit geben. Ein empathischer Zugang auf gleicher Augenhöhe ist ausschlaggebend. Bemitleiden ist dabei nicht angebracht. Desorientierte alte Menschen spüren sehr genau, wenn man ihr Gefühl echt und wahrhaftig mit ihnen teilt und nicht von oben nach unten agiert.

Wenn man mit Validation einen Prozess begleitet, sollte man keine Angst vor möglichen Tränen haben. Vielleicht weint die alte Frau kurz, auch das kann sehr leicht passieren. Danach fühlt sie sich aber viel entspannter und zeigt durch ihr Verhalten sowohl verbal, aber besonders deutlich nonverbal, durch ein tiefes Durchatmen und Sich- Aufrichten, dass sie sich jetzt viel wohler fühlt. Die Augen werden klarer, der Blick ist ruhig und zielgerichtet. Oft bedanken sich alte desorientierter Menschen mit Worten und sagen: „Danke, Du bist so lieb“. Oder auch nur mit einem dankbaren Blick. Wir haben die Erfahrung gemacht, dass sich alte desorientierte Menschen durch gute Validation, durch das Eingehen auf individuelle Bedürfnisse wirklich zu Hause fühlen können und nicht mehr so oft oder auch gar nicht mehr nach Hause gehen müssen.

Welches sind die möglichen Gründe für das Bedürfnis, nach Hause gehen zu müssen? Desorientierte Menschen gehen nach und nach in Raum und Zeit verloren. Das Ich-Bewusstsein in Bezug auf die persönlichen Rolle in ihrem Leben und ihre Identität lösen sich immer mehr auf. Sie sehnen sich danach, dass etwas in ihrem Inneren, aber auch in ihrem Körper und in ihrem sozialen Umfeld wieder stimmig wird. Es soll wieder so sein, wie sich das früher als Kind zu Hause in der eigenen Familie angefühlt hat. Damals wussten sie auch noch nichts Konkretes von Raum und Zeit, sie haben nicht gewusst, wie die Dinge zusammenhängen. Dennoch war die Welt mehr oder weniger in Ordnung und sie fühlten sich akzeptiert, so wie sie waren. Selbst wenn diese Gefühle nicht vollständig erfüllt waren und es schwierige Umstände gab, bietet der Platz in einer Familie Zugehörigkeit.

Dieses Bedürfnis nach Zugehörigkeit ist bei jedem von uns vorhanden und wir sehnen uns bis zum Tod danach. Mit Validation können wir sehr alten Menschen dabei helfen, dass sie dieses wichtige Gefühl der Geborgenheit und den damit verbundenen Respekt, sowie die Akzeptanz ihrer Person, so wie sie jetzt sind, ein Stück weit zurück gewinnen können. Im Beispiel der alten Frau, war die Desorientierung am Abend deutlich ausgeprägter als am Vormittag. Das Verhalten, und damit auch die Phasen der Desorientierung, haben gewechselt. Die Bedürfnisse sind ebenso ganz verschieden gewesen. Da man mit Validation auf die jeweiligen Bedürfnisse ganz individuell und gezielt eingeht, reagiert man unterschiedlich in diesen beiden Beispielen. Und das, obwohl es sich um ein und dieselbe Person handelt.

In jeder Phase benützt man bestimmte Techniken und lässt andere ganz bewusst weg.

Am Vormittag brauchte die Dame eher Abstand, damit sie ihren Ärger frei ausdrücken konnte. Mit Nähe hätte sie sich womöglich bedrängt gefühlt. Sie kämpft um ihre Kompetenzen aus dem Leben und um Selbstbestimmtheit. Am späten Nachmittag war es genau umgekehrt. Mit zu viel Abstand hätte sie in ihrer Desorientierung die begleitende Person gar nicht wahrgenommen. Es war sehr viel Nähe notwendig, um mit ihr in Kontakt treten zu können, und ihr ein Gefühl von Geborgenheit und Zugehörigkeit zu vermitteln. Dieses gezielte Eingehen und das Einsetzen spezifischer Techniken, hat eine große Bedeutung für eine sinnvolle und zielführende Begegnung und Begleitung.

Validation bereitet den Betreuern Freude.

Das Mitgehen oder Mitspringen in eine wechselnde Gefühls- und Bedürfniswelt ist spannend, wenn man es einmal gelernt und geübt hat. Es macht Freude, wenn man durch echte Anteilnahme rasch eine positive Veränderung bei einem alten Menschen wahrnehmen kann. Mit Validation verliert man die Angst und die Scheu vor den Begegnungen mit angeblich schwierigen alten Menschen, weil man darauf vertrauen kann, die Situationen gut zu begleiten. Wenn man die passenden Werkzeuge kennt, weil man ähnliche Situationen oft in der Praxis erlebt hat und Validation lernt und übt, fühlt man sich sicher, bleibt authentisch in der Begleitung und wird beschuldigende Aussagen nicht persönlich nehmen. Natürlich kann man auch immer wieder von einer Situation überrascht werden, aber das Unbehagen dauert nicht lange an. Man zentriert sich erneut, atmet durch und lässt die eigenen Gefühle wieder los. In der Validation bleibt man flexibel und hält seine Wahrnehmung und Aufmerksamkeit aufrecht, damit man rasch und mühelos reagieren kann. Es ist notwendig, sich zwischendurch und immer wieder mit jemand anderem, der Validation anwendet, auszutauschen. Das hilft, das Erlebte zu reflektieren und die eigenen Gefühle und Grenzen zu erkennen. Nur dadurch ist die Erweiterung der eigenen Kompetenzen in Validation möglich und die Freude und der Erfolg bleiben erhalten.

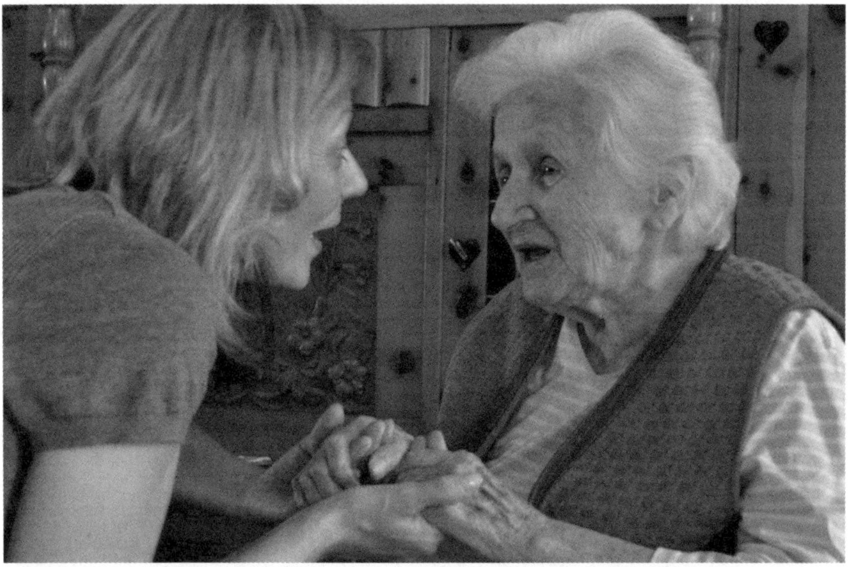

Abbildung 5: Mimik, Gestik und Tonlage werden angepasst, um auf die gleiche Wellenlänge, in den gleichen Gefühlsrhythmus der alten Person zu kommen.

Phase 3: Sich wiederholende Bewegungen, die die Sprache ersetzen

Im vorhergehenden Teil wurde beschrieben, wie es ist, wenn sich ein alter Mensch am selben Tag zwischen zwei Phasen bewegt. Der Unterschied in den Verhaltensweisen und dem damit einhergehenden Ausdruck in Sprache und körperlichen Charakteristiken ist besonders bei Menschen, die sich in Phase 1 oder später dann in Phase 2 befinden, groß. Es ist eher selten, dass jemand von der ersten Phase ohne Übergang direkt in die dritte Phase springt. Sollte so etwas beobachtet werden, muss man genau recherchieren, was die Ursachen dafür sein könnten. Manchmal ist das Verhalten zu Beginn einer Demenz so auffällig, dass wegen der sich daraus ergebenden Belastung für die Betreuenden eine sehr hohe Dosis an sedierender Medikation gegeben wird. Das kann eine Ursache dafür sein, dass Menschen nicht mehr sprechen, kaum auf Ansprache reagieren und sehr weit weg erscheinen. Wir bezeichnen das als „Wattebauschsituation". Damit meinen wir, der Zugang zu einem Menschen in dieser Lage ist wie durch Watte gedämpft. Es ist nicht möglich, zu ihnen durchzudringen, man erreicht sie nur im Außen und kommt auch mit einer empathischen Haltung und Validationstechniken nicht wirklich in Kontakt.

Jede der vier Phasen im Stadium der Aufarbeitung bedeutet einen weiteren Rückzug nach innen. Dieser Rückzug sollte aber nicht durch Medikamente ausgelöst worden sein. Im theoretischen Ansatz der Validation ist es vielmehr der Prozess der Aufarbeitung, der Ausdruck von unerfüllten Bedürfnissen und der damit einhergehenden gehirnpathologischen Situation.

Man muss die Ganzheit eines Menschen betrachten. Beim Fortschreiten der Desorientierung in einer Demenz ersetzen in der dritten Phase nun häufig wiederkehrende Bewegungen die Sprache. Dabei stimulieren sich alte Menschen mit Klopfen, Auf-und-ab-Gehen, Wischen, wiederholenden Lauten, Tönen und einzelnen Wörtern, schmatzenden Geräuschen und Hin-und-her-Bewegungen mit dem Körper. Damit werden Gefühle und Bedürfnisse ausgedrückt, die für den alten sehr desorientierten Menschen eine Möglichkeit schaffen, in Balance zu kommen, um in Frieden leben und sterben zu können. Im siebten Prinzip der Validation werden diese Verhaltensweisen begründet:

> *Früherlerntes Verhalten kehrt zurück, wenn die Fähigkeiten und das Kurzzeitgedächtnis versagen. Mit Validation kalibrieren wir die Atmung, die Bewegung, die Mimik, Gestik und die Körperspannung. Wir spiegeln Bewegungen und Klänge, um auf dieselbe Wellenlänge zu kommen.* (Feil/de Klerk-Rubin 2017)

Verhaltensweisen und körperlicher Ausdruck in Phase 3, mögliche Gründe dafür

Ein wichtiger Hinweis für die dritte Phase ist: Es gibt ein eingeschränktes Sprachverständnis und eine deutliche Einschränkung der eigenen Sprachfähigkeit. Der Sinn von einem längeren Satz mit zu vielen Wörtern, kann nicht mehr erfasst werden. Dagegen werden einfache, ganz kurze Sätze (2–4 Wörter), vor allem im emotionalen Bereich, oft noch gut verstanden. Manchmal sogar sehr viel besser, als man vielleicht annehmen würde. Aber die Möglichkeit für einen längeren Dialog auf verbaler Ebene ist nicht mehr gegeben. Die alten Menschen drücken sich jetzt zunehmend über einzelne, kurze Wörter, über selbsterfundene, kreative Laute, bzw. Silben und manchmal auch über lange, unverständliche Wortketten in einer verwaschenen Sprache aus. Wenn wir nicht verstehen, was sie sagen, müssen wir mehrdeutig kommunizieren, um die Kommunikation aufrecht zu erhalten. Das heißt, wir ersetzen in diesen Wortkonstruktionen das, was wir nicht verstehen, mit mehrdeutigen Pronomen, wie: Er, sie, es, jemand, etwas. Wenn jemand mit fröhlichem Gesichtsausdruck sagt: „Ich dradle die Fladern", antwortet man zum Beispiel: „War *es* lustig?" Dann lässt man eine Pause und fragt weiter: „Haben Sie *etwas* gesagt?" Oder wenn es passt, kann man verallgemeinern: „Hat *man* …?" „*Die* Menschen …?" „Meinen sie, wir sind *alle* …?" Der alte Mensch ist im Allgemeinen nun sehr verlangsamt, man hat das Gefühl, er ist weit weg und irgendwo in seiner eigenen Welt, zu der wir keinen Zugang haben. Das Bedürfnis, sich über Gestik und über wiederholende Bewegungen auszudrücken, nimmt stark zu. Anstatt zu sagen: „Geh' bitte weg und lass' mich jetzt in Ruhe!" macht der alte Mensch eine abwehrende Bewegung mit der Hand, oder stößt den Betreuer von sich weg. Oder anstatt zu sagen: „Danke, du bist lieb", spitzt er die Lippen zum Kuss und/oder berührt und streichelt den Betreuer und strahlt ihn an. Sprechsingen, mit kleinen, rhythmischen Bewegungen der Hände oder des Oberkörpers, ist eine schöne Möglichkeit, um mit Menschen, die kaum mehr sprechen, zu kommunizieren. Viele von ihnen kennen noch immer Lieder, die sie vor vielen Jahren gelernt haben. Wenn man diese Lieder singt oder summt, kann man mit ihnen schwingen und alte Menschen in dieser Phase validieren. „Komm mein Lieber, tanz mit mir …".

Oft werden „Arbeitsbewegungen von früher" irrtümlich als sinnlose, stereotype Bewegungen angesehen

Bei wiederholenden Bewegungen handelt es sich häufig um eine ehemals ausgeübte Arbeit, die jetzt in einer vereinfachten Form ausgeführt wird. Eine alte Frau, die nur mehr ganz wenige Wörter spricht, wischt mit ihrer geschlossenen, rechten Hand in kleinen kreisenden Bewegungen die glatte Oberfläche vom Tisch. Sie macht das mit einem ernsten, angestrengten Ausdruck, so, als handele es sich um eine äußerst wichtige Angelegenheit.

Die validierende Person fragt, nachdem sie sich zentriert und die Person gut beobachtet hat, um sich auf den Rhythmus der Person einzustellen: „Viel Arbeit?" Dabei spiegelt sie kurz die kreisenden Wischbewegungen, um mit ihr in Kontakt zu kommen. Spiegeln von Bewegungen bedeutet mitzumachen und *nicht* nachzumachen! Die alte Frau stoppt, schaut ihr Gegenüber an, nickt zustimmend und sagt deutlich: „Gut zusperren!". Diese Frau war eine ehemalige Gastwirtin, die Jahrzehnte lang Abend für Abend dafür sorgen musste, dass alle Türen des Gasthauses sorgfältig zugesperrt wurden. Die wiederholten, kreisenden Bewegungen mit der geschlossenen rechten Hand dürften wohl die Drehbewegungen mit dem Schlüssel von damals symbolisieren.

Wiederholendes Schreien, Rufen, einzelne Laute und Worte, die manchmal mit Bewegungen einhergehen

> Ein desorientierter alter Mann wippt mit dem Oberkörper ständig vor und zurück. Dabei wiederholt er immer wieder sehr laut: „Ja, ja, ja …". Die Tochter erzählt, dass er ein Fabrikbesitzer war und schon früher

häufig „ja, ja, ja, das machen wir schon …“, gesagt hat. Dieser Herr hat nur dann reagiert und Blickkontakt aufgenommen, wenn man ihn mit: „Guten Tag Herr L., ja, ja, ja …“ in der gleichen Ton und Stimmlage angesprochen hat. Man musste die von ihm verwendeten Silben im gleichen Tonfall spiegeln. Darauf nickte er dann, lächelte oftmals und sagte wieder „ja, ja, ja …“. Durch kurze Kontakte in dieser Art, wurden die wiederholenden Bewegungen und die Silben ja, ja, ja, sehr viel weniger. Ein Bedürfnis von sozialem Kontakt wurde so gestillt.

Wie kann man mit Schreien und Rufen anders als bisher umgehen? Es gibt immer wieder alte desorientierte Menschen, die sich kaum mehr verbal äußern, jedoch einzelne Worte immer wieder sagen, oder diese sogar schreiend wiederholen. Wenn jemand ständig „Hallo, Hallo, Hilfe, Hilfe, helfen sie mir …“ ruft, ist die Ursache häufig Angst oder Einsamkeit. Wenn jemand zu wenig Ansprache und Kontakt mit seinem Umfeld hat, und dies nicht mehr anders mitteilen kann, macht er sich eben über Schreien bemerkbar. Je mehr ein alter Mensch solche Verhaltensweisen zeigt, desto weiter entfernt man sich häufig von ihm. Verständlicherweise kann man das stetige Schreien und Rufen schwer aushalten. Zudem stört es andere Mitbewohner in einer Einrichtung und bringt Betreuer oftmals an ihre Grenzen. Viele wissen nicht, wie sie damit umgehen sollen und das dahinter stehende Bedürfnis stillen können. Diese alten Menschen werden manchmal in ein anderes Zimmer gebracht, wo sie dann oft noch lauter werden, oder sie werden mit sedierenden Medikamenten ruhig gestellt. Wenn man Menschen mit solch einem Verhalten mit Validation begleitet, reagiert man wie folgt:

Wenn Einsamkeit und daraus folgend ein Gefühl von Angst eine Ursache ist, begegnet man der Person gut zentriert auf Augenhöhe. Während man die Rufe in ähnlicher Emotion wiederholt, berührt man sie am Arm, an der Schulter, oder bietet einfach beide Hände in offener Haltung an. Damit bekommt die Person das Gefühl, da ist jemand für mich: „Hallo, Hallo, helfen Sie mir …“ – „Hallo, Hallo Frau R., Sie brauchen Hilfe? Ist niemand für Sie da?“

Wenn die Person Verzweiflung zeigt, in der Berührung bleiben, mit atmen und ihren Rhythmus aufnehmen. Wenn sie weint, einfühlsam da sein, berühren und die Pause aushalten. Man kann fragen: „Macht es Ihnen Angst, wenn Sie ganz alleine sind? Hilft es, wenn jemand bei Ihnen ist?“ Danach kann man die Person in Gesellschaft bringen. Man achtet darauf, dass die für Gesellschaft gewählte Person jemand ist, der sich entweder auch manchmal alleine fühlt, oder jemand, der sich gerne um andere kümmert, gerne berührt oder eine Hand hält. Hat man so jemanden gefunden, muss man allerdings unbedingt eine Verbindung zwischen den beiden Personen herstellen: „Guten Tag Frau L., das ist Frau R., sie fühlt sich gerade sehr alleine, passt es, wenn sie ein bisschen bei Ihnen sitzt? Möchten Sie sich die Hand geben?“ Es ist sehr ratsam, dass man für ein Verhalten wie beschrieben, so bald wie möglich eine Möglichkeit findet, die für alle eine Erleichterung bietet. Schreien und Rufen sollte nicht ignoriert werden, es wird dadurch nur noch stärker. Wenn man von Anfang an versucht, herauszufinden, welches Bedürfnis zu Grunde liegt, kann man abwechselnd im Team darauf eingehen. Wir haben oft erlebt, dass, wenn man öfter am Tag mit jenen Personen kurzen, aber empathischen Kontakt aufnimmt, sie sich sicher, geliebt und geschützt fühlen und dadurch ihre Rufe und ihr Schreien weniger wurden oder gar ganz aufhörten.

Wenn jemand im Bett ist und ruft, geht man ähnlich vor. Allerdings kann man dann statt Gesellschaft zu bieten, die Person im Bett mit aller Präsenz berühren und eventuell in eine gemeinsame Wiegebewegung, vor und zurück, oder hin und her gehen. Dabei summt man eine Melodie oder singt ein Lied aus früherer Zeit und bewegt sich weiter. Der alte Mensch muss wirklich spüren, dass man nur für ihn da ist, und er sich in Sicherheit und Geborgenheit befindet. Auch diese Begleitung braucht nicht länger als 2–4 Minuten. Dann steigt man behutsam aus der Bewegung und Berührung aus. Man hält den Blickkontakt und schließt mit beiden Händen in offener Stellung ab. Bevor man geht kann man die Person liebevoll zudecken: „Ist es jetzt besser? Ich schau’ bald wieder zu Ihnen, ich bin da und komme dann wieder.“ Wenn man das dreimal am Vormittag und dreimal am Nachmittag zusätzlich zu den funktionellen Pflegetätigkeiten macht, wird sich der alte Mensch bald nicht mehr so einsam fühlen. Auch wenn es um einen Aufarbeitungsprozess geht, dessen Hintergrund wir in dieser Phase nicht mehr eruieren können, kann man mit Validation desorientierte alte Menschen dabei begleiten.

In der dritten Phase ist die Mobilität entweder sehr stark eingeschränkt oder extrem ausgeprägt, dann sind die Menschen rastlos, laufen ziellos herum und irren umher. Alte Menschen in dieser Phase sind vollkommen auf unsere Hilfe angewiesen. Sie sind fast immer harn- und stuhlinkontinent und haben oftmals keinen Bezug mehr zum eigenen Körper und dem damit verbundenen Körperschema. Ihre Identität, oder vielmehr das körperbezogene „Ich-Bewusstsein“ ist auf die oberen Bereiche wie Kopf, Gesicht, Nacken, Hals und Brustbein reduziert. Eine alte Frau, die sich damals noch in Phase 2 Zeitverwirrtheit befand, erklärte sehr treffend: „Als ob das Ganze nicht mehr richtig zusammenhängt.“

In einem Beispiel wollen wir beschreiben, wie es sich zeigt, wenn jemand rastlos ist und wir nicht wissen, was ihn dazu bewegt. Mit Validation kann man Menschen mit diesem Verhalten begleiten. Eine Dame in Phase 3 der sich wiederholenden Bewegungen, geht in einer Pflegeeinrichtung den Gang ununterbrochen auf und ab. Sie schwitzt dabei und ist innerlich sehr getrieben. Sie kann ihr Verhalten nicht stoppen, wann immer

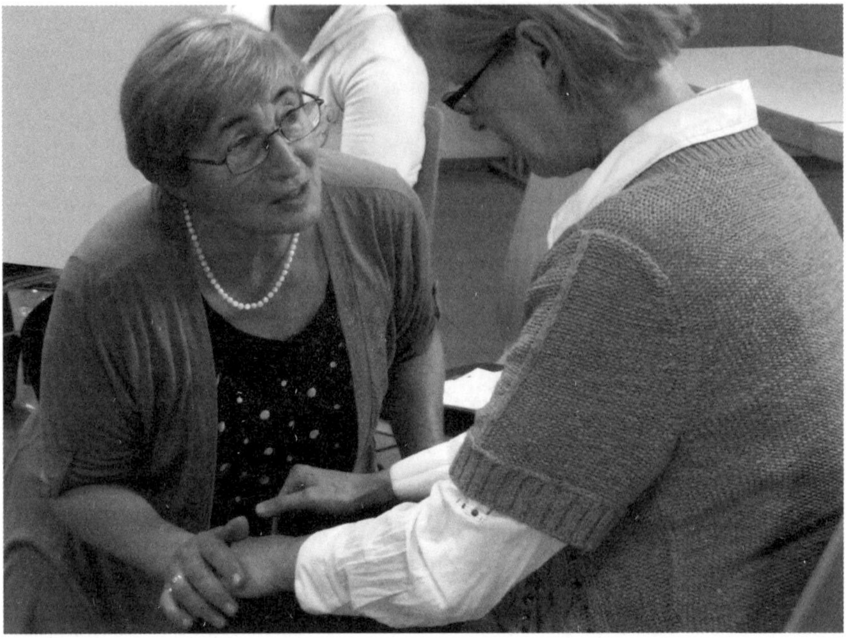

Abbildung 6: Im Validationskurs wird geübt, wie man Menschen, die sich sehr weit in ihrem Inneren befinden, erreichen kann. Man muss von unten Kontakt aufnehmen, damit uns der alte Mensch spüren und sofort sehen kann, wenn er die Augen öffnet.

man zu ihr sagt, sie solle sich setzten, ignoriert sie einen und geht weiter auf und ab. Wenn man ihr einen Stuhl hinstellt, wird sie wütend und stößt ihn zur Seite. Sie antwortet nicht auf Fragen. Mit Validation nimmt man den Rhythmus der Person auf und geht in ihren Bewegungen mit. Das heißt, man geht im gleichen Tempo und derselben Intensität ihres Ausdrucks neben ihr her. Diese Frau atmete schwer und stöhnte leise. Sie ließ eine behutsame Berührung am oberen Rücken sofort zu und nahm Blickkontakt auf. Nach einer Weile miteinander gehen, nickte sie auf die Frage: „So viel gehen?“ mit dem Kopf und atmete schwer aus.

Wenn man sich in die Person empathisch einfühlt, spürt man sehr gut, wie es ihr dabei geht. Sie blieb nach einer Weile kurz stehen und auf eine weitere sehr langsam gestellte Frage: „Fühlen sie sich besser, wenn sie so weit gehen?“, antwortete sie kurz aber mit direktem Blickkontakt: „Die Gedanken werden weniger.“ Nach einer weiteren Weile gehen, nahm sie das Angebot, eine kurze Pause zu machen an. Wir setzten uns auf eine Bank und atmeten gemeinsam. Nach etwa drei Minuten stand sie wieder auf und ging weiter auf und ab.

Wenn man Validation in dieser Form ein paar Minuten und mehrmals am Tag anwendet, bleibt die Frau in Kontakt mit uns und wird sich weiterhin öfter ausruhen und gemeinsam mit uns eine kleine Pause machen. Es ist möglich, dass ihre Unruhe weniger wird. Wenn man akzeptiert und versteht, dass so ein Verhalten für die Person Sinn macht, weil sie etwas aufarbeitet, oder dadurch ein Bedürfnis erfüllt wird, fällt es uns viel leichter, sie entspannt zu begleiten. Alte Menschen in Phase 3 suchen unsere Nähe. Sie brauchen viel Halt und Geborgenheit, um sich sicher zu fühlen.

Sie unterscheiden oft nicht mehr, ob es sich bei den Menschen in ihrer unmittelbaren Umgebung um Männer oder Frauen handelt. Das Geschlecht der Mitmenschen, aber meist auch die konkrete Person an sich, verliert an Bedeutung. Sie haben jedoch ein sehr feines Gespür für Ehrlichkeit, echte Anteilnahme und liebevolle Zuwendung. Sie haben manchmal einen großartigen Sinn für Humor, bzw. für kleine Späße. Sie wissen auf einer tiefen Ebene ihres Unterbewusstseins Bescheid über ihre eigenen Kinder und die allernächsten Angehörigen. Es ist ihnen allerdings nicht mehr möglich, das hervorzuholen, bzw. verständlich auszudrücken. Sie registrieren und erwidern feinste Schwingungen oder Veränderungen im emotionalen Bereich ihrer täglichen Betreuungspersonen. Besonders wenn ihnen diese Halt und Geborgenheit vermitteln und ihnen wirklich nahe kommen.

Es wird wichtiger, wie *wir begegnen, und weniger wichtig,* wer *begegnet*

Menschen in der dritten Phase spüren, wenn jemand neben ihnen herablassend über sie spricht, oder in einer respektlosen Art und Weise das Gesicht verzieht. Sie spüren das auch dann, wenn sie nicht mehr gut sehen und hören können. Wir werden immer wieder überrascht von kleinen, aber sehr gezielten Reaktionen. Menschen in der dritten Phase lassen sich bereitwillig auch von fremden Personen im oberen Ich-Bereich berühren und ganz aus der Nähe ansprechen, wenn sie spüren, dass es sich um einfühlsame und anteilnehmende Menschen handelt, die nichts von ihnen erwarten. Wenn sie ignoriert werden, und nur die allernötigste Grundpflege bekommen, kapseln sie sich ein und verschließen sich. Dann gleiten sie langsam in einen Zustand der völligen Apathie und weiter ab in die vierte Phase, das Vegetieren. Es liegt einzig und alleine in der Hand der Betreuer, dass die Kommunikation mit diesen alten Menschen lebendig bleibt.

Phase 4: Vegetieren – vollkommener Rückzug nach innen

In dieser Phase können alte Menschen nicht mehr an ihre Umwelt signalisieren, was in ihnen vorgeht. Ihre Mimik wirkt meistens ziemlich gleich und die Augen sind fast immer geschlossen. Falls sie die Augen öffnen, schauen sie uns mit einem leeren Blick an oder sie schauen durch uns durch. Diese alten Menschen haben sich scheinbar völlig in eine innere Welt zurückgezogen.

Wir müssen sie sorgfältig beobachten, um kleinste Veränderungen in der Atmung und der Muskelspannung wahrnehmen zu können. Ihre Körperhaltung ist statisch und oft sehr steif. Wir haben keine Möglichkeiten zu erkennen, ob sie etwas durchleben oder verarbeiten. Ganz vereinzelt geben sie auch leise Laute von sich. Das geschieht aber scheinbar unbewusst. Manchmal kann man auch minimale, wiederholende Bewegungen, z.B. mit einem Finger beobachten. Doch häufig zeigen sie starke Kontrakturen, alles wird steif, nichts ist mehr wirklich in Bewegung.

Die Körperhaltung ist oft leicht zusammengerollt, ähnlich wie bei einem Embryo. Grundsätzlich ist davon auszugehen, dass Menschen in der vierten Phase viel mehr wahrnehmen, als wir erkennen können. Sie haben aber keine Kraft mehr, um sich ihrem Umfeld mitzuteilen. Abgesehen von der Zeit der Körperpflege und dem Eingeben der Nahrung, sollte man sie unbedingt öfter zusätzlich besuchen, um zu validieren. Solche Besuche sollten nicht lange dauern, maximal 2–3 Minuten. Der alte Mensch wird diese kurzen Besuche anders erleben, weil hier nicht für ihn oder an ihm gearbeitet wird. Es geht dabei ausschließlich um eine Begleitung für ihn als Person. Er kann sich dann entspannen und auch die ruhige, konzentrierte Aufmerksamkeit und Zuwendung eines emphatischen Betreuers genießen. Eine gelöstere Mimik und ein Ansatz von Lächeln wurden schon oft beobachtet. Manchmal öffnen sie sogar die Augen, oder es bewegen sich die Lippen.

Menschen in Phase 4 brauchen mehr als nur Pflege

Menschen in Phase 4 sind noch nicht in einem Sterbeprozess, wie wir ihn sonst kennen. Sie können jahrelang in ihren Betten liegen, werden gepflegt, versorgt und sterben aber auch nicht. Wir fragen uns, was geht in ihnen vor, wieso können sie nicht loslassen und in Frieden gehen? Bei Wachkomapatienten weiß man mittlerweile, wie wichtig es ist, immer wieder mit ihnen in Kontakt zu treten. Auch bei alten Menschen in einem vegetierenden Zustand ist dies äußerst wichtig. Es gibt Berichte von Kursteilnehmern, dass sehr alte Menschen, die schon lange in dieser Phase waren, nachdem sie Validation angewendet haben, innerhalb von ein paar Wochen, in Ruhe und Frieden eingeschlafen sind. Natürlich bekommen sie auch Zuwendung, Berührung und Ansprache, wenn sie gepflegt werden. Aber viele Pflegende erzählen, dass es schwierig ist, wenn sie nur noch über funktionelle Pflege mit Menschen in vegetierendem Zustand in Kontakt kommen. Sie sind sehr froh, mit der Validation andere Möglichkeiten für einen individuellen Zugang zu bekommen.

Kontakt mit Validation in Phase 4

Mit Validation beobachtet man den Atemrhythmus der Person und passt den eigenen Atem an, damit man Empathie aufbauen kann. Man setzt sich ganz nahe hin und beugt sich zum Oberkörper, um mit einer sanften Stimme die Person zu begrüßen: „Hallo Frau/Herr ...“. Dabei kann man betont langsame, behutsame, sanfte Berührungen im oberen Bereich des Körpers wie: Schulter, Nacken, Wange, entlang der Kinnlinie, versuchen und genau wahrnehmen, ob der alte Mensch eine Reaktion zeigt. Es ist auch möglich, mit beiden Händen links/rechts an den Schultern Halt und Sicherheit zu vermitteln. Dazwischen legt man kleine Pausen ein, während die Berührung bleibt. Verbal kann man einzelne Wörter sagen die zur beobachteten Reaktion passen: „So müde? Fein? Ist das gut so? Ist es nicht gut? So nicht?“ Man versucht, mitzuatmen und beim Ausatmen mitzusummen, mitzubrummen, oder leise zu singen. Eventuell kommt man dabei ganz nahe ans Ohr. Es ist wichtig, eine Art Abschlussritual einzuführen: Während wir „auf Wiedersehen“ sagen, können wir mit beiden Händen links/rechts ca. 4 Sekunden lang, sehr sanft drücken. Oft öffnen Menschen in Phase vier dann leicht die Augen, manchmal heben sie sogar ein wenig die Hand wie zum Gruß. Danach streift man die gehaltene Berührung sanft an den Armen entlang, nach unten aus und steht mit dem letzten Gruß auf.

2 Können wir Verhaltensweisen und Aussagen als Symbole verstehen?

2.1 Die Bedeutung von Symbolen in der Sprache und im Verhalten von mangelhaft orientierten und desorientierten alten Menschen

Es gibt nur sehr wenig schriftliche Aufzeichnungen über die Hintergründe symbolischer Aussagen und Handlungen bei mangelhaft orientierten und desorientierten alten Menschen. Solche Handlungen werden in der Praxis häufig von Pflegenden und Betreuenden beobachtet. Viele fragen sich, ob ein besonderer Sinn in ihnen liegt. Im Allgemeinen wird dem Verhalten der alten Menschen, das sich in symbolischen Aussagen oder Handlungen zeigt, eher Unverständnis entgegengebracht und Seltsamkeit nachgesagt. Die Ursache für das Unverständnis könnte eine gut nachvollziehbare Skepsis gegenüber Interpretationen sein, denn jeder Versuch, fertige, starre und vorher festgelegte Interpretationen oder Deutungen zu liefern, ist häufig negativ besetzt oder wird als „Psychologisieren" betrachtet.

Es ist deshalb besonders wichtig und notwendig, dass man vorsichtig mit den Deutungen von Symbolen umgeht. Aussagen wie: „Ah, die Person verhält sich sicher so, weil damals …", müssten in der Praxis mit Fragen formuliert werden, z. B.: Könnte die jeweilige Aussage oder Handlung eines alten Menschen symbolische Bedeutung haben? Könnte ein Gegenstand oder eine Person repräsentativ, also symbolisch für etwas oder jemanden stehen? Was führt uns zu dieser Annahme?

Dieses behutsame Hinterfragen gilt natürlich auch für Personen, die in Validation gut ausgebildet sind und denen das Thema Symbole und deren mögliche Hintergründe seit vielen Jahren vertraut sind. Viele Betreuende, Pflegende und Angehörige, würden gerne mehr über Symbole und deren mögliche Hintergründe wissen. Es ist oftmals sogar Neuland, obwohl man mehr und mehr davon überzeugt ist, dass es immer einen Zusammenhang zwischen dem jetzigen Verhalten und dem gelebten Leben eines alten Menschen gibt und dieses sich daher symbolisch ausdrücken kann. In den Büchern von Naomi Feil und Vicki de Klerk-Rubin sind eine Anzahl von häufig verwendeten Gegenständen und Personen mit deren passenden symbolischen Bedeutungen aufgelistet. Beide Autorinnen beschreiben ausdrücklich, dass es sich dabei um eine *mögliche* Bedeutung handelt. Wir dürfen uns also nicht zu starr festlegen. Dennoch sind diese Definitionen von Symbolen aus langjährigen Beobachtungen in vielen Beispielen aus der Praxis entstanden, die zudem immer wieder in ähnlicher Form vorkommen. Es ist äußerst hilfreich, die Vielfalt von Symbolen zu kennen, um Zusammenhänge mit einem Verhalten bei desorientierten alten Menschen besser zu verstehen und schneller, sinnvoll und bedürfnisorientiert reagieren zu können.

In diesem Buch wollen wir von unseren Erfahrungen aus der Praxis, und der damit verbundenen Weiterentwicklung des Themas Symbole in Bezug zum mangelhaft orientierten und desorientierten alten Menschen sprechen. Wir wollen einen Einblick in diese Thematik geben und dadurch eine andere Sichtweise auf bestimmte Verhaltensweisen ermöglichen. Im achten Prinzip der Validation heißt es:

> *Persönliche Symbole, die von mangelhaft orientierten oder desorientierten älteren Menschen benutzt werden, sind in der Gegenwart vorhandene Menschen oder Gegenstände, die mit Emotionen beladene Menschen, Gegenstände oder Konzepte aus der Vergangenheit repräsentieren. Wir akzeptieren, dass Bedürfnisse und Gefühle mit Symbolen ausgedrückt werden können und reagieren mit Empathie.* (Feil/de Klerk-Rubin 2017)

Unsere Erfahrungen mit Symbolen und Symbolsprache bei sehr alten Menschen stammen aus der Zeit unserer Ausbildung und aus der eigenen Praxis seit Anfang der Neunzigerjahre, bis heute. In dieser Zeit haben wir eine Fülle von Praxisbeispielen mit symbolischem Charakter gesammelt. Sie sind aus Einzel- und Gruppenarbeit und den wertvollen Erfahrungen vieler Menschen aus der Pflege- und Betreuungspraxis entstanden, die wir durch unsere Beratungs-, Ausbildungs- und Seminartätigkeit kennengelernt und begleitet haben. Viele Beispiele haben aber auch Angehörige, die zu Hause betreuen und pflegen, beigetragen.

Dieses Wissen aus der Praxis ermöglicht uns einen neuen Überblick zu geben, der den Zusammenhang von Symbolen mit Verhalten noch besser darstellt. Der Bereich der symbolischen Handlungen ist wie ein Feld ohne Grenzen, und man muss bedenken, dass die zukünftigen Generationen andere Gewohnheiten und Lebenskonzepte, ja selbst eine andere Sprache haben werden. Es gibt aber immer wieder bestimmte Zusammenhänge, die in der Praxis häufiger vorkommen als andere.

Wir haben in diesem Kapitel darauf verzichtet, die jeweiligen Beispiele strikt einer der vier Phasen im Stadium der Aufarbeitung, wie sie im ersten Kapitel beschrieben sind, zuzuordnen. Es geht uns in erster Linie darum, die lebensgeschichtlichen Hintergründe, Bedeutungen, Ausdrucksformen und Verhaltensweisen in Bezug auf symbolische Handlungen, bei verbalen und nonverbalen alten Menschen darzustellen. Es ist uns wichtig, dass sowohl professionelle, wie auch private Betreuer die Möglichkeit bekommen, anders als bisher – mit einem breiteren Blick und Verständnis – auf symbolische Bedeutungen zu achten. Damit wird es leichter, die tiefgehenden Bedürfnisse eines alten Menschen aufzuspüren, wahrzunehmen und klarer zu erkennen. Immer wieder wird bestätigt, dass das Wissen um die Möglichkeit symbolischer Zusammenhänge, für eine zielführende und qualitätsvolle Betreuung und Begleitung im Sinne der Validation unentbehrlich ist.

„Ohne meinen Rudi geh ich nirgends hin!"

Eine alte zeitverwirrte Dame hält ihren Teddybär, den sie auf der Pflegestation bekommen hat, fest im Arm, wenn man versucht, sie an einen anderen Platz oder zur Physiotherapie bringen will. Sie schreit laut, wenn man ihr sagt, sie käme gleich wieder zurück, daher lässt man sie den Bären meistens mitnehmen. Keiner weiß aber genau, welche wichtige Bedeutung er für sie hat. Es gibt kaum Aufschlüsselungen durch ihre Biografie, da es keine näheren Angehörigen mehr gibt. Bei einem Validationsgespräch wird sehr schnell deutlich, welchen Hintergrund die Aussage „ohne meinen Rudi geh' ich nirgends hin" in Bezug auf ihren Bären, hat und somit wird auch die symbolische Bedeutung des Bären klar. Ich gehe neben der Dame im Rollstuhl in die Hocke und lade sie mit direktem Blickkontakt ein, mit mir zu kommen. „Ohne meinen Rudi geh ich nirgends hin!" meint sie ablehnend. „Sie wollen den Rudi überall hin mit nehmen, ist er Ihnen *so* wichtig?" frage ich. „Ja, der bleibt immer bei mir, den lass' ich nicht alleine!" und schaut den Bären an. „Ah, den lassen Sie nicht alleine?" Anschließend frage ich etwas leiser weiter: „Was könnte denn passieren, wenn der Rudi alleine ist und nicht bei Ihnen wäre?" Die Dame schaut nach unten (damit signalisiert sie, dass sie sich auf der Gefühlsebene befindet) und dann zum Bären. Ich berühre sie behutsam am Rücken und streife über ihre Schulter in eine leichte Umarmung. Sie sagt: „Er könnte überfahren werden." „Überfahren werden?" wiederhole ich leise fragend. Die Dame sieht mich an: „Ja überfahren, einmal ist das schon passiert." Empathisch frage ich weiter: „Oh je, … war er verletzt, … was ist passiert?" Sie schaut mich direkt an und sagt: „Man konnte nichts mehr tun." Ich frage noch: „… gar nichts tun? … wie alt war der Rudi?" Sie hält den Blick, Tränen fließen aus ihren Augen: „Er war gerade vier Jahre alt mein Bub, und ist unter einen Traktor gekommen." Ich teile ihre Gefühle und halte die Berührung: „Oh, das tut mir sehr leid." „Mir auch", sagt sie und schaut dann wieder den Bären an und streichelt ihn: „Und jetzt bleibst Du bei mir." „Jetzt bleibt er bei Ihnen", bestätige ich. „Frau L., darf ich Sie und Ihren Rudi jetzt zur Gruppe mitnehmen?" frage ich. Sie lächelt mich an und sagt: „Ja, das dürfen Sie, danke."

Der Bär, den sie immer um sich haben will, stand hier mit ziemlicher Sicherheit symbolisch anstelle ihres verlorenen Sohnes. Da dieses Validationsgespräch an das Pflegeteam weiter gegeben wurde, gingen in Zukunft alle Pflegenden noch behutsamer mit der Situation um. Wenn die Dame an einen anderen Platz gebracht wurde, achtete jeder darauf, dass der Bär, ihr Rudi, auch mitgenommen wurde.

Wie kann man vorgehen, um Fehlinterpretationen weitgehend zu vermeiden und dennoch zu einer realistischen Einschätzung zu kommen? Grundhaltung und Sichtweisen zum Thema Symbole:

- Die Reaktion eines alten Menschen zeigt uns in jedem Moment, ob wir auf dem richtigen Weg sind, ob unsere Vermutungen zutreffen oder nicht.
- Die Signale, die ein alter Mensch aussendet, sind immer unser wichtigster Wegweiser.
- Wir sind uns bewusst, dass wir mit unserer Einschätzung nicht immer richtig liegen, aber dieses Risiko hat man überall, wo man mit Menschen arbeitet.
- Es ist sehr wichtig, nicht starr in seiner Meinung zu sein und nicht allzu dogmatisch mit Ideen umzugehen.
- Vorerst sind es meist Vermutungen, die jedoch immer schlüssiger werden, wenn es um wiederkehrende Aussagen und/oder Verhaltensweisen geht.
- Wenn Gegenstände wiederholt verwendet oder Personen wiederholt erwähnt werden, können diese anstelle von etwas oder jemanden stehen.
- Wenn man etwas aus der Lebensgeschichte eines alten Menschen weiß, kann man Zusammenhänge finden. Es heißt aber auch nicht immer, dass es unbedingt dem jetzigen Verhalten strikt zuzuordnen ist.
- Unbedingt offen bleiben und Beobachtungen anderer Personen ernst nehmen, gemeinsam reflektieren, austauschen und überlegen.
- Immer alles mit einbeziehen. Über einen längeren Zeitraum beobachten, wenn sich etwas verändert, neu reflektieren.

2.2 Symbole erkennen

Dem Prinzip der Validation über Symbole liegt die Theorie von S. Freud und C. G. Jung über Symbole und ihre repräsentative Funktion zu Grunde (Feil/de Klerk-Rubin 2017). Es gibt aber sehr viele Arten von Symbolen, die eher eine allgemeine Bedeutung haben. Wir alle kennen Symbole aus der Traumdeutung, religiöse Symbole (das Kreuz, das Wasser des Lebens), Symbole aus dem alltäglichen Leben wie zum Beispiel die Symbole auf Verkehrsschildern, Symbole, die in der Internetsprache mittlerweile zur Kommunikation verwendet werden, und viele andere mehr. Einige allgemein bekannte Symbole werden von orientierten und selbstverständlich auch von leicht desorientierten alten Menschen verwendet. In der Validation geht es jedoch ausdrücklich nicht um die Verwendung von allgemeinen Symbolen.

Worum geht es bei mangelhaft orientierten und desorientierten alten Menschen, wenn wir von der Verwendung von Symbolen sprechen? Was meinen wir mit Symbolen bei dieser speziellen Zielgruppe? Sehr alte Menschen „erfinden" oder „kreieren" selber die Symbole, die für sie notwendig sind. Es geht dabei nicht so sehr darum, was als Symbol verwendet wird, sondern darum, was dahinter steht. Das jetzt verwendete Symbol dient uns als Schlüssel zum eigentlich Verborgenen. Es geht um das, was es repräsentiert. Wie kann man so etwas erkennen? Beim alten Menschen beobachten wir vor allem die Emotionen, die Mimik, Gestik, die Sprache, Silben und Laute, die wiederholten Bewegungen, auch die sehr, sehr kleinen. Es geht um die gesamte Körpersprache und die Körperspannung, um den Rhythmus und die Wichtigkeit und Dringlichkeit bei der wiederholten Verwendung eines Gegenstandes oder einer Person, oder bei einer bestimmten Aussage. Nur durch die Beobachtung dieser Dinge wird es möglich, eine Idee zu entwickeln, worum es wirklich geht, und nur so kann man ein dahinterstehendes Bedürfnis erkennen.

So kann zum Beispiel eine „wichtige Handtasche" weibliche Identität, aber genauso gut einen Büroschrank oder eine Mischung aus mehreren wichtigen Dingen aus dem Leben einer Frau repräsentieren. Wenn eine Handtasche aber unbeachtet und zufällig im Zimmer einer alten Frau herumsteht und nicht beachtet wird, sagt das symbolisch gar nichts aus.

Was genau ist ein Symbol, eine symbolische Aussage? Ein Symbol repräsentiert etwas oder jemanden aus der Vergangenheit. Das Symbol fungiert immer wie ein Stellvertreter oder Platzhalter und wird benützt im Hier und Jetzt, weil der alte Mensch etwas Bestimmtes oder jemand Bestimmten noch einmal herbeiholen möchte. Das kann Sicherheit geben, den alten Menschen durch die Verwendung in Balance bringen und je nach Bedeutung ein Bedürfnis auffüllen. Meistens kann oder will der alte Mensch eine Angelegenheit nicht direkt ansprechen, deshalb benützt er dazu einen Gegenstand, Personen oder eine verschlüsselte Ausdrucksweise. Wie beschrieben, ist es sehr wichtig zu verstehen, dass es bei einem verwendeten Symbol nicht nur darum geht, welcher Gegenstand oder welche Person stellvertretend benützt wird, sondern sehr viel mehr um die lebensgeschichtlichen Hintergründe. Beispiel: „Ohne meinen Rudi geh ich nirgends hin."

Wie erkennt man ein Symbol oder eine symbolische Aussage? Ein Symbol in Form eines Gegenstandes oder einer Person wird wiederholt verwendet. Also, der Bär ist immer der Bär, der Name bleibt Rudi. Wenn man den Fokus der Beobachtung auf die Art und Weise legt, wie der alte Mensch etwas sagt, was er dabei oder damit tut, kann man eine symbolische Bedeutung sehr gut erkennen.

> Eine alte Dame sprach ihre Tochter jedes Mal, wenn sie zu Besuch kam, mit dem Namen der Schwester der alten Dame an. Die Tochter konnte durch Validationsberatung diese Situation besser annehmen.

Die Tochter steht repräsentativ (als Symbol) für die Schwester.

> Eine alte Dame spricht mit den BewohnerInnen einer Pflegestation im Aufenthaltsraum so, als wären es altbekannte Nachbarn aus ihrer früheren Umgebung. Einige mag sie sehr gern und mit anderen trägt sie *alte* Streitigkeiten aus. Eine nicht sehr einfache Situation, bei der man mit hoher Flexibilität für passende Sitzgegebenheiten arbeiten musste!

Die BewohnerInnen stehen repräsentativ (als Symbol) für die altbekannten Nachbarn von früher.

> Eine alte Dame zieht jedes Mal, wenn sie zu einer Aktivierungsgruppe abgeholt wird, ihren Bademantel über ihre Alltagskleidung an. Wir wussten nie tatsächlich, welche Bedeutung der Bademantel in dieser speziellen Situation für sie hat, aber es war nach einer Schulung in Validation kein Problem mehr, ihr dies zu gewähren und nicht mehr zu hinterfragen, warum sie das macht.

Der Bademantel wird repräsentativ (als Symbol) verwendet, aber wir wissen nicht, was er repräsentiert. Symbolische Aussagen werden ebenfalls mehrmals wiederholt und haben eine bestimmte „Dringlichkeit". Bei jeder Wiederholung werden sie mit den gleichen oder ganz ähnlichen Wörtern oder ähnlichen Gesten ausgedrückt. Die Emotion, die Körperhaltung, der Blick, der Gesichtsausdruck und die Körperspannung des alten Menschen, sind dabei auch immer ziemlich gleich. Man spürt deutlich, dass es sich hier um eine Angelegenheit handelt, die weiterhin thematisiert werden muss und noch nicht erledigt ist. Wenn sich jemand verbal nicht mehr ausdrücken kann, werden Satzkombinationen verdreht und nur noch einzelne Worte oder Laute wiederholt.

Jedes Mal, wenn sich die Tochter einer alten Frau bei ihrem Besuch verabschiedete, fragte die Mutter: „Und was soll ich *jetzt* tun?" In der Beratung und anschließenden Validation wurde klar, dass dieser Satz im Zusammenhang mit einer Situation aus ihrem Leben stand und etwas symbolisierte, das nicht aufgearbeitet war. Als ihr Mann nach dem Krieg im Krankenhaus lag, erhielt sie die Nachricht seines Todes durch einen Bekannten auf dem langen Fußweg dorthin. Sie wusste nicht, ob sie zurück zu ihrer einjährigen Tochter oder den noch langen Weg ins Krankenhaus zu ihrem verstorbenen Mann gehen sollte. Durch ein Validationsgespräch erfuhr die Tochter endlich, dass die Mutter sich für den Weg zurück zu ihr als kleinem Kind entschieden hatte und sich nicht von ihrem Mann im Krankenhaus verabschieden konnte.

Validation und Symbole

Mit dem Annehmen der Validationsprinzipien weiß man, dass ein alter Mensch immer einen guten Grund hat, so zu agieren, wie er es gerade tut. Das gilt natürlich auch dann, wenn wir nicht verstehen oder begreifen können, was der alte Mensch gerade ausdrücken will. Wenn man aber lange mit alten und desorientierten Menschen zu tun hat und sich für sie ehrlich interessiert, entwickelt sich nach und nach eine Art sechster Sinn für die Bedeutung hinter dem Gesagten oder dem Gezeigten. Es gibt aber manchmal auch Ausnahmen und Überraschungen. Wie bereits erwähnt, muss man sehr offen bleiben und darf sich nicht zu schnell und zu sehr auf Bedeutungen fixieren.

Die Art und Weise, wie Betreuer auf eine verbale Äußerung oder ein nonverbales Signal mit einem möglichen symbolischen Inhalt reagieren, richtet sich nach den individuellen Umständen und Situationen. Die dabei gewählten Validationstechniken unterscheiden sich in der Praxis nicht von den Validationstechniken, die sonst auch verwendet werden. Wenn man erst einmal das mögliche Symbol in Betracht zieht, kann man viel rascher den Kern und den tieferen Sinn hinter einer Aussage und einem Verhalten erkennen. Das bewirkt ein Mehr an Lebensqualität und Gleichklang zwischen den Betreuern und den alten Menschen.

In der Praxis erleben Validationsanwender immer wieder, dass man mit der Kenntnis des Symbols zu einem schnelleren und müheloseren Abbau von Missverständnissen und Stress auf beiden Seiten gelangen kann. Die ganze Stimmung wird positiver. Auch wenn wir nicht immer wissen, was ein Gegenstand, eine Person, eine Aussage bedeutet, so ist allein die Tatsache, dass man es als symbolisch erkennt und wahrnimmt, ein wesentlicher Gewinn in Bezug auf das Verständnis der alten Menschen und damit auch den Umgang mit ihnen.

„Die ist ja noch nicht dement, die weiß genau was sie sagt oder tut." Wer immer mit der Pflege oder Betreuung von alten Menschen zu tun hat, kann kurz inne halten und überlegen, wie oft er das schon selbst gedacht oder von jemanden anderen gehört hat. Wenn ein alter Mensch etwas sagt oder tut, hat es oft mehr als eine Bedeutung. Bei einem alten Menschen mit einer beginnenden und später fortgeschrittenen Desorientierung bekommt diese zusätzliche Bedeutung einen ganz besonderen Stellenwert. Dahinter befindet sich oft ein wichtiger Schlüssel für einen besseren Zugang. Um mit diesen alten Menschen gut kommunizieren zu können, ist es sinnvoll, sich mit ihrer Sprache auseinander zu setzen. So lange ein alter Mensch sich über die Sprache ausdrücken kann, wird er sich hauptsächlich verbal äußern. Die Sätze sind zusammenhängend, die Grammatik ist noch in Ordnung, aber das was er sagt, wirkt nicht logisch und ist nicht immer realitätsbezogen. Oft wirkt es sogar sehr böse und gemein. Besonders dann, wenn ein alter Mensch zwischendurch orientiert wirkt, haben wir für solche seltsamen Verhaltensweisen und Aussagen meistens überhaupt kein Verständnis. Man sagt dann sehr schnell: „Na, die ist ja nicht dement, die macht das mit Absicht, sie will uns ärgern!"

Wie können wir so ein Verhalten besser verstehen? Wenn sich unrealistische, scheinbar verrückte Aussagen öfter wiederholen, handelt es sich fast immer um einen „Hilfeschrei" in Form einer verschlüsselten, symbolhaften Meldung. Der alte Mensch möchte seine altersbedingten Verluste verstecken. Er möchte nicht durch-schaut werden. Er braucht eine Schutzwand, um seine Verletzlichkeit zu verbergen. Deshalb benützt er Umwege und sagt die Dinge nicht direkt und eindeutig. Er sagt sie indirekt und eher zweideutig oder sogar mehrdeutig. Vieles wird nach außen, auf Gegenstände und Personen projiziert. Der alte Mensch braucht diese „Stellvertreter", um sich zu schützen. Er will den vollen Umfang seines Altwerdens, vielleicht auch schon ein lückenhaftes Gedächtnis oder eine mangelhafte Orientierung nicht wahrhaben und drückt seine Angst verschlüsselt aus. Diese Verhaltensweisen sind ganz typisch für alte Menschen, die meistens noch zeitlich und örtlich orientiert sind, aber sich nicht mit den zunehmenden Verlusten und den unübersehbaren Veränderungen im Alter abfinden können. Sie wollen Haltung bewahren, aus Angst, man könnte entdecken, wie es um sie steht. Daher suchen sie Wege, um ihren inneren Druck, der daraus entsteht, abzulassen. Es ist wie ein Ventil, das sich automatisch öffnet.

„Die kommen immer da herein und bringen alles durcheinander." Um welche „die" es sich hier handelt, was sie durcheinanderbringen und wie sie bei verschlossener Tür überhaupt hereinkommen können, das alles kann und will ein alter Mensch oft nicht mehr erklären. Die behauptete Unordnung ist für uns nicht sichtbar, sie befindet sich im Kopf des alten Menschen und macht ihm Angst, daher drückt er sich symbolisch aus.

Das heißt also, wenn sie sich so oder ähnlich ausdrücken, haben alte Menschen wahrscheinlich schon seit längerer Zeit Probleme damit, ihre alltäglichen Angelegenheiten gut zu überschauen. Es kommt ihnen immer öfter so vor, als ob ein „Durcheinander" entsteht, und zwar in ihnen und um sie herum. Sie spüren, dass irgendetwas mit ihnen nicht stimmt, und verwenden deshalb zunehmend ihr Bild von der unordentlichen Wohnung. Sie möchten aber ihre Angst nicht zugeben. Sie leugnen die Wahrheit. Alte Menschen in dieser Situation sagen auf gar keinen Fall: „In meinem Kopf herrscht oft ein völliges Durcheinander." Im Gegenteil, sie behaupten wiederholt und mit Nachdruck: „Ich hab' ja Gott sei Dank noch meinen Kopf!" Je öfter sie das sagen, desto größer ist ihre Angst, ihn zu verlieren. Durch die Wiederholung mit Nachdruck entsteht eine Art Dringlichkeit, gehört und ernst genommen zu werden. Dass dies so ausgedrückt wird, hat auch die Bedeutung: „Der Druck ist draußen"!

Interessanterweise sagen Menschen mit fortgeschrittener Desorientierung häufig: „Ich kenn' mich nicht aus, in meinem Kopf ist alles durcheinander, helfen Sie mir." Aber Menschen mit einer beginnenden Demenz kaschieren ihr inneres Durcheinander meistens durch Projektionen nach außen und mit symbolischen Aussagen. Sie wollen unbedingt die Haltung bewahren.

2.3 Verluste und Bedürfnisse auf unterschiedlichen Ebenen

Das Akzeptieren der Veränderungen im Alter und der daraus folgenden Verhaltensweisen ist für Pflegende und Betreuende nicht leicht.

Wenn ein alter Mensch immer wieder verrückte Dinge sagt, obwohl man sich bemüht, ihm die Realität zu erklären, müsste man eigentlich irgendwann zu einem Punkt kommen, an dem klar wird: „Es ist nicht möglich, Einsicht zu erzielen. Das geht nicht mehr." Viel zu lange bleiben Betreuer und Angehörige auf der Konfrontationsebene. Alte Menschen können und wollen aber nicht wissen, warum sie solche merkwürdigen Dinge sagen, und werden weiterhin auf ihren Aussagen beharren. Wir können das Rad der Zeit nicht zurückdrehen, sie haben in ihrem langen Leben schwierige Zeiten und manch harten Schicksalsschlag erlebt. Es ist ihre Lebensgeschichte, und wenn sie bisher keine entsprechenden Strategien entwickelt und aufgebaut haben, mit Schicksalsschlägen umzugehen, werden sie die zunehmenden Verluste im Alter noch härter treffen. Niemand als der Mensch selbst ist dafür in seinem Leben zuständig und verantwortlich. Das einzusehen, ist besonders für Angehörige und nahe Freunde von sehr alten Menschen schwer. Wenn man die Lebens- und Familiengeschichte kennt, tut es manchmal weh, den inneren Kampf der Betroffenen mit anzusehen, oder es macht wütend, weil man damit persönlich nichts zu tun hat.

Selbst den professionell Pflegenden und Betreuenden, die gut geschult sind, gehen Lebensgeschichten der ihnen anvertrauten alten Menschen oft so nahe, dass sie ihre eigenen Grenzen nicht erkennen und den Verhaltensweisen der alten Menschen hilflos und gereizt gegenüber stehen. Wenn man diesen veränderten Zustand jedoch akzeptieren kann und Verhaltensweisen nicht mehr persönlich nimmt, hört man auf, dauernd mit mangelhaft orientierten alten Menschen zu kämpfen und zu diskutieren. Anstatt Mitleid oder Ärger zu empfinden, kann man Empathie entwickeln und einen validierenden Umgang lernen.

Es fehlt eine gemeinsame Sprache. Validation ist eine Möglichkeit der „Verständigung".

Was steckt hinter scheinbar verrückten Behauptungen und wie können wir damit umgehen? Drei Beispiele, die wiederholt und in ähnlicher Weise erzählt werden (Sramek in Kojer/Schmidl 2011):

Essen: „Fehlendes oder vergiftetes Essen", steht symbolisch fast immer für ein Gefühl von fehlender Liebe oder Zuwendung. Je mehr diese Aussage zu hören ist, desto mehr deutet dies darauf hin, dass der alte Mensch zunehmend vereinsamt. Alte Menschen, die so etwas sagen, drücken das Gefühl, hier und jetzt überflüssig zu sein, meist in solchen Beschuldigungen aus. Das passiert oft unabhängig davon, ob sich viele oder nur wenige Personen in der direkten Umgebung des alten Menschen befinden. Das Gefühl, ungeliebt zu sein, hat häufig seinen Ursprung in der Kindheit und wurde im Leben nicht überwunden und verarbeitet. Jetzt, in sehr hohem Alter, in der letzten Lebensphase, wird das schmerzhafte Gefühl noch einmal genau so erlebt. Diese alten Menschen drücken mit dem „fehlenden" oder „vergifteten Essen", möglicherweise „Hunger" nach „guter, gesunder Zuwendung" aus und können oder möchten dieses Bedürfnis nicht mehr adäquat äußern.

Schmuck: Aussagen in Richtung „gestohlener Schmuck“ allgemein, oder „Ringe, Ketten, besondere Anhänger“, können ein Hinweis darauf sein, dass jemand, meist eine Frau, ein Gefühl von Verlust in Bezug auf Status, Attraktivität und Schönheit erlebt. Alte Menschen, bei denen dieses Beispiel zutrifft, können den Prozess des Älterwerdens meist nicht annehmen. Sie fühlen sich ungeliebt, weil Schönheit und Status nun nicht mehr nach außen gezeigt werden können. Im Leben dieser Menschen waren diese Werte wahrscheinlich immer schon sehr wichtig, um in Beziehungen und in der Gesellschaft anerkannt zu werden. Es steckt ein Bedürfnis nach Liebe, Lob und Anerkennung, aber auch nach materiellem und sozialem Status dahinter.

Geld/Geldbörse/Sparbuch: „Gestohlenes, verschwundenes Geld, die ganze Geldbörse oder das Sparbuch ist weg“, bedeutet symbolisch fast immer den Verlust der Selbstständigkeit, die Angst vor Abhängigkeit, Hilfsbedürftigkeit und ganz besonders die Angst davor, bald selber wichtige Entscheidungen nicht mehr treffen zu können. Wenn es allgemein um Geld geht, handelt es sich fast immer um ein Bedürfnis nach mehr Status und Selbstbestimmung, was wiederum materielle und soziale Unabhängigkeit bedeuten würde.

Es gibt Reaktionen die *nicht* funktionieren. Wenn man mit alten Menschen zu tun hat, die *immer wieder* dieselben unrealistischen Dinge wiederholen, merkt man sehr schnell, dass man scheitert, wenn man versucht, dagegen zu reden, sie auf ihr lückenhaftes Gedächtnis aufmerksam zu machen, logische Argumente zu verwenden oder eine gut gemeinte Beschwichtigung, beziehungsweise Beruhigung herbei zu führen. Auch trösten ist meist keine wirkliche Hilfe in solchen Situationen.

Würde man in den oben genannten Beispielen wie folgt reagieren, hätte man die symbolische Bedeutung einer Aussage noch nicht erkannt und auch noch nicht verstanden:

- „Sie haben doch gerade gegessen, hier steht noch ihr Teller“.
- „Das Essen ist nicht vergiftet, bei uns wird immer frisch gekocht!“
- „Ihr ganzer Schmuck ist doch dort wo er immer ist, in Ihrer Lade!“
- „Der Ring ist doch hier in der Lade, Sie haben ihn dort hingelegt.“
- „Ihr Geld haben Sie neulich zur Bank gebracht, die Geldbörse ist sicher wieder in Ihrer Tasche, da wo sie letztens auch war.“

Wenn wir so reagieren, wird die Würde eines alten Menschen weiter abnehmen und er fühlt sich immer mehr allein gelassen. Seine verschlüsselten Behauptungen werden wahrscheinlich zunehmen und ganz skurrile Formen annehmen. Leider passiert das sehr häufig, wenn Betreuer die verschlüsselte Sprache des alten Menschen nicht richtig verstanden haben und beide Teile laufend aneinander vorbeireden. Das führt unweigerlich zu Entwürdigung, Vereinsamung, Verzweiflung, zum Rückzug nach innen und natürlich auch dazu, dass Betreuungspersonen verzweifeln, wenn sie mit ihrer gut gemeinten Hilfe nur beschimpft werden und nicht wirklich ankommen.

Welche Möglichkeiten bietet uns die Validation, um sinnvoll auf solche Behauptungen zu reagieren? In dem ersten Beispiel „Fehlendes oder vergiftetes Essen“ könnte man z. B. fragen:

- „Sie haben noch *nichts* zu essen bekommen? Hat sich *niemand* um ihr Essen, ... um Sie gekümmert? Warten Sie schon lange? Sind Sie ganz alleine, ... kümmert sich niemand um Sie?

Man versucht das tiefe Bedürfnis nach ehrlicher, echter Zuwendung zu stillen und in diesem Sinne für die Zukunft eine gemeinsame Lösung zu finden.

- „Was haben Sie früher gemacht, wenn niemand da war, wenn Sie ganz alleine waren, wer hat Ihnen geholfen?“
- „Soll ich öfter bei Ihnen vorbeischauen?“

In dem Beispiel „gestohlener Schmuck, Ring ...“ könnte man z. B. sagen:

- „Ihr ganzer Schmuck sagen Sie? Die vielen Ringe und schönen Ketten? Das ist sicher alles viel wert, von wem haben Sie das alles bekommen? Ah, von Ihrem Mann. Haben Sie sich sehr geliebt? Er muss Sie sehr geschätzt haben, waren Sie sehr glücklich mit ihm?“

Wichtig ist dabei, das Bedürfnis nach Status und Wert im Bezug zu „Frau sein, als Frau begehrt zu werden“ zu erfüllen.

In dem Beispiel „Gestohlenes Geld, die Geldbörse ist weg“ könnte man z. B. sagen:

- „Das Geld ist weg, ist das schon öfter vorgekommen? Immer wieder, sagen Sie? Ist das früher in Ihrem Leben auch schon mal passiert? Nein? Waren Sie gewohnt, wichtige Dinge selbst zu regeln? Alles haben Sie alleine erledigt, sagen Sie. Hatten Sie viel Verantwortung? Was haben Sie beruflich gemacht?“ Dabei versuchen wir, auf das Bedürfnis in Bezug auf Selbstbestimmtheit und Selbstständigkeit aber auch nach Status, einzugehen. Es wird angesprochen, um dadurch dem alten Menschen Selbstwertgefühl und Würde zurückzugeben.

Der Verlust von Identität, Sicherheit und Kompetenzen

Der unentbehrliche braune Beutel

Frau M. lebte in einer Senioreneinrichtung, sie war schwer sehbehindert, mobil und sie freute sich sehr, wenn ich kam, um sie für einen Spaziergang abzuholen. Sie brauchte jedes Mal eine halbe Stunde, um ihre Taschen zu packen. Außer ihrer praktischen Umhängetasche mit dem langen Riemen musste auch noch ein großer, brauner Beutel mitgenommen werden. Es war ihr nicht angenehm, wenn ich, bevor wir losgingen, diesen Beutel beachtete oder gar erwähnte. Sie stopfte ihn sorgfältig mit Klopapier, Einlagen und Papierservietten voll. Allerdings hatte sie es gerne, wenn ich ihr dann beim Weggehen vorschlug, den braunen Beutel für sie zu tragen. Frau M. benötigte immer die eine Hand für den Stock und mit der anderen Hand hängte sie sich bei mir ein. So trug ich geduldig Woche für Woche, einen vollgestopften Beutel mit mir herum, der, während wir gemeinsam unsere Wege machten, niemals gebraucht wurde. Frau M. war leicht inkontinent und schämte sich sehr dafür. Sie wollte das Problem aber zu diesem Zeitpunkt mit niemandem besprechen. Sie hatte Angst, ihre Schwäche zuzugeben. Sie wollte sich auf keinen Fall blamieren und musste sich unbedingt schützen. Das benützte Symbol für ihre Sicherheit war die braune Tasche mit den großen Mengen von Einlagen und Papier. Ein Fortgehen ohne dieses „Sicherheitsnetz" wäre völlig undenkbar gewesen.

Die Handtasche ist mehr als eine Tasche, die man in der Hand hält! Die Handtasche steht symbolisch fast immer für Identität, für etwas, womit man sich identifiziert, etwas, das uns ausmacht. Wie viele Frauen kennen Sie, die keine Handtasche bei sich haben, die zulassen, dass jemand anderer sie trägt oder sogar darin herum wühlt? Die Handtasche einer Frau, ist *das* Symbol für Identität und Weiblichkeit schlechthin! Eine alte Dame sagte einmal auf das Bemerken ihrer schönen, goldenen Handtasche: „Die enthält Alles!"

„... die brauch ich!"

Eine Pflegerin macht eine 89-jährige Dame für den Friseurbesuch im Pflegeheim bereit. Sie geht sehr freundlich und liebevoll mit ihr um. Die alte Dame wird von einer Betreuerin abgeholt und deutet mit der Hand auf ihre Kulturtasche, die ziemlich vollgestopft mit Utensilien, wie Taschentücher, Spiegel, Fotos, Geld ..., auf dem Nachtkästchen steht. „Gib mir meine Tasche, die brauch ich", gibt sie etwas forsch der Pflegerin zu verstehen. Die Pflegerin ist sehr geduldig, bleibt freundlich und entgegnet der Dame: „Frau S., die Tasche brauchen Sie doch nicht, der Friseur ist hier im Haus, das ist nicht weit weg." Die Dame wird fordernder und lauter: „Du sollst mir meine Tasche geben, ich muss sie mitnehmen!" Die Pflegerin spricht geduldig weiter: „Frau S., der Friseur ist hier im Haus, im Erdgeschoss und ihre Tochter hat bereits alles bezahlt, sie brauchen die Tasche nicht mitzunehmen, es ist alles in Ordnung." Die alte Dame wird sehr viel lauter und ihr Verhalten zunehmend aggressiver. Nun übernimmt die Betreuerin, die sie abholt und die in Validation ausgebildet ist, die Situation.

Wir können nun denken, die Pflegerin hätte ihr doch die Tasche einfach geben können, dann wäre die alte Dame zufrieden und ruhig gewesen. Sie hätte damit ihr Bedürfnis erfüllt. Es stellen sich in diesem, wie in so vielen anderen Beispielen, immer wieder die gleichen Fragen:

- Sind alte Menschen einfach stur?
- Beharren sie auf dem, was sie wollen, ohne Grund?
- Warum helfen logische Erklärungen einfach nicht?

Die oben geschilderte Situation, zeigt sehr viel mehr, als nur Sturheit oder bloßes Beharren darauf, die Tasche mitnehmen zu wollen, logische Erklärungen helfen uns hier tatsächlich nicht weiter.

Man kann lernen, Symbole zu verstehen; eine Art Übersetzung ist dringend notwendig.

Es gibt einen bestimmten Grund für dieses Verhalten. Eine Art Übersetzung hilft uns, ein Verhalten besser zu verstehen und dadurch unsere Reaktionen und Handlungen zu verändern. Wenn wir davon ausgehen, dass die Handtasche, oder auch wie in diesem Fall die Kulturtasche, ein Symbol für Identität und besonders für weibliche Identität, verlorene Kompetenzen und Selbstständigkeit bedeutet, würde dieses Beispiel übersetzt, sich nun in etwa folgendermaßen anhören:

Die alte Dame würde sagen: „Gib mir meine „Identität", gib mir meine „Weiblichkeit", „Selbstständigkeit", die brauche ich!" Die Pflegerin entgegnet sehr freundlich: „Frau S., die „Identität", Ihre „Weiblichkeit ..." brauchen Sie doch nicht, der Friseur ist hier im Haus, das ist nicht weit weg." Die alte Dame fordernder und lauter: „Du sollst mir meine „Identität", meine „Weiblichkeit" geben, ich muss sie mitnehmen!" Die Pflegerin geduldig weiter: „Frau S., der Friseur ist hier im Haus, im Erdgeschoss und ihre Tochter hat bereits alles bezahlt, sie brauchen ihre „Identität", ihre „Weiblichkeit" nicht mitzunehmen, es ist alles in Ordnung!"

In der Übersetzung dieser Aussagen wird klar, wie schnell wir aneinander vorbei reden. Für die alte Dame hat die Situation eine völlig andere Bedeutung als für die Pflegerin. Erst wenn wir lernen, zu verstehen, was hinter einem Verhalten steht, und die symbolische Bedeutung erfassen, können wir unsere Handlungsweisen so verändern, dass für beide eine zufriedenstellende Situation entsteht. Es ermöglicht uns, authentisch zu bleiben und wirklich empathisch auf den alten Menschen einzugehen, seine Bedürfnisse zu erkennen und diese dadurch zufriedenstellend zu erfüllen. Wir können der alten Dame die Tasche geben, weil wir wissen, welche Bedeutung sie für sie hat. Wir geben sie ihr nicht einfach, damit sie sich beruhigt und weil wir Ruhe haben wollen. Das macht einen großen Unterschied, vor allem bei uns selbst. Wir können auch einmal, während wir ihr die Tasche geben, nachfragen, was denn das Wichtigste an oder in einer Handtasche ist? Ob das immer schon so war? Damit zeigen wir, dass wir sie ernst nehmen, und können ihr Sicherheit und Respekt vermitteln.

Ein weiteres Beispiel zur Handtasche, in einer Situation zu Hause mit einer Angehörigen:

„... ich will sie bei mir haben!"

Eine alte Dame lebt alleine und ist in letzter Zeit durch körperliche Verluste nun öfter auf die Hilfe der Tochter angewiesen. Die Mutter kommt jetzt jeden Sonntag zu ihrer Tochter in die Wohnung, um gemeinsam mit der Familie Kaffee zu trinken und Kuchen zu essen. Die Tochter deckt den Tisch sehr schön, das war auch der alten Dame immer sehr wichtig, früher hat sie selbst oft Gäste eingeladen. Die Sonntage gestalten sich jedoch für alle eher mühsam, da die alte Dame darauf besteht, ihre Handtasche direkt auf dem Tisch neben sich abzustellen. Die Tochter ist verzweifelt, immer dieselbe Auseinandersetzung und Konfrontation! „Mama, bitte kannst du deine Tasche wegstellen, hier ist kein Platz, stell sie bitte runter vom Tisch", beginnt die Tochter noch sehr freundlich. „Ich brauch meine Tasche bei mir, sie stört doch nicht", entgegnet die alte Mutter. „Doch, die Tasche stört und du brauchst sie jetzt auch nicht, niemand nimmt sie dir weg, ich hab' alles so schön gemacht und deine Tasche stört hier", versucht sich die nun genervte Tochter weiter.

So geht die Diskussion fast jeden Sonntag, es ist zermürbend, niemand fühlt sich mehr wirklich wohl. Auch in diesem Beispiel war eine Art Übersetzung zum besseren Verstehen dringend notwendig und sehr erfolgreich! Nachdem die Tochter durch Validationsberatung erkannt hatte, welche symbolische Bedeutung die Handtasche für ihre Mutter nun hat, konnte sie ihr eigenes Verhalten verändern. Sie hat verstanden, dass die

Mutter mehr und mehr an Sicherheit und Kontrolle im Alltag verliert, dass sie nun ein Stück ihrer Identität, ihrer Selbstständigkeit, ihrer Kompetenzen in die Handtasche gepackt hat und diese dort festhält. Seither konfrontiert sie die Mutter nicht mehr und kann auch mit der Handtasche auf dem Tisch das gemeinsame Kaffeetrinken genießen. Drei Wochen später nahm die Mutter die Tasche selbst vom Tisch und stellte sie neben sich auf den Stuhl! Sie fühlte sich sicher und respektiert. Schließlich musste sie ihre Identität, ihre Selbstständigkeit nicht mehr so behaupten und festhalten, niemand wollte ihr diese streitig machen oder gar wegnehmen. Wie sich diese Situation hätte weiter entwickeln können, wenn wir die Bedeutung hinter dem Verhalten nicht verstanden hätten, kann sich jeder ausmalen.

Einige alte Frauen wollen ihre Tasche sogar mit zur Toilette oder zum Duschen nehmen, selbst wenn sich der Raum in der eigenen Wohnung oder gleich um die Ecke in ihrem Zimmer befindet.

Bestimmt ist mit diesen Beispielen klarer geworden, welche Gründe die alten Damen für ihr Verhalten haben und wieso sie bei sinnlosen Erklärungen und Diskussionen am Ende vielleicht sogar die Dusche oder ein Weggehen verweigern. In den Augen alter Menschen machen wir ihnen ihre Identität streitig und verhindern, dass sie sich sicher und würdevoll fühlen.

Man könnte das Beispiel ebenso auf Männer beziehen, z.B., wenn sie auf ihre Geldbörse, eine kleine Tasche für Herren, auf ihren Stock oder den Hut nicht verzichten wollen. Auch der Autoschlüssel wird häufig symbolisch für die verlorene Unabhängigkeit und Kompetenz, jahrelang Auto gefahren zu sein, verwendet. Dann heißt es oft: „Mein Schlüssel ist weg, gestohlen, verloren.“ Wichtig ist auch hier, dass man dieses Verhalten ernst, aber nicht persönlich nimmt und offen nachfragt: „Ihre Schlüssel sind nicht da, welche Schlüssel waren das? Ah, die Autoschlüssel! Was fuhren Sie für einen Wagen? Sind Sie viel gefahren? Oh, man hat Ihnen das Auto weggenommen? Wie ist es für Sie ohne Auto?“ Je nachdem, in welcher Form das Verhalten in Bezug auf einen dieser Gegenstände gezeigt wird, haben diese die Bedeutung von Identität, Sicherheit, Freiheit und Männlichkeit. Sie symbolisieren das Erhalten von lebenslangen Kompetenzen, in Bezug auf die mit dem hohen Alter einhergehenden Verluste.

Im Übrigen wird sich in diesem Bereich einiges verändern, denn früher hatten Frauen ganz selten einen Führerschein, schon gar kein Auto. Heutzutage sind Frauen hier mittlerweile völlig gleichberechtigt und genießen diese Selbstständigkeit und Freiheit ebenso.

Für das Festhalten-wollen von Eigenständigkeit und Kompetenz, das „Klammern-müssen“ stehen auch die Inhalte von vollgestopften Handtaschen, die immerzu festgehalten werden müssen.

Hier kommt es zu Aussagen wie: „Ich habe alles, ich kenne mich gut aus, ich weiß genau wie das geht! Greif' das nicht an, ich habe alles im Griff. Diese alten Frauen haben oft ein schlechtes Kurzzeitgedächtnis, oder sind bereits zunehmend mangelhaft orientiert. Gerade deshalb versuchen sie krampfhaft, die letzten Reste ihrer Identität festzuhalten. Der Inhalt der Handtasche steht für viele Bereiche, die auch manchmal mit der früheren Arbeit zu tun haben und mit besonderen Verlustängsten verbunden sind, z. B.:

- Kochen (Symbol: Essensreste, Lebensmittel, Löffel),
- Arbeiten im Büro (Symbol: Papiere, Stifte),
- mehrere unbrauchbare, alte Brillen (Symbol: „Ich habe Angst, das Augenlicht einmal ganz zu verlieren"),
- Schlüssel (Symbol für Zuhause: „Meine Schlüssel sind weg, da sind sie nicht drin"), was übersetzt heißen würde: Mein Zuhause ist weg! (Oder wie schon oben beschrieben, die Autoschlüssel bei Männern, in einer Tasche oder der Hosentasche),

Wenn gute Beobachter solche Verhaltensweisen erleben, spüren sie ganz deutlich, dass es sich hier nicht nur um eine alte Frau, ihre Handtasche und dessen Inhalt handelt, sondern, dass es um etwas geht, das eine besonders wichtige Bedeutung hat. Es kommt natürlich immer darauf an, in welcher Art und Weise ein alter Mensch mit der Tasche und deren Inhalt umgeht. Der Verlust von Zuhause, Wohnungsschlüssel, die weg sind: „Meine Schlüssel wurden gestohlen, meine Schlüssel sind weg, jemand hat meine Schlüssel genommen, mir fehlt mein Schlüssel!"

Wenn der Schlüssel repräsentativ für Zuhause steht, kann wie bereits beschrieben, diese Aussage symbolisch den Verlust der Wohnung, des Hauses, aber vor allem den Verlust meines Platzes bedeuten. Oftmals haben sich alte Menschen beim Eintritt in eine Pflegeeinrichtung nicht vom Zuhause verabschieden können. Sie kommen mittlerweile hauptsächlich direkt aus dem Krankenhaus. Der Übergang in eine Pflegeeinrichtung kam unerwartet, ohne Vorbereitung und ohne Verabschiedung von zu Hause. Dies wird aber sehr wohl, selbst von sehr desorientierten alten Menschen als Verlust und die Pflegeeinrichtung als fremder Platz wahrgenommen.

Manchmal hat es auch Familienzwist um eine Erbschaft, um den Verkauf einer Wohnung oder eines Hauses gegeben. Vielleicht hat man der alten Person nichts davon gesagt. Mit Validation könnte man auf die Aussagen in Bezug auf einen weggekommenen Schlüssel so reagieren: „Ihr Schlüssel ist weg, wann haben Sie ihn zuletzt gesehen? Seit Sie hier sind ist er verschwunden, sagen Sie? War es ein einzelner Schlüssel oder mehrere an einem Schlüsselbund? Welches Schloss hat er gesperrt? Ah, die Wohnung, ... das Haus? Brauchen Sie etwas aus Ihrem Haus? Ah, Sie wollen dorthin zurück. Fehlt Ihnen Ihr zu Hause sehr, was fehlt Ihnen am meisten? Wie hat es dort ausgesehen, hatten Sie einen Garten?“

Schubladen und Kästen als Symbole: Aussagen wie: „Da wühlt jemand in meinen Schubladen, in meinem Kasten herum! Immer, wenn ich nicht da bin“, stehen symbolisch oftmals für das Gefühl, den Betreuern ausgeliefert zu sein und gleichzeitig selbst zunehmend den Überblick und die Kontrolle über das Ganze zu verlieren. Die Unordnung im Kopf wird größer. Wenn das Kurzzeitgedächtnis nachlässt und Sehen und Hören abnimmt, kann es bei alten Menschen zu einer anderen Wahrnehmung und dadurch zu dem Gefühl kommen, dass jemand und vor allem ein Außenstehender, dauernd alles durchwühlt. Als Symbol für den eigenen Kopf werden oft geschlossene Behälter wie Schubladen, Kästen oder manchmal sogar die eigene Wohnung verwendet.

Starke Identifikation mit der Arbeit: Die Aussage: „Die mischen sich andauernd in meine Angelegenheiten ein“, wird symbolisch für den Verlust von Kompetenz, von Eigenständigkeit in der Arbeit und einem damit verbundenen schmerzhaften Abnehmen des Selbstwertgefühls verwendet. Im Gegensatz zu dem vorigen Beispiel werden hier keine Möbelstücke oder Wohnungen als Symbol benützt, sondern abstrakte Begriffe. Um welche Angelegenheiten es sich tatsächlich handelt, und in welcher Weise dieses Einmischen stattfindet, kann und will er natürlich nicht erklären. Er weiß auch nicht, warum er das behauptet. Er kann überhaupt nicht sagen, worum es hier geht. Er kann seine früheren Kompetenzen nicht abgeben und er kann und will seine Einbußen und altersbedingten Einschränkungen nicht akzeptieren. Der Verlust besteht darin, zu erleben, dass man aus altersbedingten Gründen nicht mehr nützlich ist. Die eigene Identität als wertvolle Person, ist hier mit dem ausgeprägten Bedürfnis, unbedingt immer arbeiten, fleißig und nützlich sein zu müssen, untrennbar verknüpft. Es wirkt so, als denke der alte Mensch: „Ohne meine Arbeit bin ich niemand. Da könnte ich genauso gut tot sein.“ Manchmal wird Ähnliches sogar geäußert. Die Ursachen hierfür liegen möglicherweise in einer schweren Kindheit und/oder in der frühen Jugend. Damals hat dieser junge Mensch vielleicht die Erfahrung gemacht: „Ich bin nichts wert, oder werde nicht geliebt, wenn ich den anderen nicht ununterbrochen zeige und beweise, dass ich brav, fleißig, tüchtig und strebsam bin.“

> Frau L. lebte seit einigen Jahren alleine zu Hause und verbrachte seit längerem fast den ganzen Tag in einem modernen Pflegebett, das mitten im Wohnzimmer stand. Sie konnte nur mit großer Mühe den Weg bis in die Küche und wieder zurück ins Bett zurücklegen. Außerdem machte ihr die zunehmende Inkontinenz sehr zu schaffen. Ihr Appetit war minimal, sie lebte hauptsächlich von Tee, Joghurt, Keksen, Käse und ein wenig Obst. Allerdings hatte sie eine besondere Vorliebe für alle Sorten von Weißbrot. Sie aß die Brötchen zwar kaum mehr, aber sie sammelte und hortete sie trotzdem wie einen Schatz. Es gelang ihr, diese Brötchen auf die Zentralheizung so aufzulegen, dass sie trockneten und steinhart wurden. In diesem Zustand wurden die Brötchen dann später irgendwo in den Bücherregalen im Wohnzimmer oder hinter dem Geschirr in den Küchenschränken versteckt und vergessen. Frau L. schaffte es, dieses Sammeln und Verstecken so geschickt zu machen, dass niemand darüber Bescheid wusste, zumindest nicht über die Unzahl von Brötchen. Hätte eine Haushaltshilfe versucht, Frau L. daran zu hindern, wäre sie damit unweigerlich gescheitert.

Das Bedürfnis von Frau L. war, Sicherheit zu gewinnen, möglicherweise für schlechte Zeiten. Als Symbol verwendete sie das feine, getrocknete weiße Brot. Warum tut sie das? Aus ihrer Lebensgeschichte geht hervor, dass Frau L. in ihrer Kindheit vor mehr als 80 Jahren nach dem ersten Weltkrieg beinahe in Wien verhungert wäre. Als neunjähriges Mädchen war sie so unterernährt gewesen, dass man die dünne Haut auf ihrem Unterarm mehrere Zentimeter vom Arm wegziehen hatte können, so erzählte sie selbst. Die Angst vor dem Verhungern war damals so groß, dass sie sich tief in ihrem Unterbewusstsein verankert hatte. Obwohl jetzt jede Menge Essen zu Verfügung stand, musste Frau L. sich im hohen Alter durch Unmengen von Weißbrot absichern, um nicht noch einmal in eine so lebensbedrohliche Situation zu kommen. Es hätte nichts genützt, wenn man sie darauf aufmerksam gemacht hätte, oder ihr erklärt hätte, dass ein Sammeln nicht notwendig sei. Das damalige Gefühl der Angst hatte sie wohl nie verarbeitet, es ist untrennbar mit dem heutigen Bedürfnis nach Sicherheit verknüpft.

Viele alte Menschen sammeln und horten verschiedenes Essen, sie haben meistens eine Zeit des Hungers erlebt. Im Alltag sollte man bei solch einem Verhalten die Schubladen und Schränke nicht vor ihren Augen ausräumen und alles wegwerfen. Man würde ihre innere Not nicht ernst nehmen und sie verraten. Das Vertrauen geht dadurch schnell verloren. Es braucht viel Kreativität, um eine gute Lösung zu finden. Es handelt sich oft um Brot, Butter oder Obst. Selten um Fleisch, Wurst oder gekochtes Essen. Hauptsächlich sind es Nahrungsmittel, die nahrhaft und gesund sind. Wir empfehlen daher, wenn man etwas wegnehmen muss, weil es bereits verdirbt, es durch frische Nahrungsmittel ersetzen. Das muss nicht dieselbe Menge sein. Die Erfahrungen aus der Praxis sind damit meist sehr gut. Wichtig ist, zu erkennen, dass ein Horten und Sammeln mit symbolischer Bedeutung für den alten Menschen ein Bedürfnis nach Sicherheit stillt und man versucht, ihm das nicht wegzunehmen.

Hinter vermeintlichen Herzanfällen oder Erstickungsattacken verbergen sich oft Einsamkeit und das Bedürfnis, wahrgenommen zu werden: Wenn die medizinische Situation eines alten Menschen in dieser Hinsicht geklärt ist, und sich aus organischen Gründen keine Ursache und kein Befund für Herzprobleme oder Erstickungsgefahr ergeben haben, dann steht so ein wiederkehrendes Verhalten symbolisch häufig für eine zunehmende Einsamkeit oder ein Gefühl von Wertlosigkeit. Der alte Mensch braucht dringend mehr Beachtung und möchte mehr im Mittelpunkt stehen, er hat das Bedürfnis, wahrgenommen zu werden. Er benützt seine eigenen inneren Organe als Symbol für das Bedürfnis: Da bin ich, ich brauche Beachtung. Bevorzugt werden das Herz oder der Hals genannt, weil diese Organe lebenswichtig sind (→ Kap. 1).

> Eine alte Dame hatte wiederholt vermeintliche Herzanfälle und wurde jedes Mal mit dem Notarztwagen ins Krankenhaus gebracht. Dort hat man sie beachtet und sehr freundlich behandelt, aber es wurden nie organische Probleme mit dem Herzen diagnostiziert. Als eine Freundin der Familie eine Validationsausbildung machte, begann sie, die alte Dame regelmäßig zu validieren. Die vermeintlichen Herzanfälle verschwanden daraufhin vollkommen.

Sich unerwünscht und bedroht fühlen, z.B. von Strahlen die durch die Wand herein kommen: Immer wieder hören wir Aussagen von alten Menschen, dass irgendwelche Strahlen durch die Wand dringen. Aus unseren Erfahrungen mit Validation zu diesen Aussagen stehen jene symbolisch für ein Gefühl, hier und jetzt unerwünscht und überflüssig zu sein. Die Strahlen symbolisieren eine Bedrohung, die unausweichlich und ununterbrochen mein Dasein zur Qual macht. Es werden manchmal ganz bestimmte Verursacher, Personen oder Gruppen genannt. Manchmal wird aber von unbestimmten Personen, meistens als „sie“ oder „die“, also sehr mehrdeutig gesprochen. Eine ähnliche Bedrohung wird auch von Spraydosen genannt. „Jemand spritzt hier in die Luft, so, dass ich ersticken muss“. Solche Aussagen müssen immer ernst genommen werden. „Da spritzt jemand herum? War das schon öfter so? Was können die von Ihnen wollen? Haben Sie das früher auch schon mal erlebt, dass so etwas vorkam? Haben andere das auch erlebt? Was haben Sie gemacht? Was hat geholfen?“

Es kann sein, dass ein alter Mensch für Betreuer sehr anstrengend in seinem Verhalten ist und sich durch konfrontierende Reaktionen unerwünscht und bedroht fühlt. Manchmal sind solche Aussagen aber mit der Lebensgeschichte verknüpft, zum Beispiel durch die Bedrohung der Gaskammern im zweiten Weltkrieg. Oder alte Menschen sehen im Fernsehen einen Film mit ähnlichem Inhalt oder einen Bericht über Umweltverschmutzung, auch das passiert. Im Nu kann so etwas auf der Gefühlsebene mit einer Erfahrung von Bedrohung verknüpft werden. Es kann aber auch sein, dass sich jemand, der noch zu Hause lebt, sehr überflüssig fühlt, weil man sich in seinem Beisein, ohne ihn am Gespräch zu beteiligen, über einen Heimplatz unterhält, oder ihm das Gefühl gibt, durch ihn sei alles sehr durcheinander und schwierig. Diese Behauptungen von alten Menschen klingen dann ganz ähnlich wie Aussagen von manchen jüngeren Personen, die an einer psychiatrischen Erkrankung leiden. Aber im Gegensatz zu jüngeren Menschen können wir bei sehr alten Menschen, die sich durch ihre aktuelle Situation in innerer Not befinden, mit Validation oft recht gute Resultate erreichen.

Es ist wichtig, sich in einem Team, in der Familie, gut auszutauschen und die jeweiligen Reaktionen der alten Person auf Validation gut zu reflektieren. In diesem Beispiel handelt es sich größtenteils um Aussagen, die von alten Menschen mit einer beginnenden Desorientierung benützt werden. Diese Menschen haben alle jahrzehntelang ein normales Leben geführt, sie waren vorher nie ernstlich psychiatrisch erkrankt. Keiner von ihnen hätte früher solche Dinge gesagt. Das ist ein wesentlicher Anhaltspunkt, der unbedingt beachtet werden muss.

2.4 Wenn sich durch wachsende Desorientierung Bedürfnisse und deren symbolischer Ausdruck verändern

Obwohl ein Symbol meistens über eine sehr lange Zeitspanne gleich bleibt, kann es doch manchmal – mit Fortschreiten der Zeit – zum Ausdruck anderer Bedürfnisse und dadurch auch zur Veränderung eines Symbols kommen. Damit ist gemeint, dass das „alte“ Symbol weniger oft verwendet wird und langsam durch das „neue“ Symbol ersetzt wird. Ein Beispiel aus der Praxis verdeutlicht dies.

Die Handtasche einer alten Frau war mit vielen Zetteln vollgestopft und wurde somit symbolisch lange Zeit als Büroschrank verwendet. Frau H. war früher für das Einkassieren der Mieten im Gemeindebau verantwortlich. Alle konnten sich auf sie verlassen, sie hatte viel Verantwortung. Jetzt im Alter stopfte sie bis zu fünf verschiedene Geldbörsen in ihre Handtasche. Sie konnte die Tasche zwar nicht mehr schließen, aber das störte

Frau H. anscheinend nicht. Die vollgestopfte Handtasche gab ihr Status und ein Gefühl der beruflichen Kompetenz. Sie trug immer dieses mobile Kassenbüro mit sich herum! Sie hatte ständig das Bedürfnis, zu arbeiten und nützlich zu sein. Die Handtasche war jahrelang der wichtigste Gegenstand, den sie besaß. Dann erfolgte ein Wechsel des Symbols der Handtasche zum Schmuck.

Für Frau H. hatte das Sammeln und Horten von Zetteln und Geldbörsen nach einigen Jahren immer weniger Bedeutung. Das Bedürfnis nützlich zu sein, aus ihrer mittleren Lebensphase, verlagerte sich in den Hintergrund. Sie befand sich jetzt vorwiegend in einer anderen, früheren Lebenszeit, in der das Thema Intimität im Vordergrund stand. Ihre Gedanken und ihre Gefühlswelt gingen in sehr hohem Alter nun oft zurück in ihre frühe Jugendzeit, in der sie ihren Mann kennen gelernt hatte. Das Bedürfnis, noch einmal eine begehrenswerte Frau zu sein, war deutlich erkennbar. Als symbolischen Ausdruck dafür wurde für sie Schmuck immer wichtiger. Das Tragen von immer mehr Halsketten stand im Vordergrund, sie wollte sich schön und geliebt fühlen. Auch in der Nacht durften die vielen Halsketten nicht fehlen! Dabei war es offensichtlich gleichgültig, ob es sich um Plastikschmuck, Holz- oder billigen Goldschmuck handelte. Alles wurde gleichzeitig umgehängt. Es war fast unmöglich, die vielen Ketten während der Körperpflege zu entfernen. Die „Kettenwurst" wurde nach und nach ganz verschwitzt, abgegriffen und schmuddelig, alles verfilzte sich ineinander. Es war eine sehr schwierige Situation.

Frau H. äußerte eines Tages etwas verschämt den Wunsch, sie hätte gern einen neuen goldenen Ehering, da ihr ursprünglicher verschollen war. Es gelang, einen solchen zu beschaffen und man gravierte das Datum der Hochzeit und den Namen ihres verstorbenen Mannes in diesen Ring ein. Damit ging ihr Herzenswunsch in Erfüllung. Der Halskettenzwang war plötzlich so gut wie verschwunden. Durch das Tragen dieses besonders breiten, wertvollen Eherings, war sie überglücklich und ihr Bedürfnis als Frau begehrt zu sein, war endlich gestillt. Sie trug den Ring auch, als sie im Sterben lag und drehte manchmal an ihrem Finger daran herum.

Manche alte Menschen haben auch das Bedürfnis wegzugehen: Straßenschuhe, Mantel, Stock oder Tasche müssen immer griffbereit zum „Weggehen" sein. Diese Gegenstände stehen oft symbolisch für die Möglichkeit, jederzeit diesen unerwünschten, *falschen* Ort verlassen zu können, um in das eigenständige, richtige Leben von früher zurückzukehren und das vor allem ohne Zeitverlust. Alle Gegenstände und Kleidungsstücke, auch Rollstühle, die für eine Straße benützt werden, können als Symbol für Freiheit und Unabhängigkeit stehen. Bei einer fortgeschrittenen, örtlichen Desorientierung kann das auch im eigenen Haus passieren, falls der alte Mensch nicht mehr zuordnen kann, wo er sich jetzt befindet.

Wenn wir sehr alte Menschen begleiten, bewegen wir uns auf einem großen, zeitlichen Bogen zwischen früher und jetzt. Gemeinsam wandern wir hin und her. Wenn eine Desorientierung fortschreitet, befinden wir uns manchmal gleichzeitig an mehreren Stellen auf dem Bogen. Oft können wir nicht zuordnen, in welcher Zeit sich der desorientierte alte Mensch befindet. Wir müssen also sehr flexibel und beweglich sein. Eine gute, einfühlsame Begleitung kann nur auf diesem zeitlichen Bogen stattfinden. Wenn die Fähigkeit, sich über eine zusammenhängende, verständliche Sprache auszudrücken, nach und nach weniger wird, kann der alte Mensch seine wichtigen Angelegenheiten nur noch über seine Körpersprache, über Laute und kurze Wörter ausdrücken. Wiederholte Bewegungen und/oder Laute drücken Bedürfnisse von jetzt und vermehrt Dinge von früher aus, die von Bedeutung waren und jetzt wieder von Bedeutung sind. Sie mischen oft die Vergangenheit und die Gegenwart zu einer Welt, die nur sie selber kennen. Es findet zunehmend eine Verschmelzung statt, von dem jetzt benützten Symbol und dem, was es ursprünglich repräsentierte. Dabei können sowohl Gegenstände in der nahen Umgebung, wie etwa der Tisch, der Rollstuhl, ein Handlauf, wie auch Personen oder sogar eigene Körperteile als Symbole verwendet werden.

In der Arbeit mit Validation erleben wir oft, dass desorientierte alte Menschen eine Verknüpfung von einem bestimmten Gefühl in der Gegenwart mit einem ganz ähnlichen Gefühl aus der Vergangenheit, häufig aus der Kindheit oder Jugend, erleben. Damit ist gemeint, dass ähnliche Emotionen über viele Jahrzehnte in Bruchteilen von Sekunden übersprungen und durch eine bestimmte Situation plötzlich wieder präsent sein können.

Menschen mit weit fortgeschrittener Desorientierung benützen Symbole, um sich auf diese Art und Weise mit alten, unerledigten Verletzungen oder wichtigen vergangenen Erlebnissen auseinander zu setzen, oder um ihre Bedürfnisse dabei auszudrücken. Sie brauchen ihre altersbedingten Veränderungen aber nicht mehr zu verstecken. Sie sind enthemmt und halten sich nicht mehr an soziale Normen oder Regeln. Das Bedürfnis, in Frieden zu sterben, ist der Antrieb um letzte unerledigte Dinge auszudrücken und dadurch aufzuarbeiten.

> Ich sitze mit drei Bewohnerinnen einer Pflegestation gemütlich beisammen. Es ist Nachmittag und das Kaffeetrinken ist gerade vorüber. Plötzlich beugt sich eine der alten Frauen zu mir, schaut mich an und sagt: „Darf ich Ihnen was sagen?" „Ja, bitte", antworte ich. „Wissen Sie, was meine Mutter zu mir sagt?" Sie dreht den Kopf in Richtung Gang, wo gerade eine ältere Krankenschwester vorbeigeht. „Schauen Sie, da geht sie!" Ihre Stimme wird immer erregter „Sie sagt, Du bist dreiundachtzig Jahre alt!!! So was sagt meine eigene Mutter zu mir." Sie schaut mich erwartungsvoll an und ich antworte mit viel Emotion: „Dreiundachtzig! Da haben Sie wahrscheinlich einen Schock gekriegt!" Ich beuge

> mich vor und lege meine Hand auf ihr Knie. Sie nickt zufrieden, zeigt auf ihre Hände und fragt mich, ob ich das kenne, wenn der Schreck bis in die Fingerspitzen geht. Ich bejahe das. Darauf sagt sie: „Ich danke Ihnen" und lehnt sich zufrieden zurück.

Für die alte Frau war es besonders kränkend, von der eigenen Mutter so erschreckt zu werden. Sie hat nach jemandem gesucht, bei dem sie das ausdrücken kann und der das versteht, damit war ihr Bedürfnis, dieses schreckliche Gefühl mit jemand zu teilen, gestillt. Viele desorientierte alte Menschen wissen nicht, wie alt sie sind. Diese alte Dame hätte ich auf ca. 85 Jahre geschätzt. Das war aber meine Realität und nicht die ihre. In dem Moment, in dem sie sagte: „... meine Mutter sagt, ..." wusste ich, dass sie zeitlich desorientiert war.

In ihrer Realität lebte die Mutter jetzt! In so einer Situation ist es besonders wichtig, das Gefühl, das sie belastet, mit ihr zu teilen und es zu benennen. Daher benützte ich das Wort Schock. Mit sehr viel Emotion, frontaler Nähe und in Kombination mit einer Berührung, fühlte sie sich sofort verstanden. Wenn man sich in die Lage der alten Frau versetzt, die der vollen Überzeugung ist, sich im mittleren Alter zu befinden und plötzlich von der eigenen Mutter, der man vertraut, hört, dass sie 80 Jahre alt sei, kann man den Schock wirklich gut mitempfinden. Die alte Frau hat die Krankenschwester symbolisch für die Mutter verwendet.

> Frau A. lebt mit einer Betreuung zu Hause und stürzt im Treppenhaus. Sie verletzt sich im Gesicht, was sich in heftigen Hämatomen zeigt, sie ist blau und grün bis zum Haaransatz. Als ich sie besuche, schaut sie in den Spiegel und fragt mich mit ängstlichem Ausdruck: „Was wird wohl die Mutter dazu sagen, wenn ich wieder nach Hause komme?" Ich frage nach, ob sie Sorgen hätte, dass die Mutter schimpfen könnte. Darauf meint sie: „Sie mag es nicht, wenn wir nicht aufpassen, da schimpft sie immer." Ich lege meinen Arm um sie und frage weiter: „Auch wenn Sie sich verletzt haben?" Sie antwortet: „Na da ist es dann nicht ganz so schlimm" und lächelt.

Manchmal verwenden alte, desorientierte Menschen sich selber in einer jüngeren Gestalt als Symbol. Sie erleben dabei die emotionale Situation wieder, in der sie sich damals befunden haben. Es kann durchaus sein, dass desorientierte alte Menschen eine bestimmte Situation aus der Vergangenheit erleben, in der sie sich als Kind sehen, und in diesem Moment sehr stark reagieren. Sie sprechen aber nicht von dem Kind, mit der Bezeichnung „ich", sondern sagen: „Es" oder „sie", oder „er". Sie benützen die dritte Person. Durch ihre Desorientierung, können sehr alte Menschen ein für uns nicht nachvollziehbares „Ich-Empfinden" haben.

Niemand weiß in einem solchen Augenblick so genau, wo sich das „Ich“ dieser alten Person befindet. Das ist anscheinend auch gar nicht so wichtig. Wenn aber ein solcher Moment eintritt, haben desorientierte alte Menschen eine ganz bestimmte, klare Vorstellung, die sie dabei mit dem inneren Auge sehen können. Sie können auch Gerüche aus der Vergangenheit in der Gegenwart riechen, Klänge von damals hören und Gefühle von früher in gleicher Intensität jetzt fühlen. Das ist vor allem dann der Fall, wenn es sich um eine besonders einprägsame Situation aus einer frühen Lebenszeit handelt, die mit einer starken Emotion behaftet war.

Eine sehr alte Frau, die ich nicht kannte, stand etwas entfernt von mir in der Ecke eines Mehrbettzimmers in einem Pflegeheim. Sie murmelte immer und immer wieder etwas vor sich hin. Sie war sehr ernst. Es klang für mich wie eine lange Wortkette in einer fremden Sprache. Zwischendurch atmete sie kurz durch, dann begann die lange Wortkette von neuem. Ich spürte, dass sie in ihrer eigenen Welt völlig versunken war und beobachtete sie. Ihre Haltung war leicht vorgebeugt, ihre Mimik war wie versteinert, nur die Lippen bewegten sich ganz leicht. Ihre beiden Hände zitterten und ruderten hilfesuchend in der Luft. Ich erlebte ihre Unsicherheit und Verzweiflung als sehr stark und machte ganz unwillkürlich einen Versuch, diese Gefühle mit ihr ein wenig zu teilen. Ich wiederholte in ihrer Atempause leise die allerletzten Silben der langen Wortkette, so gut ich konnte. Die Silben ergänzte ich einleitend mit den zwei Worten in Deutsch: „Was bedeutet ...?“ Dieses kleine Wechselgespräch wiederholte sich einige Male, wobei nichts passierte. Plötzlich kam die alte Frau ein paar Schritte auf mich zu, und sagte zuerst in der mir fremden Sprache und dann in Deutsch: „... bedeutet kleines Kind.“ Ich war beeindruckt, blieb aber dort, wo ich stand, und wiederholte im gleichen Tonfall leise: „Kleines Kind, ist es sehr klein?“ Dabei zeigte ich mit meiner Hand in der Luft, als ob sich hier ein unsichtbarer Kinderkopf befinden würde. Sie korrigierte mich, indem sie mit ihrer Hand die richtige Höhe des Kinderkopfes in der Luft andeutete und sagte: „Nein, nicht so, ... so!“ Ihre Hand war etwas höher oben als meine. Ich bewegte meine Hand jetzt so, dass unsere beiden Hände gleich hoch waren. Dann legte sie in ihrer Wortkette eine kurze Pause ein und sagte mit dem Blick zum Fußboden gerichtet: „Es war so furchtbar, so furchtbar, ... es hat so geweint“. Ich wiederholte sehr leise und genau im gleichen Rhythmus: „*So* geweint?“ Und dann, sehr leise: „Furchtbar, das arme Kind“. Eine kurze Pause entstand. Sie atmete jetzt tief durch und sah mich mit einem klaren Blick gezielt an und nickte mehrmals. Wir nickten gemeinsam. Sie war wieder im Hier und Jetzt angelangt. Danach hörte sie auf, die Wortketten zu wiederholen und beschäftigte sich mit anderen Dingen.

Bei der Reflexion dieser Geschichte mit Naomi Feil sagte sie: „Das war sie selber". Damit ist gemeint, dass die alte Frau sich in diesem Moment selbst als kleines Kind weinen sah.

> Eine alte Frau hält eine Puppe ganz fest im Arm. Sie redet stundenlang mit der Puppe, die Betreuer haben Mühe, sie dazu zu bringen, die Puppe für ein paar Minuten loszulassen. Sie küsst und streichelt die Puppe und sorgt für sie. Es hat den Anschein, als möchte sie eine gute Mutter sein. Als sie noch verbal war, hatte sie in einer vertrauten Atmosphäre erzählt, dass sie in ihrer Jugend eine Fehlgeburt hatte. Niemand durfte es erfahren. Jetzt wo die Kontrolle, das Zuordnen und das logische Denken nicht mehr so gut funktionieren, hat sie endlich die Möglichkeit, diesem damals gewünschten, aber nie geborenen Kind ihre ganze Liebe zu schenken. Ihre erwachsenen Kinder wussten nichts über diese Fehlgeburt.

Wenn sie die Puppe später einmal verlieren sollte, wird sie möglicherweise ihre eigene Hand als Ersatz dafür benützen und diese liebevoll küssen und streicheln.

Zu Beginn dieses Kapitels wird im Beispiel: „Ohne meinen Rudi geh ich nirgends hin", ein Teddybär anstelle eines Kindes als Symbol verwendet. Ob Puppe oder Stofftier, wichtig ist bei der Verwendung dieser Art von Symbolen, was alte Menschen damit machen und wie sie das Symbol benützen, nicht so sehr was es ist.

Es ist wichtig, hier noch einmal zu betonen:

- Ein Symbol steht repräsentativ, anstelle von oder für etwas oder jemand.
- Es wird wiederholt verwendet. (Gegenstand, Person, Aussage, Bewegung, Verhalten)
- Wenn man ein Symbol wegnimmt oder symbolische Aussagen, Bewegungen oder Verhalten stoppen will, wird meistens ein Ersatzgegenstand, eine Ersatzbewegung oder ein Ersatzverhalten gesucht, entwickelt, gefunden und ausgelebt!

Wie kommt es überhaupt dazu, dass jemand etwas symbolisch verwendet? Wir werden von professionell Pflegenden und von Angehörigen oft gefragt, ob man alten Menschen mit Desorientierung eine Puppe in die Hand geben sollte, oder eine Tätigkeit finden sollte, von der wir denken, dass sie gut zu ihrer Lebensgeschichte passt? Man muss wirklich aufpassen, dass man dabei nichts falsch versteht.

- Ein Symbol wird von den Personen selbst gewählt. Es steht ja anstelle von etwas oder jemanden aus ihrem Leben.
- Ein Symbol wird gefunden, entdeckt, aufgegriffen, kreiert, erfunden.

In einer Pflegeeinrichtung liegt eine sehr alte Frau im Bett. Ich habe sie zuvor noch nie gesehen. Im Arm hält sie einen „Wurstel" (eine in die Länge gezogene Stoffpuppe) mit einer dunkelblauen Zipfelmütze. Sie klemmt ihn ganz fest unter ihren Arm, sieht mich und ruft nach mir. Nachdem wir uns begrüßt haben, gehe ich auf ihren Wurstel ein: „Sie halten ihn ganz fest?" Sie antwortet: „Ja, das ist mein Toni, aber den *richtigen* Toni habe ich hier". Sie öffnet mühsam eine Schublade und kramt eine sehr alte Brieftasche hervor. Sie zeigt mir ein ganz kleines, vergilbtes Foto von einem jungen Soldaten. Sie küsst das Foto und weint eine Weile still vor sich hin. Sie erzählt mir, dass er von hinten erschossen wurde, dass sie jetzt gar nicht weiß, wo er ist. Ich berühre sie am Arm und sage dabei leise: „Furchtbar". Als sie sich etwas beruhigt hat, legt sie das Foto sorgfältig zurück auf den sicheren Platz. Sie nimmt jetzt wieder den Wurstel und sagt: „Deshalb habe ich den Toni hier, weil der ist *immer* bei mir, *immer.*" Sie strahlt mich dabei an.

Diese alte Frau hat für ihren geliebten Toni, ein für sie sehr sinnvolles Symbol gefunden. Ihre unerfüllte Sehnsucht und Liebe können jetzt jederzeit zum Ausdruck kommen. Sie wird, so gut sie kann, diesen symbolisch verwendeten Toni bis zu ihrem Lebensende ganz fest im Arm halten. Sollte sie den Wurstel zu einem späteren Zeitpunkt verlieren, wird sie vielleicht ihren eigenen Unterarm oder ihre Hand als Toni benützen. Sie wird ihn mit dem inneren Auge bei sich haben, ihn fühlen und spüren können.

Auch wenn die Desorientierung fortschreiten sollte, und sie die Fähigkeit zu sprechen ganz verlieren würde, wird der Geliebte immer bei ihr sein. Wenn ein alter Mensch selber eine Lösung findet und ein Symbol kreiert, um nicht völlig zu verzweifeln, ist diese Lösung immer besser als alles, was wir uns für ihn ausdenken und ihm anbieten. Der alte Mensch hat das Bedürfnis nach innerer Balance. Er braucht dringend unseren Respekt und unser Verständnis, um diese angestrebte Balance so gut es geht, aufrecht zu erhalten. Es ist wichtig, dass Betreuer einem gewählten Symbol, im Beispiel der alten Frau, den heißgeliebten Toni, immer wieder Beachtung schenken.

Kann das Angebot einer Puppe oder einer Beschäftigung zum Symbol werden? Manchmal wird ein bestimmter, wichtiger Gegenstand in eine Pflegeeinrichtung mitgebracht, weil es diesen ja auch schon zu Hause, vielleicht sogar schon einige Zeit lang gab. Natürlich kann man aber auch jemanden, der in seiner Desorientierung ständig von einem Kind spricht, als Möglichkeit zum Erfüllen eines Bedürfnisses, vorsichtig eine Puppe anbieten. Es ist aber kein Anbieten, wie man das sonst versteht. Es macht keinen Sinn zu sagen: „Da schauen Sie Fr. A., hier hab' ich Ihre Marie." Oder: „Da ist eine Puppe, die können Sie nehmen, dann sind Sie nicht so alleine."

Wir empfehlen dringend, die Reaktionen einer Person zu beobachten, wenn in ihrer Nähe eine Puppe platziert wird, oder jemand eine solche auf dem Arm hat, wenn er mit der Person in Kontakt tritt. Entweder spricht sie die Puppe sowieso gleich an, dann kann man anbieten, sie gerne hier zu lassen. Oder man beobachtet glänzende Augen, ein Lächeln, je nachdem. Es kann aber auch Ablehnung oder völlige Gleichgültigkeit wahrgenommen werden.

Es ist wichtig zu wissen, dass der desorientierte alte Mensch auch mit aggressivem Verhalten reagieren kann und vielleicht sehr böse wird, wenn man ihm zu direkt eine Puppe oder ein Stofftier anbietet. Das ist nicht sinnvoll und kann Vertrauen zerstören. Ähnlich ist es bei Tätigkeiten im Sinne von Beschäftigungen, die man immer wieder anbietet. Aus unserer Erfahrung wird dadurch selten etwas zum Symbol. Es besteht ein Unterschied darin, ob etwas als angebotene Beschäftigung gern gemacht wird, oder ob etwas aus dem Inneren heraus geschieht, also mit einer gewissen Dringlichkeit ausgedrückt wird und deshalb eine symbolische Handlung darstellt. Symbole entstehen immer mit einem Bezug zu bestimmten Ereignissen und Situationen aus dem gelebten Leben einer alten Person. Ein heutiges Stofftischtuch oder eine Bettdecke wird vielleicht als Stoff aus einer früheren Arbeit, oder als Bettdecke aus der Kindheit erkannt und somit symbolisch verwendet. Eine wiederholte streichende, reibende, klopfende oder drehende Bewegung kann anzeigen, dass etwas symbolisch ausgedrückt wird. Diese Tätigkeit wird dann durch längere Zeit hindurch mit einer immer wiederkehrenden, ähnlichen Emotion ausgeführt.

2.5 Die Sprache wird weniger, das Symbol bleibt, aber oft in veränderter Ausdrucksweise

Wenn alte Menschen über längere Zeit ein Symbol benützen, bleibt dieses auch meistens und mit wenigen Ausnahmen, bis zum Lebensende von Bedeutung, allerdings manchmal in abgeschwächter Form. Es können sich Veränderungen in den jeweiligen Verhaltens- und Ausdrucksweisen zeigen, wenn die Kräfte, die Mobilität und die Fähigkeit, sich über die Sprache auszudrücken, nach und nach schwinden. Im Zuge der zunehmenden Desorientierung, können Anliegen aus der Jugendzeit an Bedeutung gewinnen. Diese frühen Anliegen werden dann nonverbal durch bestimmte, wiederholte Bewegungen ausgedrückt, die manchmal zusätzlich auch durch kurze Laute und Wortsilben begleitet werden.

> Frau T. lebte seit ca. acht Jahren in einem Pflegeheim und saß tagsüber meistens im Rollstuhl. So lange Frau T. noch ein wenig sprechen konnte, lebte sie meistens in einer inneren Welt von früher, indem sie mit dem Rollstuhl den Gang entlang fuhr und äußerte, dass sie von einem Einkauf komme und für die Familie oder manchmal auch für ihre Eltern das Essen vorbereiten müsse.
> Jetzt war ihre Sprache beinahe unverständlich geworden und sie schlief immer wieder für zwei, drei Minuten ein. Wenn sie aufwachte, begann sie sofort mit ganz kleinen, schleifenden Fußbewegungen vor und zurück an der Fußstütze des Rollstuhls anzudeuten, dass sie jetzt nach Hause gehen müsse. Sie schaukelte dabei ganz leicht mit dem Oberkörper vor und zurück. Dieses Verhalten war besonders am späten Nachmittag zu beobachten. Es sah so aus, als hätte sie sichtlich keine Zeit mehr, hier untätig herumzusitzen. Dazu kramte sie seitlich in ihrer Kleidung herum, um den Schlüssel für die Wohnung zu finden. Sie murmelte dauernd etwas Unverständliches vor sich hin, egal ob jemand zuhörte oder nicht. Sie war sehr beschäftigt. Schon früher war ihr Bedürfnis, nützlich zu sein, sehr groß. Als Symbol erkannte man deutlich die eifrigen Fußbewegungen, das Schaukeln mit dem Oberkörper und das Kramen mit der Hand nach dem Schlüssel. Sie wirkte ernst und zielstrebig. Sie liebte es, wenn man sie dabei mit kurzen Worten begleitete, die für *übliche* Hausfrauen und Haushaltssituationen passen: „Haben Sie zu tun? Muss noch etwas erledigt werden? Der Einkauf? Die Wäsche?" Ich musste mich ihr bewusst so nähern, dass ich ihr nicht zu sehr den Weg blockierte, sonst ärgerte sie sich, zupfte mich am Ärmel oder drückte mich sanft an der Hand zur Seite. Sie war innerlich ständig in Bewegung.

Man kann dem alten desorientierten Menschen kein Symbol aufzwingen. Ein Symbol wird wie bereits beschrieben, immer von alten Menschen und auch bei sehr fortgeschrittener Desorientierung selbst kreiert. Während der ersten zwei, drei Jahre im Pflegeheim, als Frau T. noch klar und zusammenhängend sprechen konnte, hatte sie sehr gerne ihren eigenen Schlüsselbund von ihrer letzten, sehr modernen Wohnung bei sich gehabt. Das gab ihr ein Gefühl der Sicherheit. In dieser Wohnung hatte sie aber nur die allerletzten Jahre vor der Unterbringung im Pflegeheim gelebt. Es ging also bei diesem relativ neuen Schlüsselbund nicht um den alten Schlüssel zu ihrer einstigen kleinen Zimmer/Küche-Wohnung aus der Jugendzeit. Mit zunehmender Desorientierung wollte Frau T. diesen neuen Schlüsselbund nicht mehr. Sie hat ihn einfach fallen gelassen oder hat ihn irgendwo hingelegt und ignoriert. Er war ihr scheinbar fremd geworden. Alle gutgemeinten Versuche, ihr den Schlüsselbund zu geben, schlugen fehl, obwohl Frau T. täglich von Aufsperren müssen sprach und auch immer wieder in ihrer Kleidung nach dem Schlüssel kramte. Was war passiert? Es wurde beobachtet, dass Frau T. ein anderes, für sie brauchbares Symbol für das Aufsperren gefunden hatte. Sie sperrte wiederholt mit einem für uns nicht sichtbaren Schlüssel durch Drehbewegungen mit der Hand in der Luft, eine Wohnungstüre auf. Dabei machte sie einen sehr energischen und zufriedenen Eindruck. Wir können uns also ruhig darauf verlassen, dass alte desorientierte Menschen die Fähigkeit haben und auch die Weisheit besitzen, selber ihre notwendigen Symbole zu kreieren. Damit halten sie sich in Schwung, bleiben ein wenig aktiv, drücken ein Bedürfnis aus und versinken nicht in Passivität und Langeweile.

Das Bedürfnis nützlich und aktiv zu sein, findet auch bei alten Menschen mit sehr fortgeschrittener Desorientierung symbolischen Ausdruck.

Eine „arbeitende" Frau

Bei einer stark desorientierten alten Frau beobachteten wir häufig folgendes Verhalten: Sie tauchte zwei Finger der rechten Hand kurz in eine Flüssigkeit, z.B. Beispiel in ein Glas mit Himbeersaft. Anschließend wischte sie mit kleinen, kurzen Bewegungen, mit den beiden Fingern sorgfältig über eine gerade Fläche aus Stoff. Es fiel auf, dass die Fläche immer aus Stoff sein musste, das karierte Tischtuch im Garten mochte sie dazu am liebsten. Sie murmelt dabei manchmal Ziffern und wirkt sehr ernst und konzentriert. Es hatte den Anschein, als würde sie irgendeine Arbeit verrichten, manchmal war sie fast den ganzen Tag damit beschäftigt. Es war nicht genau klar, was sie da tat, es war aber spürbar, dass sie damit sehr zufrieden war. Einige Monate später erfuhren wir, dass sie in ihrem Berufsleben die Aufgabe hatte, in einer Fabrik schmale Stoffstreifen für die unterschiedlichen Farbproben einzustreichen, bevor der ganze Stoffballen eingefärbt wurde. Man kann davon ausgehen, dass die alte Frau, jetzt das Tischtuch anstelle der Stoffstreifen benützte. Als sie dann eines Tages keinen Tisch mit einem Tischtuch aus Stoff vor sich hatte, suchte sie nach einem Ersatz, und entdeckte ihren eigenen Oberschenkel. Der Oberschenkel ist im Sitzen waagrecht und hat natürlich tagsüber durch die Kleidung immer eine Oberfläche aus Stoff. Diese „Ersatzfläche" rieb sie ganz sorgfältig mit Himbeersaft (anstelle der Farbe) ein. Ihr eigener Oberschenkel ist immer griffbereit und ein Glas Saft ist auch meistens in der Nähe. Von jetzt an brauchte die alte Frau kein Tischtuch mehr um zu arbeiten. Die Pflegenden mussten ihr allerdings ab und zu den Saft etwas weiter wegstellen, damit sie nicht dauernd so kalt und nass wurde. Diese Frau wurde mit Validation bis zum Lebensende sehr gut begleitet. Ihr Verhalten war gültig und man versuchte, so gut es ging, ihr den Ausdruck ihres Bedürfnisses, nützlich zu sein und zu arbeiten, zu erfüllen.

Wenn man einen arbeitenden sehr alten Menschen unterbrechen möchte, sollte man immer zuerst für kurze Zeit ein wenig auf seine wichtige Tätigkeit eingehen. „Immer so fleißig? Immer so tüchtig? Ja, ist das gut, ist es wichtig? Wie ist das Frau L., könnten sie auch einmal eine kurze Pause machen? Ja?" Dadurch wird der Übergang zwischen arbeiten müssen und Pause machen erleichtert.

> Eine sehr alte Frau, die nicht mehr verständlich sprechen konnte, saß im Bett mit Blick nach unten gerichtet. Die linke Hand hielt sie leicht an ihre Brust gepresst. Mit der rechten Hand streichelte sie die linke, ruhende Hand in einer sehr liebevollen Weise und zwar immer von oben nach unten. Es war deutlich, dass die linke Hand etwas Wichtiges repräsentierte. Niemand wusste aber genau, was.

Wenn es niemanden gibt, der Auskunft über die Biografie eines alten Menschen geben kann, müssen Betreuer sehr offen und breit denken. Wir sollten so agieren, dass die Begleitung auf ganz unterschiedliche Situationen zum Thema „lieb haben, Liebe geben", zutreffen kann. Das geschilderte Verhalten kann viele Gründe haben. Es kann die Liebe zu einem tot geborenen Kind ausgedrückt werden, eine andere Ursache könnte auch eine frühere Abtreibung sein. Oder es wird eine Situation nachgeholt, z. B. könnte es sein, dass eine Frau sich als junge Mutter nicht ausreichend um ihr Baby kümmern konnte und es jemand anderem anvertrauen musste. Das war in der Kriegs- und Nachkriegszeit oft der Fall. Es handelt sich vielleicht um ein Tabuthema, das eine Frau früher niemals besprechen konnte. Es kann sich aber auch genauso gut um ein Tier oder um eine Puppe aus der Kindheit handeln. Bevor man hier validiert, ist es wichtig, zu akzeptieren, dass wir wahrscheinlich nie erfahren werden, wofür diese linke Hand steht. Wenn man mit Validation begleitet, ist man kein Analytiker (Feil/de Klerk-Rubin 2017). Es ist nicht so sehr von Bedeutung zu wissen, *welchen* Grund dieses Verhalten hat, vielmehr zählt, *dass* das Verhalten einen Grund hat! Erst wenn man dieses Prinzip angenommen hat, kann man frei und offen auf der Gefühlsebene agieren. Dann kann man Techniken wie „Spiegeln", also die Bewegung mitmachen und Mehrdeutigkeit „es, etwas, das", verwenden. Dabei beugt man sich frontal nach vorne, bis man der alten Frau sehr nahe ist. Man ist zentriert und nimmt laufend ihre Emotionen wahr, die sich in ihrer Mimik zeigen, und spiegelt eine ähnliche Mimik wider. Wir benützen meistens beide Hände, da es sich um nonverbale Kommunikation handelt. Dabei kann man die alte Frau mit der einen Hand ganz leicht an der Schulter und später dann vielleicht im Nacken berühren. Die Berührung im Nacken erinnert einen alten Menschen auf der Gefühlsebene an die Berührung von Kindern (Feil/de Klerk-Rubin 2017). Mit der anderen Hand streichelt man ganz behutsam im gleichen Rhythmus mit ihr zusammen ein paar Mal die bedeutungsvolle, wichtige linke Hand. Dabei sagt man mit einer liebevollen Stimme etwas wie: „Es ist so lieb? So lieb! Und ganz, ganz vorsichtig machen Sie das! Passen Sie richtig gut auf? Ja?" Meistens folgen darauf bald ein Innehalten und eine kurzer, gemeinsamer Moment direkten Blickkontakts. Oft kommt auch eine kurze Antwort, wie etwa ein Laut oder ein, zwei Worte. Eventuell passt ein kurzes Kinderlied oder vielleicht nur das Summen einiger Töne im passenden Rhythmus. Unsere Berührungen vermitteln der alten Dame viel Halt und Geborgenheit. Wenn der alte Mensch für einige kurze Augenblicke, echte liebevolle Anteilnahme spürt, stoppt er meistens die gerade so wichtige Bewegung und hält entspannt inne. Man sollte unbedingt gut auf die Reaktionen des alten Menschen achten. Wenn man behutsam und mit viel Respekt und Achtsamkeit vorgeht, kann man für kurze Zeit auf einer sehr tiefen Ebene einen wirklich intimen Kontakt herstellen. Dieses ehrliche, echte Miteinander im Gleichklang nimmt meistens nur wenige Minuten in Anspruch. Mit Validation so zu begleiten erfordert zwar viel Konzentration und Aufmerksamkeit, aber sie schenkt auch dem Betreuer Entspannung, innere Ruhe und ein Innehalten im eigenen Tun.

2.6 Symbole und symbolische Aussagen in Bezug auf Sexualität

Sexualität „schwingt" in vielen Beispielen, häufig unterschwellig, aber oft auch direkt mit. Symbolisch verwendete Aussagen alter Menschen repräsentieren überraschend oft positiv oder negativ besetzte Erlebnisse aus der Vergangenheit, die direkt oder im weitesten Sinn mit dem Thema Sexualität in Verbindung stehen. Es kann sich auch um Handlungen oder Vorstellungen im „Hier und Jetzt" drehen. Oft wird die Thematik auch nur angedeutet. Es kommt dabei stark auf die Wortwahl des alten Menschen, und ganz besonders auf die jeweilige Körpersprache und Emotion an, mit der er diese Aussagen macht. Aber selbstverständlich haben nicht alle symbolischen Aussagen einen sexuellen Hintergrund und nicht jeder Ausdruck von Sexualität hat symbolische Bedeutung. Wenn wir versuchen, uns dem Thema Sexualität und Symbole zu nähern, sind wir mit einer sehr unterschiedlichen und breiten Palette von Ausdrucksmöglichkeiten konfrontiert. Das richtet sich sowohl nach dem Geschlecht, nach der Lebensgeschichte und auch nach dem Grad der Desorientierung.

Sexualität im Alter war lange Zeit ein Tabuthema. Es wurde viel verschwiegen, getuschelt, gelacht, bagatellisiert und es wurden Witze gemacht. In einer solchen Atmosphäre wundert es nicht, dass niemand Lust hatte, über solche Themen ernsthaft zu sprechen und sich damit auseinanderzusetzen. Die oft fehlende Haltung von Respekt und Offenheit, machte es für sehr alte Menschen mit oder ohne Desorientierung schwer, sich über die eigene Sexualität zu äußern. Aber das Thema Alter, Demenz und Sexualität galt auch lange Zeit für viele jüngere Menschen einschlägiger Berufssparten als schwierig, vielleicht nicht weiter beachtenswert oder einfach als Tabuthema. Das hat sich in letzter Zeit deutlich geändert. Zum Beispiel werden Verhaltensweisen bei sehr alten Frauen und Männern in Bezug auf Sexualität immer öfter in Validationskursen oder Fachsupervisionen angesprochen. Der Umgang mit diesem Thema hängt von vielen Faktoren ab, z. B.:

- Welchen eigenen Zugang hat man dazu?
- Wie viel Offenheit gibt es generell zu diesem Thema, in einem Pflege- und Betreuungsteam?
- Aber allem voran: Wie steht eine Gesellschaft zum Thema Sexualität im Alter?
- Wird es als normal angesehen, dass Sexualität auch im Alter dazu gehört?
- Das Aneignen von Wissen.

Welche Lebensprozesse können dazu beitragen, dass es bei Frauen und Männern mit demenziellen Veränderungen im hohen Alter zu Verhaltensweisen mit dem Ausdruck von Sexualität kommt? Je nachdem, welche Faktoren wie beantwortet und wie diese gesehen werden, dementsprechend aufmerksam und offen wird das Umfeld sein. Wenn Offenheit nicht gelingt, werden die Personen im Umfeld bei bestimmten Aussagen und Verhaltensweisen der alten Menschen weiterhin darüber hinweg sehen, dieses Thema ignorieren oder sich betroffen, vielleicht bedroht und beschämt dabei fühlen.

Als Valiationsanwenderinnen ist uns wichtig, dass Betreuer und Angehörige offene Augen und Ohren für solche Tabuthemen bekommen. Ein schönes Ziel wäre, eine Sensibilisierung einzuleiten und einiges mit dem Wissen über Validation und den praktischen Erfahrungen damit, zu ergänzen. Dadurch wird man alte Menschen auch beim Ausdruck von Bedürfnissen in Bezug auf Sexualität besser verstehen, unterstützen und besser begleiten können. In diesem Abschnitt wollen wir in einigen Beispielen auf die Häufigkeit und Dringlichkeit dieses Themas in Bezug zu alten Menschen mit beginnender und fortgeschrittener Demenz aufmerksam machen. Konkretes dazu später in Kap. 2.7.

Allem voran ist interessant, einen Blick auf das Verhältnis Frauen/Männer im hohen Alter zu werfen. Es ist Ihnen vielleicht schon aufgefallen, dass die überwiegende Anzahl der Fallbeispiele in diesem Buch von weiblichen Personen handelt. Das entspricht der Situation auf den meisten Pflegestationen. In Österreich sind rund zwei Drittel der an Demenz erkrankten Personen Frauen. Ein ähnliches Verhältnis zeigt sich bei den pflegenden Angehörigen (Bundesministerium für Gesundheit 2011). In einer Münchner Pressemitteilung zum Tag der älteren Generation 2012 wurde angegeben, dass bei Hochbetagten ab 85 Jahren das Verhältnis Männer zu Frauen etwa drei zu sieben (72% Frauen) beträgt. Außerdem wird aus einer Grundlagenstudie im Faktenblatt (Höpflinger 2002) zum Thema Männer im Alter angegeben, dass das Alter mehrheitlich weiblich ist. Es wird gesagt, dass bei über 80-Jährigen zwei Frauen einem Mann gegenüber stehen und es bei den 90-Jährigen bereits drei Frauen sind. Männer sind auch im hohen Alter häufiger verheiratet als Frauen und sie leben im Alter weniger allein als Frauen. Sie können häufiger auf eine weibliche Pflegeperson aus dem familiären Umfeld zurückgreifen und sind in Alters- und Pflegeheimen untervertreten (Verhältnis: ein Mann auf vier Frauen). Höpflinger (2002) schreibt vom „Hahn-im-Korb-Phänomen“, nämlich, dass viele sich gerne von Frauen versorgen lassen. Bei anderen wiederum wird Verunsicherung ihrer männlichen Identität festgestellt und dies führt zum Rückzug aus einem von Frauen geprägten Lebensalltag in den Alters- und Pflegeheimen.

Man fragt sich also, gibt es weniger an Demenz erkrankte Männer? Oder leben sie, von ihren Partnerinnen versorgt, eher zu Hause als in Pflegeeinrichtungen? Oder könnte für die große Ungleichheit der beiden Geschlechter mit demenziellen Veränderungen auch der Umstand eine Rolle spielen, dass viele der sehr alten Frauen im Laufe ihres langen Lebens mehr „herunterschlucken“ mussten als die Männer? Solange die Männer überwiegend Alleinverdiener waren, hatten viele Frauen sich daran gewöhnt, eher zu schweigen, wenn es Konflikte gab, anstatt das Risiko einer Trennung und dadurch einer Verarmung einzugehen.

Verdrängung, laufende Kränkungen und eine Anhäufung von nicht bearbeiteten Angelegenheiten könnten eine krankmachende Komponente bei den Frauen darstellen und in der Demenz zu verschiedensten Verhaltensweisen führen. Falls diese Hypothese auch nur teilweise zutreffen sollte, wird es in Zukunft eine spürbare Umverteilung geben, da die meisten Frauen heute nicht mehr finanziell von ihren Männern abhängig sind und deshalb keinen Grund mehr haben, sich unterzuordnen. Sie werden ihre Bedürfnisse daher möglicherweise früher als vielleicht bisher ausdrücken.

Aus der Sicht von Validation und unseren bisherigen Erfahrungen in der Praxis, ist es wichtig, einen geschlechtersensiblen Zugang zu Frauen und Männern in der Pflege und Betreuung zu finden und im Betreuungsalltag zu leben. Um dies zu erleichtern, wollen wir mögliche Hintergründe von Verhaltensweisen, die sich in irgendeiner Form auf sexueller Ebene bei Frauen und Männern zeigen und ausdrücken, mit einigen Beispielen aufzeigen.

Sehr alte Frauen, die noch einigermaßen orientiert sind, neigen dazu, sexuelle Themen zu unterdrücken und zu negieren: „So was brauche ich nicht“ sagen sie. Oder: „Ich bin immer „rein“ geblieben“. Sehr alte Frauen, die mangelhaft orientiert sind und ihre sexuellen Bedürfnisse ganz besonders unter Kontrolle halten wollen, drehen dann manchmal den Spieß um und beschimpfen junge, attraktive weibliche Betreuerinnen. Sie sagen: „Mit diesem tiefen Ausschnitt werden Sie keinen anständigen Mann finden!“ Diese alten Frauen schämen sich zuzugeben, dass sie selber manchmal von einem schönen Busen und einem feschen Mann träumen. Wenn man ihr Vertrauen gewonnen hat, äußern sie das aber unter vorgehaltener Hand oftmals sehr wohl.

Im Gegensatz zur Scham der Frauen geben sich Männer am Anfang eines demenziellen Prozesses dominant, wenn es um das Thema Sexualität geht. Hier überwiegt das auffallende, oft sehr direkte Verhalten alter Männer ganz eindeutig. Wir erleben sowohl klare, direkte, unmissverständliche Annäherungsversuche und Aussagen, wie auch wiederholte, sich aufdrängende, aber durchaus auch verschlüsselte Verhaltensweisen mit sexuellen Inhalten.

Der alte Jongleur

Ein alter Herr rief an, er suche eine Begleitperson für kurze Wege, da er nicht mehr alleine rausgehen wolle. Er war sehr einsam, seit seine Frau in einer Pflegeeinrichtung lebte. Meine Telefonnummer hatte er über die Botschaft herausgefunden, so kam der Kontakt zustande. Ich fuhr jahrelang wöchentlich zu ihm, um ihn für zwei Stunden zu besuchen und manchmal auch gemeinsam einige praktische Dinge zu erledigen. Seine Beine hatten nachgelassen und er verwendete zu Hause eine einfache Gehhilfe ohne Räder. Mit diesem Geh-Gestell wollte er aber unter keinen Umständen in der Öffentlichkeit gesehen werden. Er suchte ganz gezielt nach einer Begleitperson, die eine skandinavische Sprache beherrschte. Der alte Herr war in den Kriegsjahren und auch später noch, beruflich als Jongleur in Dänemark unterwegs gewesen. Er freute sich immer sehr, wenn er sich mit mir über diese schöne Zeit austauschen konnte. Wir unterhielten uns abwechselnd in Deutsch und in Dänisch. Nach einiger Zeit bemerkte ich allerdings, dass sich seine Art, mich zu begrüßen und die Art und Weise, wie er seine Hände dabei um meine legte, veränderte. Er wollte mich gar nicht mehr loslassen und ich musste mir eine Strategie zurechtlegen, um ihn ein wenig zurück zu weisen, ohne ihn zu kränken. Er sagte dann wiederholt: „Es ist aber schön, dass ihr Mann es erlaubt, dass Sie zu mir kommen. Also, ich meine, dass *er* das erlaubt!“ Wenn ich dann sagte: „Ich mache ja oft solche Besuche bei älteren Menschen, das ist mein Mann schon gewohnt“, stellte er sich taub. Er wollte anscheinend der neue Mann oder der zusätzliche Mann in meinem Leben sein. Ich bekam den Eindruck, dass er sich im Stillen erträumte, dass ich und er eine innige Verbindung eingehen könnten. Er himmelte mich mit Blicken an und litt sichtlich, weil er mich nicht beeindrucken konnte. Obwohl diese Situation ein wenig mühsam war, stellte ich die Besuche bei ihm nicht ein, weil er die Möglichkeit einer ernsthaften Aussprache wirklich brauchte. Der alte Mann war zwar meistens orientiert, aber er war eindeutig jemand, der gerne im Mittelpunkt stehen und besonders gerne bemitleidet werden wollte. Sein Verhalten war das eines typischen Märtyrers, niemand war so zu bedauern wie er. Es war oft notwendig, ihn lange Zeit anzuhören, nachzufragen und ihm nicht zu widersprechen. Er wollte überhaupt keine andere Meinung anhören. Scheinbar gelang es mir nicht wirklich, sein Selbstwertgefühl zu verbessern. Letztlich war der Antrieb, einer Frau gefallen zu wollen, so groß, dass er selber eine Lösung fand, sein Bedürfnis nach Beachtung zu stillen. Als ehemaliger Bühnenkünstler war er ein Perfektionist, er hatte viel Ausdauer und Geduld. Er erzählte oft, wie gut er jonglieren kann, und zeigte viele Fotos und Zeitungsausschnitte aus seiner erfolgreichen Zeit als Künstler. Eines Tages überraschte er mich mit einem Auftritt. Er bat mich gleich nach der Begrüßung, wieder in das lange Vorzimmer hinaus zu gehen und dort zu warten, bis er mich ruft. Er saß, wie immer, in seinem großen Lehnstuhl in der Ecke des Wohnzimmers und hatte neben sich seine Gehhilfe. Die Türe zum Wohnzimmer sollte offen bleiben. Plötzlich rief er leise: „Jetzt" und ich ging rasch zur Tür. Er stand vor dem Lehnstuhl und hatte seine Gehhilfe hoch hinauf über die eigene Kopfhöhe gestemmt. Auf den Spitzen seiner beiden Zeigefinger balancierte er sie lange und gekonnt in der Luft. Erst als es bedrohlich wackelte und ich einen unkontrollierten Schrei ausstieß, war die Vorstellung zu Ende. Das Ganze schaute wirklich völlig grotesk aus. In diesem Moment fing er die Gehhilfe wieder elegant mit seinen beiden Händen auf, wie ein Profi so etwas eben macht. Er stellte die Gehhilfe sanft vor sich auf den Boden, stützte sich darauf, lachte über das ganze Gesicht und sah mich lange mit einem triumphierenden Blick an. Er fühlte sich in diesem Moment anerkannt wie in alten Zeiten und war glücklich! Ich hatte nachher den Verdacht, dass er diese Balance-Nummer wochenlang heimlich trainiert hatte, um mich damit zu überraschen und zu beeindrucken. Selbstverständlich sprach ich ihm gebührend meine Wertschätzung aus! Wir haben noch lange über dieses Ereignis gesprochen, dabei zeigte sich jedes Mal ein glückliches Lächeln auf seinem Gesicht. Es war ihm gelungen, mich als unnachahmlicher, männlicher Bühnenkünstler zu beeindrucken. Es war deutlich zu spüren, dass er seine Würde zurückgewonnen hatte und sich nicht mehr wie ein alter, gehbehinderter Mann fühlte. Die Gehhilfe benützte er an Stelle seiner früheren Utensilien auf der großen Bühne. Damals begeisterte und beeindruckte er über viele Jahre das Publikum in der ganzen Welt.

Das Bedürfnis nach Sexualität zeigt sich bei Männern häufig sehr direkt und ohne die Verwendung von Symbolen. Das Bedürfnis beachtet und/oder begehrt zu werden, drückt sich bei Männern zu Beginn einer Demenz oft dadurch aus, dass sie Frauen beeindrucken wollen. Sie sind charmant, wollen durch Aktivität zeigen, was sie immer noch können, oder erzählen gern, wie sie die Welt bereist haben. Manchmal wollen sie aber auch alles bestimmen und zeigen, dass sie nach wie vor der Herr im Haus sind. Niemand darf dann widersprechen oder Vorschläge machen. Sie wollen auch ihre berufliche Kompetenz, Unabhängigkeit und Freiheit besonders hervorkehren. Sexualität sprechen sie oft frei und in einer sehr harten Art und Weise an. Einige von ihnen haben ihre Männlichkeit bereits in Jugendjahren in unterschiedlichster Art und Weise besonders durch Sexualität definiert. Aussagen von sehr alten Männern in einer Pflegeeinrichtung, wie z. B.: „Los komm her da". Oder: „Ich will, dass du mir dabei hilfst", während sie ungeniert auf ihren Penis zeigen und nach Hilfe beim Masturbieren verlangen, sind keine Seltenheit.

Es ist äußerst wichtig, dass man bei diesem Verhalten seine eigenen Grenzen gut kennt und sich nicht unfreundlich, aber sehr klar äußern kann. Man kann antworten: „Herr S. Sie brauchen Hilfe? Ah, *dabei* kann ich Ihnen nicht helfen." Man nimmt den alten Mann ernst und versucht, ihm die eigenen Grenzen freundlich aber klar zu verdeutlichen. Da dieses Beispiel aus der Praxis stammt, möchten wir beschreiben, wie man weiter mit Validation reagieren kann, wenn man sich dazu in der Lage fühlt.

„Sie brauchen *dabei* Hilfe?" „Ja das wäre gut!" „Herr S., was haben Sie früher gemacht, wenn Sie damit alleine waren? Ah, da war Ihre Frau da? Haben sie sich gut verstanden? Hatten sie ein gutes Übereinkommen? Und wenn Sie mal alleine waren, wie haben Sie sich geholfen? Ah, mit den Heften, in denen viele nackte Frauen gezeigt werden?" Der Herr meinte danach, er hätte gern solche Hefte, es könnte helfen. Er sprach weiter über seine Frau, die er seit ihrem Tod sehr vermisst. Durch die Offenheit im Team dieser Pflegestation, war es möglich, dass er zweimal in der Woche, von einem männlichen Pfleger mit Softpornoheften ins Badezimmer gebracht wurde. Das Badezimmer wählte er selbst, um alleine zu sein.

„Schaut her, was ich da habe!"

Herr M. ist 89 Jahre alt, zeitlich und örtlich sehr desorientiert. Er sitzt im Rollstuhl, kann aber mit Hilfe ein paar Schritte gehen. Im Aufenthaltsraum einer Pflegestation sitzt er mit vier Damen um einen Tisch, er ist beliebt und genießt sichtlich die Gesellschaft der Frauen. Eines Tages steht er plötzlich von seinem Rollstuhl auf, zieht die Jogging Hose herunter und zeigt ungehemmt seinen Penis, in dem er sich in der

Runde hin und her bewegt. Zu den Bewegungen wiederholte er ständig: „Da schaut's her, da schaut ihr aber, was ich da habe!" Die Damen reagierten sehr unterschiedlich. Eine drehte sich weg, eine andere schrie dabei auf und brachte dann doch ein verschmitztes „Oh!" hervor. Die anderen Damen realisierten anscheinend nicht, worum es dabei ging, ihr Gesichtsausdruck spiegelte Verwunderung. Da ich damals zufällig vor Ort war, ging ich zu Herrn M. und holte ihn mit Validation in seiner Welt ab. Ich berührte ihn an der Schulter, nahm Blickkontakt auf und sagte zu ihm: „Oh, Herr M. Sie wollen was zeigen, da schauen die Damen aber?" Dabei drehte ich den Kopf in die Runde. Er sah mich an und versuchte die Hose hochzuziehen. „Alle schauen was ich da habe!" sagte er dabei. Ich half ihm, die Hose anzuziehen und sagte dabei: „Ist es gut, wenn alle sehen, was Sie da haben? Passt es jetzt?" Er nickte mit dem Kopf und antwortete: „Jetzt ist es gut so!" und setzte sich. Einige Damen tuschelten noch, andere äußerten sich gar nicht, aber danach war deutlich mehr Leben in der ganzen Runde. Wenn man Validation gelernt hat, weiß man über seine eigenen Gefühle und Grenzen Bescheid, man kann auf das eingehen, was gerade jetzt passiert und einfühlsam darauf reagieren.

Wenn sich jemand in einer Übergangsphase zwischen meistens orientiert und beginnend desorientiert befindet, spielen sich häufig dramatische Situationen in Bezug auf Sexualität ab. Auch mit Demenz oder Desorientierung bleibt jeder Mensch doch Frau oder Mann.

Behauptungen von alten Frauen, dass ihre Unterwäsche gestohlen wurde, kaputt ist, oder nicht ihre eigene ist, stehen symbolisch oft für fehlende Sexualität oder für die verloren gegangene Möglichkeiten, Sexualität auszuleben. Sie könnten aber auch repräsentativ sein für den schmerzhaften Umstand, vom anderen Geschlecht als nicht begehrenswert wahrgenommen zu werden. Weibliche Unterwäsche wie der BH oder die eigenen Unterhosen sind fast immer Symbole für das Bedürfnis, „Frau zu sein". Wenn dieses Bedürfnis im Leben zu kurz gekommen ist und von der Person nicht entsprechend gelebt werden konnte, benützt sie in der letzten Lebensphase eine verschlüsselte Möglichkeit, um es der Umwelt endlich zu sagen oder zu zeigen. Manchmal holen alte Frauen zum Beispiel den Wunsch, ihren Partner an den intimsten Stellen ihres Körpers zu spüren, nach, indem sie plötzlich Tag und Nacht seine Unterhosen tragen und nicht davon abzubringen sind. Die Männerunterhosen sind jetzt das Symbol für den fehlenden Sexualpartner in ihrem Leben. Ein anderes, häufig benütztes Symbol in diesem Zusammenhang sind jüngere Pflegerinnen, die charmant sind und ein attraktives Äußeres haben. Sie werden vielleicht als erstes beschuldigt, die Unterwäsche gestohlen zu haben. Jüngere Pflegerinnen werden auch manchmal als Huren bezeichnet, und sie können von alten Frauen als ernsthafte Konkurrentinnen in nahem Umfeld angesehen werden. Diese jungen Frauen stehen symbolisch für die eigene, verlorengegangene Jugend. Sie sehen in ihnen die junge, begehrenswerte Frau, die jederzeit einen Partner bekommen kann, die sie selbst früher einmal waren! Ein anderer Grund kann sein, dass eine alte Frau früher von ihrem Partner betrogen wurde, es aber immer geduldet hat und die Eifersucht und den Zorn auf die andere Frau unterdrückt hat. Jetzt sucht sie eine junge Pflegerin oder Nachbarin aus, der sie symbolisch, also anstelle der damaligen Nebenbuhlerin alles sagt, was sie damals nicht sagen konnte.

Manchmal kann ein zu kurz gekommenes Sexualleben viele Jahre später zu seltsam scheinenden, symbolischen Ausdrucksformen führen. Das dahinter stehende Bedürfnis nach einem erfüllten Leben als Frau und Geliebte bleibt sehr lange Zeit gleich, aber die verschlüsselten Ausdrucksformen ändern sich.

Im nächsten Beispiel wird eine Frau beschrieben, die in ihrem Leben eine besonders gute Erziehung erfuhr und einen hohen Bildungsgrad erreichte. Es werden drei Abschnitte, die sich über einen Zeitraum von mehreren Jahren bis zum Ende ihres Lebens ziehen, beschrieben. Der Verlauf der Situationen wird zu Beginn, dann bei einer fortgeschrittenen und zum Schluss bei einer noch stärkeren Desorientierung beschrieben.

Frau G.

Ich holte meine alte Bekannte von ihrer Wohnung ab. Plötzlich sagte sie mit großem Nachdruck: „Mein Vater hat ja *viel* mehr mit mir gemeinsam gehabt, als mit meiner Mutter. Es gab viele Dinge, die er mit ihr nicht besprechen konnte, weil sie diese Dinge gar nicht verstanden hätte. Da hat er sich *viel* lieber mit mir ausgetauscht. Wir waren innerlich sehr verbunden, wirklich sehr verbunden." Meine Bekannte hatte bei dieser Aussage einen verklärten Gesichtsausdruck, den ich bei ihr bisher noch nie gesehen hatte. Sie war auch etwas verlegen. Es wirkte ein wenig, als ob sie mir von etwas Verbotenem erzählen würde. Ich spürte, dass sie das Eigentliche, das Wichtige nur andeuten konnte. Leider reagierte ich falsch. Ich versuchte etwas Positives über ihre Mutter zu sagen. Sie reagierte sofort verärgert: „Ja, aber das kann man doch *überhaupt* nicht vergleichen." Ihr Tonfall war dabei so herablassend, als ob ich etwas sehr Dummes gesagt hätte. Erst jetzt begriff ich den vollen Umfang ihrer Situation. So hätte sie früher niemals reagiert. Sie war immer voll des Lobes über beide Eltern gewesen. Das galt früher auch für die Mutter. Als sich dann anschließend die Aussagen über den Vater in genau derselben glücklich verklärten Emotion mehrmals wiederholten, bestätigte sich mein Verdacht: „Es war der Beginn einer Demenzerkrankung." Ich erschrak, weil mich ihr veränderter Zustand unerwartet traf und ich ihn im allerersten Moment nicht wahrhaben wollte. Die symbolische Bedeutung war mir sofort klar. Es war der eigene Vater, der hier in verschlüsselter Weise als Ersatzperson für ihr Bedürfnis nach einem Partner verwendet wurde. Ab diesem Moment habe ich sie validierend und emphatisch begleitet. Ich sagte: „Es ist wirklich wunderschön, wenn sich zwei Menschen so verbunden fühlen." Oder: „Eine glückliche, gemeinsame Zeit kann einem niemand mehr wegnehmen." Sie reagierte mit einem wunderschönen Lächeln.

Später besuchte ich sie zu Hause in ihrer schönen Wohnung. Sie erkannte mich sofort und nannte meinen Namen. Allerdings kannten wir uns schon seit Jahrzehnten und hatten viele Dinge gemeinsam erlebt. Die Haushaltshilfe hatte mir die Eingangstüre geöffnet, weil Frau G. das Gehen schon schwer fiel. Äußerlich hatte sie sich sehr verändert. Ihr sonst so gepflegtes Erscheinungsbild war dahin. Sie saß unfrisiert auf einer zerknüllten Decke im Sofa und rieb immer wieder mit ihren Fußsohlen am Fußboden. Ihre Gemütsverfassung war sprunghaft und wechselte zwischen Fröhlichkeit und Trauer. Sie sagte: „Weißt du, mir ist alles hier so fremd. Ich finde mich nicht zurecht. Ich war in dem anderen Österreich. Mein Mann erlaubt mir ja nichts. Ich muss das tun, was er will. Ich bin ja verheiratet." Sie atmete tief und ließ den Kopf hängen. „Am liebsten würde ich aus dem Fenster springen, dann wäre alles vorbei. Aber ich kann ja nichts machen, das würde mein Mann nicht erlauben." Ich fragte sie, ob man da gar nichts machen könne? Sie schüttelte den Kopf. „Ich muss mich halt damit abfinden." Sie sprach weiter von einigen alten Freundinnen und war wieder guter Laune. Als dann eine dieser Freundinnen anrief und ich ihr den Hörer gab, war sie ganz in ihrem Element. Doch danach kam erneut das Thema Mann. Der Mann, der sich um sie kümmerte, war ihr Sohn. Sie hatte ihn seit einiger Zeit zu ihrem Ehemann umfunktioniert. Obwohl sie ihn immer sehr gern gehabt hatte, spürte sie gleichzeitig, dass er jetzt das Sagen hatte, und dass sie sich nach seinen Anordnungen richten musste.

Bei der dritten Begegnung hatte meine alte Bekannte nicht mehr viel Kraft, um den Alltag zu bewältigen. Sie schlief viel und war nur ab und zu wach. Ihr Bedürfnis ging mehr in Richtung Sicherheit und Geborgenheit. Sie wirkte entspannt und war in ihrem Inneren sichtlich in ihre Geburtsstadt zurückgekehrt. Sie fühlte sich jetzt geborgen. Sie erzählte, dass er hier gleich nebenan wohnte und auch hier schlief. Sie zeigte mit dem Finger auf das Zimmer nebenan, wo früher ihr Mann und einige Zeit später, nach seinem Tod, ihr Sohn viele Jahre lang gelebt hatte. Danach wurde sie von einer 24-Stunden-Hilfe betreut, damit sie nicht mehr alleine sein musste.

Es war ganz deutlich zu spüren, dass die männliche Person, die sie jetzt nur mehr „er“ nannte, und die sie als Symbol verwendete, immer näher und näher an sie heran gerückt war. „*Er*“ war für sie jetzt immer: „Hier, gleich daneben“. Sie hatte jetzt nur mehr das Bedürfnis nach Geborgenheit. Das Bedürfnis nach einem Ehemann und Partner hatte sich aufgelöst. Es wurde ersetzt durch ein Bedürfnis nach einem Mann mit einer Schutzfunktion, so ähnlich wie ein fürsorglicher Vater in der Kindheit. Der Kreis hatte sich geschlossen. Einige Zeit später ist meine Bekannte dann gestorben.

In einer Angehörigen-Beratungsrunde erzählte eine Teilnehmerin folgende Geschichte:

> Meine alte Mutter lebt noch alleine zu Hause. Sie sieht in letzter Zeit immer wieder Männer in ihrer Wohnung. Sie sagt, die Männer seien verhüllt und man könne ihre Gesichter nicht erkennen, weil es zu dunkel ist. Sie gehen angeblich immer zuerst durch das Vorzimmer. Dort steht ein besonders schöner, alter Biedermeierschrank, in dem sich Wäsche und feines Geschirr befinden. Meine Mutter hat große Angst um ihre schönen Sachen. Wenn ich dann nachfrage, gibt meine Mutter zu, dass die Männer bis jetzt noch nie etwas gestohlen haben. Aber die Mutter fragt mich ganz empört: „Was wollen die hier? Warum können die mich nicht in Ruhe lassen?“ Sie spricht dabei laut und ist verärgert! Später sagt sie dann sehr leise: „Immer müssen die mich belästigen. Ich kann kein Auge zumachen. Dauernd höre ich ihre Schritte. Sie kommen dann auch manchmal ins Schlafzimmer, aber ich stelle mich schlafend, rühre mich nicht und verstecke mich unter der Bettdecke! Es ist schrecklich!“

Um hier weiterhelfen zu können, müssen wir erst versuchen die möglichen Symbole zu erkennen. Ein wertvoller Schrank samt Inhalt, repräsentiert für viele Frauen die Identität und Kompetenz einer tüchtigen Hausfrau. Dieser Schrank war immer der ganze Stolz dieser Frau. Jetzt ist er nicht mehr sicher. Die alte Dame spürt seit einiger Zeit, ihre Rolle als tüchtige Hausfrau mehr und mehr zu verlieren. Die fremden Männer schleichen bedrohlich um den Schrank herum. Die alte Mutter erzählt das mit viel Ärger und Entrüstung, indem sie sagt: „Was fällt denen ein?“ Diese Aussage bezieht sich eher auf ihre jüngsten Verluste als Hausfrau und nicht auf etwas Sexuelles. Ihre Emotion ist jedoch ganz anders, wenn sie darüber spricht, dass die Männer zu ihr ins Schlafzimmer kommen. Hier wirkt ihre Stimme ängstlich, leise und völlig verzweifelt. Sie erlebte das Gefühl von großer Angst während des Zweiten Weltkrieges. Das war die Zeit, wo sie, wie so viele Frauen, durch Soldaten sexuell bedroht und sehr viele Frauen vergewaltigt wurden. Auch die Tochter weiß nicht konkret, was damals wirklich passiert ist, aber die Angst sitzt tief in ihrer Mutter.

Wie validiert man in diesen beiden Situationen? In der ersten Situation teilt man ein wenig ihre Empörung und stellt offene Fragen: „Was könnten sie mit deinen schönen Sachen tun? Was wollten sie damit machen? Wie oft kommt das vor? Ist es sehr schlimm für dich? Was ist das Schlimmste?" Wenn sie sich dann ausgesprochen hat, versucht man etwas Positives anzusprechen: „Musstest du schon immer auf diese schönen Sachen gut aufpassen? Welches war das schönste Stück, das du dort aufbewahrt hast? Wer hat dir das geschenkt? Ah, deine Mutter!"

In der zweiten Situation, wenn es um die Angst im Schlafzimmer geht, versucht der Betreuer ihre Angst ein wenig in sich zu spüren und sagt sehr ernst und ähnlich leise wie die alte Frau: „Du hörst ihre Schritte, sagst du? Sind sie laut oder leise? Sind sie überall im Schlafzimmer? Was machst du dann? Ah, du sagst dir selbst „abwarten" und fürchtest dich? Wovor fürchtest du dich am meisten? Was könnte passieren? Dauert es lange, bis sie verschwinden? Was tust du dann? Würde es helfen, wenn jemand von deinen Leuten in der Nähe wäre? Hattest du damals dort auch Familie oder Freunde in der Nähe? Haben sie dir geholfen? Wer war das? Waren sie eine große Hilfe?"

Der Unterschied in der Begleitung liegt darin, dass man in der ersten Situation eher sachlich und ein bisschen empört nachfragt. Außerdem stärkt man ihre Kompetenzen als tüchtige Hausfrau. In der zweiten Situation wird man mit der Stimme leise und fragt nach den Gefühlen. Dadurch kann die alte Frau Ängste aussprechen und wird dabei einfühlsam begleitet. Außerdem versucht man, eine Bewältigungsstrategie zu finden, die in einer früheren Situation mit derselben Angst geholfen hat. Dadurch kann sie sich gestärkt und sicher fühlen.

Ein positiver Abschluss einer Begegnung hat eine wichtige Funktion. Validation hat in erster Linie das Ziel, immer wieder zu versuchen, dem alten Menschen eine Möglichkeit zu geben, das auszudrücken, was er im Moment ausdrücken möchte. Man versucht zu ermöglichen, dass der alte Mensch wirklich angehört wird. Auch wenn es immer wieder um dieselbe Angelegenheit oder dieselben Ängste geht. Sie stehen eben häufig symbolisch für etwas oder jemand aus der Vergangenheit. Es ist aber ebenso wichtig, am Ende einer Begegnung, in der es um belastende Dinge ging, immer zu versuchen etwas Positives zu finden. Etwas, das gut tut oder vielleicht damals gut getan hat. Zum Beispiel, wird bei der Verabschiedung gefragt: „Ist es gut, wenn jemand da ist mit dem Sie sich aussprechen können?" Meistens nickt der alte Mensch dann und schaut uns dankbar an. Dieser positive Moment, kann auf einer tiefen Bewusstseinsebene festgehalten werden. Wenn man herausfindet, welche Berührung die Person sehr gerne hat, kann man mit immer der gleichen Berührung abschließen. Man verwendet diese Berührung und ähnliche Worte, um aus dem Gespräch auszusteigen: „Hat es Ihnen geholfen, dass Sie mit jemanden darüber sprechen konnten. Möchten Sie, dass ich wieder komme, damit Sie mit jemandem darüber sprechen können?"

Hier geht es also einerseits darum, dass ein einfühlsamer Betreuer eine individuelle Berührung ausprobiert und findet, die für diesen alten Menschen gut passt. Und andererseits geht es darum, dass genau diese Berührung später wiederholt eingesetzt wird, wenn möglich von mehreren Personen im Team, oder auch zu Hause, von allen Betreuern und Besuchern. Der Körper des alten Menschen „erinnert sich" an bestimmte Berührungen, die oft wiederholt werden. Durch so ein kleines wiederkehrendes Ritual, kann man Halt, Sicherheit und Geborgenheit vermitteln. Naomi Feil sagt manchmal in ihren Workshops: „Die Wörter sind nur oberflächlich". Damit möchte sie im weitesten Sinne, die große Bedeutung der nonverbalen Kommunikation hervorheben. Die gesagten Worte die gut tun, können sich also verändern, die Berührung die als passend für die Person gefunden wurde, bleibt gleich und kann rituell eingesetzt werden.

Als letztes Beispiel zum Kapitel Symbole, wollen wir nun ein ausführliches Beispiel beschreiben, das in einer Kurssituation für professionelle Pflegekräfte zum Thema Symbole entstanden ist. Das Beispiel wurde von einer Kursteilnehmerin erzählt, die sich neben ihrer beruflichen Tätigkeit als Pflegerin in der Situation einer betreuenden Tochter befand. Aus unserer Sicht dient dieses Beispiel einerseits dazu, aufzuzeigen, dass bei der Thematik „Demenzbetreuung" generell nicht zwischen Fachpersonen und privaten Personen unterschieden werden darf, andererseits schließt es den Bogen im Kapitel Symbole dadurch, dass sehr klar entschlüsselt und dargestellt werden kann, wie es bedingt durch eine bestimmte Lebensgeschichte, zu einem symbolischen Ausdruck in der letzten Lebensphase kommen kann und ein Prozess des Aufarbeitens, mit der Begleitung durch Validation, tatsächlich abgeschlossen werden kann.

In der Beschreibung geht es uns nicht so sehr darum darzustellen, wie jemand mit Validation kommuniziert hat. Es geht vorrangig darum, den symbolischen Hintergrund des Verhaltens zu erkennen und ein Verhalten dadurch besser zu verstehen. Durch theoretisches Wissen über Validation, kann man eine empathische, urteilsfreie Grundhaltung schneller lernen und annehmen und dadurch werden Techniken authentischer, leichter und kreativer eingesetzt.

Die Kursteilnehmerin erzählt

Meine Mutter ist noch gar nicht so alt. Sie ist zwischen fünfundsiebzig und achtzig Jahre alt. Sie wirkt auch nicht zeitlich und örtlich desorientiert, aber sie hat sich in den letzten Jahren sehr stark verändert. Sie ist verbittert und beschuldigend und sammelt die unmöglichsten Dinge.

> Sie behauptet, dass jemand in die Wohnung käme und alles durcheinander bringe. Sie hamstert und hortet eine Unzahl von Sachen und bekommt schreckliche Zustände, wenn jemand versucht, etwas wegzuräumen. Wir Geschwister besuchen sie zwar trotzdem manchmal, aber es endet jedes Mal mit einem Streit. Sie will sich nicht helfen lassen. Man darf dort überhaupt nichts machen und dann sagt sie immer wieder völlig unverständliche, verrückte Sachen wie: „Ich muss die Löcher in meinen Unterhosen stopfen!"

Die Tochter hat schon oft versucht, der Mutter die intakte Unterwäsche aus dem Kleiderschrank zu zeigen. So, dass sie sehen kann, es ist wirklich alles in Ordnung mit der Unterwäsche. Aber die Mutter ignoriert das. Sie wiederholt diesen Satz trotzdem immer und immer wieder. Die Tochter fragt im Validationskurs: „Warum sagt sie das?" Was steckt möglicherweise hinter dieser Aussage?

Es geht dabei natürlich nicht um durchlöcherte, kaputte Unterhosen aus Stoff. Die Mutter benützt eine Symbolsprache, um sich auszudrücken. Warum sagt sie aber Unterhosen, warum haben sie Löcher, und warum müssen diese Löcher ausgerechnet jetzt so dringend gestopft werden? Eine Vermutung, die sich später als zutreffend herausgestellt hat, ist, dass die Unterwäsche symbolisch für „Frau sein", Intimität, Sexualität steht. Es geht also womöglich um ein durchlöchertes, kaputtes Frauenleben. Wahrscheinlich gab es früher nie eine ruhige Zeitspanne, wo die Mutter sich über ein intaktes, erfülltes Leben als Ehefrau und Gattin freuen konnte. Das Gefühl, eine vollwertige Frau zu sein, ist nicht jetzt, sondern schon vor sehr, sehr langer Zeit für immer verloren gegangen. Ihr „Frau sein" wurde symbolisch durchlöchert. Und so blieb es bis heute. Die Mutter war damals sehr einsam. Diese Einsamkeit ließ sie verzweifeln. Eine ganz ähnliche Einsamkeit erlebt die Mutter heute wieder. Jetzt, im Alter ist deshalb dringend eine Reparatur nötig, bevor das Leben zu Ende geht. Die Mutter will nicht mit all diesen Löchern in den Unterhosen weiterleben. Sie will diese Löcher jetzt unbedingt stopfen, bevor es zu spät ist. Sie möchte, dass alles wieder in Ordnung kommt.

Die scheinbar verrückte Aussage hat eine sehr große Bedeutung. Es handelt sich um eine verzweifelte Bitte um Hilfe, die bis jetzt niemand gehört hat, weil Jung und Alt die ganze Zeit an einander vorbeigeredet haben, ohne es zu wollen. Die Tochter hat zwar versucht zuzuhören, aber sie hat überhaupt nicht verstanden, was die Mutter so dringend sagen will.

Ich frage die Tochter, ob ihre Mutter ein gutes, erfülltes oder ein schlechtes Leben als Frau und Ehefrau hatte? Viele Kinder wissen nichts Genaues darüber, diese Themen werden in vielen Familien oft nicht angesprochen. Aber Kinder spüren sehr gut, wie es Eltern miteinander geht, und es gibt meistens Erlebnisse, die Aufschluss geben können.

Die Tochter erzählt, dass ihre Mutter zwei Mal hintereinander von ihrem jeweiligen Mann betrogen, und im Stich gelassen wurde. Es war in keiner der beiden Situationen leicht für die Frau. Sie wurde damals von ihren Mitmenschen verachtet, weil sie als geschiedene, alleinstehende, verlassene Frau mit mehreren Kindern in einem kleinen, sehr katholisch geprägten Dorf lebte. Sie war völlig einsam, ihre Existenz als Gemischtwarenhändlerin war bedroht und sie wurde von vielen gemieden.

Jetzt ist die Mutter auch einsam und verlassen, weil sie mit der Zeit verbittert, unflexibel und beschuldigend geworden ist. Niemand mag sie wirklich gerne besuchen. Die Kinder nicht und die Enkelkinder auch nicht. Sie spürt, dass sie von ihren Angehörigen immer öfter gemieden wird, versteht aber nicht warum. Es ist ein schlimmes Gefühl, das sie aus ihrem Leben als junge Frau sehr gut kennt. Tief sitzende Verletzungen, die nie aufgearbeitet wurden.

Durch die Situation mit ihren beiden Männern wurden schon damals ihr „Frau sein", ihr Ansehen im Dorf und ihre Selbstachtung zerstört. Dieses Gefühl der Zerstörung war der Grund für ihre schreckliche Einsamkeit, sowohl als Frau, wie auch als Dorfbewohnerin. Diese Verletzungen sitzen tief und die Mutter konnte bis heute niemanden finden, mit dem sie das Unrecht von damals aufarbeiten konnte.

Jetzt benützt die Mutter die durchlöcherten Unterhosen als Symbol, um ihren Schmerz auszudrücken. Sie benützt dazu unbewusst ein Kleidungsstück, das ihre Intimsphäre bedecken und beschützen sollte, welches aber in diesem Sinne seit damals nicht mehr intakt ist. Die weit zurückliegende und die heutige Einsamkeit und Verzweiflung, sind mit ganz ähnlichen Emotionen besetzt. Der lange Bogen im Leben der Frau hat sich geschlossen.

Nach dem Kurs in Validation veränderte sich die Situation positiv. Die Kursteilnehmerin konnte ihre Mutter mit anderen Augen sehen. Sie hatte verstanden, dass sich die Mutter in einer Phase befindet, in der sie sich mit vielen Dingen aus ihrem Leben auseinandersetzen muss. Es wurde der Tochter deutlich bewusst, dass sich ihre Mutter in einem beginnenden Prozess der Aufarbeitung befindet. Nach dem Kurs führte sie mehrere Gespräche mit ihren Schwestern. Sie lernten alle, die Mutter nicht zu korrigieren, sondern zuzuhören und empathisch nachzufragen. Die Schwestern übten einige verbale Techniken miteinander und zogen auch ihre beiden Kinder mit ein. Sie versuchten alle, im Sinne der Validation zu handeln. Die durchlöcherten Unterhosen waren bald kein Thema mehr. Auch in praktischen Angelegenheiten wussten sie sich zu helfen. Die Tochter hatte zum Beispiel die Idee, zwei neue Zeitungen ausdrücklich als Geschenk mitzubringen und dabei einen großen Stoß alter Zeitungen zu entfernen. So konnte die Wohnung langsam entrümpelt werden. Die Enkelkinder wurden wieder von der Oma umarmt und die ganze Stimmung war freundlich und positiv. Es gab fast keine Konfrontationen mehr. Die Mutter wirkte meistens entspannt und fühlt sich verstanden. Die familiäre Atmosphäre hatte sich völlig geändert.

Wie bereits beschrieben, reagiert eine Person die mit Validation begleitet, nicht anders auf eine symbolische oder verschlüsselte Äußerung, als auf jede andere Äußerung eines alten Menschen. Die verbalen und nonverbalen Techniken sind immer dort einsetzbar, wo sie passen und wo es Sinn macht. Wenn man aber erkennt, dass die Äußerung eines sehr alten Menschen eine symbolische Bedeutung beinhalten könnte, und lernt, wie hier beschrieben, zielgerichtet danach vorzugehen und vor allem, wenn man offen und bereit ist, eine neue Sichtweise anzunehmen, dann kommt man mit Sicherheit sehr viel rascher dorthin, wo es allen am besten hilft.

Fast immer kommt das gleiche Thema mehr als einmal vor. Wenn man eine richtige Vermutung hat, geht es oft ganz schnell. Es entsteht dann plötzlich ein Moment, wo eine tiefe, echte Begegnung stattfinden kann. Die jeweilige Richtung und das Tempo werden immer vom alten Menschen vorgegeben. Wenn der alte Mensch genug hat, stoppen auch wir. Es geht darum, einen Weg zu finden, wo wir auf mehreren Ebenen mit der alten Person gehen und nicht gegen sie agieren.

Es ist wirklich wichtig, alte Menschen, die ihre Gefühle und Bedürfnisse symbolisch ausdrücken oder zeigen, nicht zu ignorieren. Es ist ein Miteinander, das Naomi Feil uns manchmal mit ihren beiden Armen demonstriert. Sie schwingt dabei die Arme langsam von rechts nach links und wieder zurück. Es ist wie eine Pendelbewegung, man spürt, wann der Punkt erreicht ist, an dem es wieder in die andere Richtung geht. Man könnte sagen, wir versuchen dem alten Menschen den zu starken Wind aus den Segeln zu nehmen. Dadurch baut sich jedes Mal ein wenig Druck ab. Indem wir seine Äußerungen und Verhaltensweisen respektieren und auf sie eingehen, sie nicht beurteilen, ganz gleich wie unlogisch oder fremd sie für uns klingen oder aussehen mögen, wird es leichter, ein gutes Miteinander zu erreichen. Wir betrachten Äußerungen und Verhaltensweisen von alten Menschen als Ausdruck ihrer emotionalen Bedürfnisse und ihrer momentanen Sicht der Dinge und nehmen diese ernst. Jeder Versuch zu konfrontieren, zu überzeugen oder zu korrigieren ist kontraproduktiv. Dazu ist es jetzt zu spät. Der alte Mensch hat nur diese eine Welt, in der er gerade lebt, er hat keine andere. Also sollten wir versuchen, ihn dort, wo er sich gerade befindet abzuholen und ihn einfühlsam zu begleiten.

Wir denken, dass wir nun ein Grundgerüst und einen ausführlichen Überblick über das weite Feld der Symbole im Bezug zum alten Menschen geschaffen haben. Wir und viele unserer Kollegen sind dabei, dieses Thema in der Validation weiter zu entwickeln. Der Bedarf, mehr über symbolische Handlungen zu erfahren und wissen zu wollen, wird uns von professionellen Pflegenden und Betreuenden aber auch von Angehörigen immer wieder mit Nachdruck vermittelt. Sie werden entdecken, dass kaum ein Beispiel ohne Symbolcharakter zu beschreiben ist. Es ist einfach so, dass alte Menschen einen Weg finden müssen, auch wenn dieser für uns noch so skurril erscheinen mag. Sie versuchen, sich auf ihre Art und Weise auszudrücken, wenn es darum geht, in Balance zu kommen, um im Frieden sterben zu können.

2.7 Exkurs: Wissen und Erfahrungen zum Thema Sexualität bei Menschen mit Demenz

Kein Mensch kann wissen, ob er später einmal von einer Demenz betroffen sein wird, oder nicht. Für die meisten Menschen sind Kontrollverlust und Abhängigkeit Horrorvorstellungen. Wenn dann noch das Thema Sexualität angesprochen wird, kommen neue Komponenten dazu, die mit Scham und sich lächerlich machen verknüpft werden. Solche Tabuthemen sind bestens dafür geeignet eine Art Vogel-Strauß-Politik an den Tag zu legen, also den Kopf in den Sand zu stecken. Niemand möchte sich damit beschäftigen.

In diesem Kapitel wird versucht, ein wenig mehr Licht in diese Thematik zu bringen, schließlich geht es uns alle mehr oder weniger etwas an. Wenn wir uns mit der Bedeutung von Sexualität im Alter und bis zum Lebensende beschäftigen, können aus unserer Sicht Ängste, Peinlichkeiten und Vorbehalte durchaus abgebaut werden. Dadurch steigen die Chancen, dass man später auch selbst auf Verständnis und Unterstützung in diesem heiklen Bereich stößt, wenn man sie braucht. Unwissenheit, Befangenheit und Ignoranz sind jedenfalls keine guten Begleiter.

Im Kap. 2.6 wurde auf viele unterschiedliche, symbolhafte Verhaltensweisen im sexuellen Bereich alter Menschen hingewiesen. Unterschiedliche sexuelle Bedürfnisse und Sehnsüchte von orientierten alten Menschen unterscheiden sich wahrscheinlich kaum von den Bedürfnissen alter Menschen mit einer dementiellen Einschränkung. Allerdings gibt es sehr große Unterschiede in den Erlebnis-, Ausdrucks- und Verhaltensweisen dieser beiden Gruppen. Wir brauchen deshalb mehr Information, Wissen und Praxiserfahrungen im Zusammenhang mit dem Thema Sexualität und Demenz.

Sexualität ist meist ein persönlich definiertes, sehr weit gestreutes und gelebtes Feld. Im weitesten Sinne lässt sich Sexualität als Gesamtheit aller Lebensäußerungen, Verhaltensweisen, Emotionen und Interaktionen von Menschen bezogen auf ihr Geschlecht und den Geschlechtstrieb beschreiben. Dennoch hat wohl jeder Mensch eine ganz persönliche Idee und Beschreibung sowie Auslegung, was er oder sie darunter versteht. Viele ältere Menschen beschreiben uns allerdings auch Veränderungen im Laufe des Lebens, in Bezug auf den Umgang, die Bedeutung und die Wichtigkeit von Sexualität.

Wenn alte Menschen durch eine Demenz mit der Beeinträchtigung und dem Verlust von kognitiven Fähigkeiten konfrontiert werden, haben sie häufig auch mit dem Kontrollverlust ihrer Gefühle zu kämpfen. Je nachdem wie man im Leben bereits damit umgegangen ist, an gesellschaftliche Konventionen gebunden war, so kann sich das wie bereits weiter oben beschrieben im hohen Alter und durch eine demenziell ausgelöste Desorientierung in unterschiedlichsten Verhaltensweisen ausdrücken. Viele Begriffe werden dem Thema Sexualität und im Speziellen der Sexualität im Alter zugeordnet:

Intimität. Das Wort Intimität wird abgeleitet aus dem lateinischen „intimus“ = Innerster; tiefster, geheimer Vertrauter, engster Freund. Intimität hat also nicht nur mit Sexualität zu tun. Es hat mit „Seelenverwandtschaft“, innerer, aber auch körperlicher Nähe, Austausch auf allen Ebenen, geben und nehmen, Fürsorge, Rücksichtnahme, Mitgefühl und Berührungen zu tun und kann letztlich bis zur Vereinigung im Geschlechtsverkehr gehen. Das Bedürfnis nach einem Intimpartner dauert oft bis zum Tod und macht auch vor einer Demenz nicht halt. Selbst wenn es noch einen Partner oder eine Partnerin gibt, wird dem Bedürfnis nach Intimität, dem Ausdruck von Gefühlen oftmals direkt und in jeder erdenklichen Lage und bei jeder, auch unbekannten, Person nachgegeben.

Sinnlichkeit. Als Sinnlichkeit bezeichnet man die Zuwendung zum angenehmen Erleben, dem Genuss durch die Sinne. Durch das Einbeziehen aller Sinne, hören, sehen, spüren, riechen, schmecken, kann man Gemeinsamkeiten finden und Anregungen erfahren. Körperliches Verlangen, Liebkosungen, Berührungen zu zweit oder auch alleine gehen fast immer über unsere Sinnesorgane. Auch erotisches Material kann dazu behilflich sein. Da Menschen mit Demenz stark von ihrer Gefühlsebene abhängig sind, sind auch die Wahrnehmungen über und durch Sinnesreizungen erheblich verstärkt. Besonders über Berührungen können daher oftmals Missverständnisse und Missdeutungen hervorgerufen werden. So kann eine liebevoll gemeinte Berührung bereits ein sexuelles Bedürfnis auslösen.

> Eine Tochter erzählte, dass sie sich von ihrem desorientierten Vater plötzlich bedrängt fühlt, es ist ein anderes, eher unangenehmes Gefühl, wenn die beiden sich begegnen. Auf die Frage, wie sie sich ihm nähert, meinte sie, so wie schon immer. Sie begrüßt ihn mit einer liebevollen

> Umarmung mit beiden Händen und einem Küsschen auf die Wange. Die Gattin des Vaters war vor einigen Jahren verstorben, sein Bedürfnis nach Nähe und Intimität bleibt und wird nun ungefiltert und unkontrolliert bei der Tochter anstelle der Ehefrau ausgedrückt und ausgelebt. Es ist wichtig, so ein Gefühl bei sich selbst ernst zu nehmen, zu reflektieren und nun die Berührung bei der Begrüßung so zu verändern, dass es für beide Personen passt. Am besten, man begrüßt mit einer Berührung an der Schulter, mit nur einer Hand und mit gutem Blickkontakt. Vielleicht ist dann auch das Küsschen in Ordnung, weil es nicht ganz so nahe ist wie davor. Man probiert das einfach aus und findet heraus, was am passendsten ist.

Wichtig ist, dass man besser versteht, was sich verändert hat und was hier überhaupt passiert. Dadurch entstehen meist gute Möglichkeiten, um unser eigenes Verhalten anzupassen und so für alle ein besseres Miteinander zu schaffen.

Dieses Beispiel beinhaltet nicht nur die verstärkt wahrgenommene Sinnlichkeit einer desorientierten alten Person, sondern ebenso die sexuelle Identität. Ein gesunder Mensch weiß, wer Vater und Mutter, Tochter und Sohn ist, fühlt und anerkennt damit auch, dass es dahin keine sexuelle Orientierung gibt. Ist jemand allerdings durch eine Demenz beeinträchtigt, kann sich die sexuelle Identität jedoch gravierend verlieren.

Identität. Sie umfasst die Antworten auf folgende Fragen: Wer bin ich? Wer war ich? Die persönliche sexuelle Orientierung, Bejahung oder Verneinung der eigenen sexuellen Identität, wichtige Rollen und Einstellungen können und werden sich im Laufe des Lebens verändern.

Besonders verändert zeigt sich das jedoch durch den Kontrollverlust bei einer Demenz. Je nach Bedürfnis wählt der alte Mensch die passende Identität für sich selbst und für bestimmte Personen in seiner unmittelbaren Umgebung. Ein ähnliches Beispiel zeigt den sexuellen Identitätsverlust in Verbindung mit Desorientierung an der Person noch einmal sehr gut auf.

> Eine alte desorientierte Frau sehnt sich nach Nähe und Sex. Ihr Gatte ist sehr früh verstorben. Die alte Frau kann nicht mehr einschätzen, wie alt sie selber ist, und sie kann in ihrem Umfeld die Personen nicht mehr richtig zuordnen. Sie lebt jetzt mit ihrer Familie in einem großen Einfamilienhaus. Seit einigen Monaten versucht sie täglich, aber ohne Erfolg, den jungen Mann zu verführen, der sich gerade im Badezimmer aufhält. Dieser Mann ist aber ihr eigener Sohn.

In diesem Beispiel konnte nach eingehender Beratung in mehreren Abschnitten die Situation im Haus deutlich verbessert werden. Beratungen dieser Art sind prozessbezogen. Die Angehörigen üben Schritt für Schritt den Ablauf der jeweils passenden Kommunikation mit Validation. Oftmals verändert sich eine Begegnung und in Folge die Situation bereits durch das bessere Verständnis und den anderen Umgang durch die Angehörigen.

Einsamkeit in der Demenz. Bei ungewollter Einsamkeit und dem großen Bedürfnis nach Nähe kann ein „Ersatz"-Intimpartner gesucht und oft erstaunlich rasch gefunden werden. Das gilt gleichermaßen für Männer und Frauen.

> Nach einem Todesfall in einer Einrichtung hat sich der verlassene Partner um Ersatz umgeschaut. Er hat Glück gehabt und es hat sich ein neues Pärchen gebildet. Man sieht die beiden oft Hand in Hand durch die Gänge gehen. In dieser Einrichtung gibt es ein speziell dafür geschaffenes Zimmer, wo sich zwei Bewohner je nach Bedarf zurückziehen können. Jetzt möchte dieses Pärchen gerade die Türe zum „Herzerlzimmer" öffnen. Zufällig kommt eine Betreuerin vorbei. Der alte Mann schaut sie verschmitzt an und fragt: „Na, was sagen Sie jetzt?" Sie antwortet: „Alles Gute und viel Vergnügen".

In dieser Einrichtung wird auf die sexuellen Bedürfnisse der Bewohner Rücksicht genommen.

Erfahrungen aus der frühen Lebensgeschichte. Einschneidende Lebenserfahrungen in der Jugend spielen oft erst Jahrzehnte später eine große Rolle. Die Art der Aufklärung (positiv/negativ), kulturelle Unterschiede, die Art und Weise, wie Kinder und Jugendliche vor Übergriffen gewarnt wurden, prägende Erfahrungen im Familien- und Freundesumfeld usw. Das alles prägt unser Verhalten im späteren Leben und beeinflusst unsere Sicht auf das Thema Sexualität bis ins hohe Alter.

> Eine alte Frau liegt vollständig angezogen, angespannt mit dem Rücken auf ihrer Bettdecke. Sie zeigt keine Mimik, ihr Blick ist leer und starr. Während ihrer ganzen Jugendzeit wurde sie von ihrer Mutter strikt von Männern ferngehalten. Eines Tages hatte sie Sex mit einer Zufallsbekanntschaft. Seitdem hatte sie angeblich nie mehr eine Beziehung. Jetzt drückt sie beide Hände verkrampft gegen das Schambein und sagt mit gepresster Stimme: „Hilfe, Hilfe … Jesus liebt mich, – ich will glücklich sein." Die alte Frau konnte nur ganz leise sprechen und ihr Blick war ununterbrochen starr an die Decke gerichtet.
> Nach einer minutenlangen Validation, zentriert und ohne das Verhalten zu kommentieren und zu beurteilen („… Hilfe, Hilfe, Sie brauchen

> Hilfe? Jesus liebt Sie? Sie wollen glücklich sein? Das dürfen Sie auch …") löste sich ihre Verkrampfung, sie hat tief durchgeatmet und hat sich ganz herzlich für die Anteilnahme bedankt.

Sexuelle Ausbeutung/Missbrauch. Opfer von sexueller Ausbeutung und Missbrauch fühlen sich häufig schuldig, schmutzig, niedergeschlagen. Es braucht meistens professionelle Unterstützung, damit später eine zufriedenstellende Partnerschaft erlebt werden kann. Ist dies geglückt, hält der hart erarbeitete „positive Zustand" meist bis ins hohe Alter an. Wenn die kognitive Fähigkeit und die Kontrolle über die Gefühle verloren gehen, kann das früh Erlebte zur neuerlichen schmerzlichen Erfahrung werden. Das passiert im Pflegealltag häufig bei Pflegehandlungen im Intimbereich, so wird zahlreich aus der Praxis berichtet. In solchen Situationen kann man nachvollziehen, worin die Ursache möglicherweise liegt, denn gerade solche Erlebnisse werden in Familiengeschichten selten bekanntgegeben. Aber nicht nur bei Pflegehandlungen kommen diese Erfahrungen zum Ausdruck. Die Spätfolgen von Ausbeutung, Missbrauch, Gewalt und Übergriffen im Sexualleben eines Menschen zeigen sich oft nicht gleich, sondern erst im Laufe einer fortgeschrittenen Demenz. Je früher im Leben der Missbrauch stattgefunden hat, desto später im Demenzverlauf kommen diese Erlebnisse deutlich zum Vorschein und zum Ausdruck.

> Eine sehr alte Frau liegt wimmernd im Bett. Tag und Nacht hört man einen leisen, hohen Heulton, der sich bei jedem einzelnen Atemzug wiederholt. Sie heult ununterbrochen, außer wenn sie gerade schläft. Seit Wochen hatte sie keinen Kontakt mehr zu ihrer Umwelt. Ihre Augen sind immer geschlossen; sie hat sich völlig zurückgezogen. Möglicherweise wird sie nicht mehr lange leben, das vermuten die Pflegenden. Sie haben versucht, sie zu trösten, aber sie konnten nichts erreichen, sie fühlten sich hilflos in dieser Lage. Die Stationsschwester hat um Hilfe gebeten. Es handelt sich um eine alte Frau, die angeblich als Kind von ihrem Vater missbraucht wurde.
> Nach einer kurzen, intensiven Validation hat der Heulton gestoppt. „Zentriert, Atemrhythmus aufgenommen, sehr große Nähe, den Heulton leise und tiefer mitgebrummt". Die alte Frau öffnete die Augen ein wenig, hat zart gelächelt und hat mir mit vier Fingern zugewinkt. Die Stationsschwester hatte Tränen in den Augen.

So etwas funktioniert natürlich nicht immer, das wichtigste ist aber, dass man nicht in der herkömmlichen Art versucht zu trösten. „Das wird schon wieder, alles ist gut …" Versuche, zu bagatellisieren und gut zuzureden, funktionieren in der Praxis nicht. Hierbei muss man zudem in Validation sehr geübt und erfahren sein.

Erlebnisse im Zusammenhang mit Geburten. Frauen, die traumatische Situationen im Zusammenhang mit einem Kinderwunsch oder schwierigen Lebensumständen zum Thema Kinder oder Geburtserlebnis hatten, können sich bis an ihr Lebensende daran erinnern, später allerdings nur noch auf der Gefühlsebene.

Einige Beispiele, mit denen wir in der Praxis immer wieder konfrontiert sind: Ungewollte Kinder, Kinderlosigkeit, Fehlgeburt, die Angst vor neuerlicher Fehlgeburt, Totgeburt, eine für Mutter und Kind lebensbedrohliche Geburt, eine Geburt, die heimlich stattfinden musste, die Geburt eines Kindes mit einer Behinderung oder mit körperlichen Missbildungen, eine Geburt, bei der das Kind unmittelbar nachher keine Lebenschance hatte oder aus anderen Gründen weggenommen wurde, die Geburt eines gesunden Kindes als Resultat einer „verbotenen" Liebe, oder aber auch aus Vergewaltigungen in Kriegssituationen, etc.

Bei Kontrollverlust durch eine Demenz werden alte Frauen leider sehr oft von ihren schmerzhaften Erinnerungen eingeholt. Das zeigt sich sowohl verbal wie nonverbal. Diese Erinnerungen können durch aktuelle Auslöser oder ein Jahresdatum, aber auch durch innere alte „Bilder im Kopf" zum Ausdruck kommen.

> Eine alte, desorientierte Frau ruft völlig verzweifelt um Hilfe, wenn sie auf ihrem Zimmerklo sitzt. Sie hat furchtbare Angst zu pressen. Sie will ihr Kind nicht verlieren. Sie schreit: „Hilfe, es kommt, es kommt!" Als Auslöser dafür ist höchstwahrscheinlich der übergroße Druck in ihrem Darm verantwortlich. Dieser erinnert sie an den Druck bei der Geburt, damals, als sie ihr Kind verlor. Das Team hat dafür gesorgt, dass die alte Frau regelmäßig Hilfe bekommt, damit ihre Darmtätigkeit besser funktioniert.

Oft ist es so wie hier relativ einfach, eine Erleichterung zu erreichen. In anderen Situationen muss man gut beobachten und einfühlsam probieren, welche Begleitung angemessen ist. Gerade auch diese Themen sind in der Familiengeschichte häufig nicht bekannt, da sie oftmals mit Schmerz und/oder tiefer Schuld und Scham besetzt sind.

> Eine sehr alte Frau, die Zeit ihres Lebens auf dem Land wohnt, strampelt in ihrer fortgeschrittenen Demenz in der Nacht die Bettdecke auf den Boden. Im Anschluss schafft sie es, aus dem Bett zu kommen und sich auf die zusammengeraffte Bettdecke zu setzen und dabei bitterlich zu schreien und zu weinen und zu guter Letzt darauf zu urinieren. Die Tochter war in einem Validationsangehörigenkurs und wollte einen Rat, wie man die Mutter bei diesem Verhalten begleiten kann. Durch jahrelange Erfahrung mit Validation und hunderte von Beispielen aus der

Praxis entwickelt man ein Gefühl dafür, worum es eventuell gehen könnte, ohne jegliche Zuschreibungen zu machen. In diesem Beispiel kam sehr schnell die Idee einer Geburt oder ähnlichem. Egal ob man es weiß oder nicht, die Begleitung mit Validation beurteilt das Verhalten nicht, sondern geht auf die Gefühlsebene ein. Natürlich reagierte die Tochter bisher ziemlich aufgebracht und zerrte die schreiende Mutter sofort wieder ins Bett. Sie nahm den Rat, sich zu zentrieren, zur Mutter zu setzen, sie zu wiegen und in einen Summton überzugehen, dankend an. Erst danach, als die Mutter sich beruhigte, brachte sie sie zurück ins Bett. Das half sehr gut und auch wenn es immer noch schwierig war, fühlte sich die Tochter nicht mehr so hilflos und konnte etwas tun.
Im Nachhinein fragte sie im Familienkreis, ob eine schwierige Geburtssituation aus dem Leben ihrer Mutter bekannt sei. Und siehe da, die jüngere Schwester der alten Frau erzählte, dass es eine Totgeburt gab, bei der das tote Kind hinter dem Haus im Misthaufen verscharrt wurde; sie durfte das Kind nicht sehen. Solch eine Situation kann man ein Leben lang verdrängen. Aber die eingesperrten Gefühle explodieren später und werden unterschiedlich und meist völlig irrational ausgedrückt, wenn die Kognition schwindet und die Filter fehlen.

Kontrollverlust durch die Demenz. Die Hemmschwelle im Ausdruck von Gefühlen sinkt immer mehr und Bedürfnisse wollen sofort gestillt werden, sie werden frei und ungefiltert ausgedrückt. Es gibt kein „Zu welchem Zeitpunkt oder in welcher Umgebung und mit wem tut man das?“ mehr.

Durch die Offenheit gegenüber dem Thema Sexualität bei Menschen mit Demenz hören wir immer wieder die skurrilsten Beispiele aus der Praxis, mit denen Betreuende in der Pflege und Angehörige zu Hause konfrontiert sind.

In einer Pflegeeinrichtung spielte sich Folgendes ab: Am späteren Vormittag sitzen einige Bewohner verstreut im großen Aufenthaltsraum und warten darauf, dass es Zeit wird für das Mittagessen. Darunter befindet sich auch ein alter Mann im Rollstuhl. An manchen Tagen kommt eine bestimmte Bewohnerin herein, geht direkt auf ihn zu, öffnet seine Hose und befriedigt ihn oral. Obwohl es scheinbar niemanden der dort lebenden Bewohner stört, wurde inzwischen um Unterstützung gebeten, schließlich findet die Situation im öffentlichen Raum statt.

Die Haltung in der Validation ist urteilsfrei und die individuellen Bedürfnisse der Personen sind daher grundsätzlich gültig. Es geht zuerst um Akzeptanz. Da in diesem Beispiel beide Personen mit ihren Bedürfnissen konform gehen, soll vorranging ein Rahmen gefunden werden, indem diese ungestört gelebt werden können und zwar so, dass auch niemand anderer dadurch gestört wird.

Verhaltensweisen, angefangen von Masturbation in Aufenthaltsräumen, ungeniertes Auskleiden, freies Berühren und Spielen mit den eigenen Genitalien, ausgedrückte, unverarbeitete Geburtserfahrungen, bis hin zum Einführen von gefährlichen Gegenständen als Ersatz für sexuelle Befriedigung fordern uns in der täglichen Praxis enorm heraus. Wir brauchen Wissen, Verständnis, Erfahrung und respektvolle Reaktionen und viel Werkzeug für mehr Möglichkeiten, würdevoll damit umzugehen.

3 So finden Sie Unterstützung

Folgende Zahlen und Fakten, als Wegweiser für die zukünftige Entwicklung in der Betreuung und Pflege von Demenzerkrankten, erscheinen uns wichtig: Im Demenz-Report des Berlin-Instituts für Bevölkerung und Entwicklung (2011) wird berichtet, dass die Lebenserwartung der Menschen steigt, aber die Bevölkerung kaum noch wächst. In Europa leben mittlerweile mehr ältere Menschen als Teenager. Für moderne Gesellschaften ist dieser Wandel keinesfalls ungewöhnlich, jedoch ist diese Entwicklung in Deutschland am weitesten fortgeschritten. Prozentual gesehen leben in keinem anderen europäischen Land mehr Menschen, die 65 Jahre alt und älter sind. Das Statistische Bundesamt erfasste die Bevölkerung im Jahr 2014 mit 80,8 Millionen Einwohnern, wovon 15,8% 65 Jahre und älter waren (Klinger 2016). 2009 lebten in Deutschland mehr als 1,2 Mill. Menschen mit Demenz, 2018 sind es bereits rund 1,7 Millionen (s. Kap. 1) In Österreich sind es laut österreichischem Demenzbericht 2014 rund 130.000. Es wird darin erneut berichtet, dass sich die Anzahl der Erkrankten in Österreich bis 2050 verdoppeln wird. Im gleichen Zeitraum ist in Deutschland sogar mehr als eine Verdoppelung zu erwarten.

Im Bericht geht man davon aus, dass 80% der Erkrankten von Angehörigen zu Hause gepflegt werden und nur 20% in einer stationären Einrichtung.

Ebenfalls geht daraus hervor, wie gefährdet pflegende Angehörigen sind, durch die körperliche und seelische Dauerbelastung selbst zu erkranken. Zum überwiegenden Teil sind es Frauen, die davon betroffen sind. Wer einen demenzkranken Menschen pflegt, ist höherem Stress ausgesetzt als Pflegende, die einen Menschen ohne Demenz pflegen. Laut Erhebung litten bis zu 47% der Pflegenden an Depressionen. Pflegende Angehörige haben ein um 60% höheres Mortalitätsrisiko (Erhöhung der Sterblichkeit). Auch davon sind Frauen mehr betroffen als Männer, denn es sind überwiegend Frauen fortgeschrittenen Alters, die ihre Angehörigen zu Hause pflegen. Wenn wir uns die oben kurz angeführten Daten und Fakten anschauen, so lässt sich nicht mehr verdrängen, dass das Thema Demenz in Zukunft auch den einen oder anderen von uns, mehr oder weniger, betreffen kann.

In unserer Arbeit mit Validation haben wir mehr denn je mit pflegenden und betreuenden Angehörigen von Menschen mit Demenz zu tun. Das Interesse, der Bedarf und die Dringlichkeit an Entlastung durch Validation haben sich in den letzten 10–15 Jahren enorm gesteigert. Egal, ob Angehörige in Pflegeeinrichtungen Besucher sind, zu Hause pflegen und betreuen, oder ob Verwandte und Freunde alte Menschen zu Hause besuchen.

Viele unserer KursteilnehmerInnen aus Pflegeeinrichtungen und viele unserer Freunde und Bekannten berichten von Beispielen in der Familie, wenn wir über Validation sprechen. Wenn wir in unserer Freizeit in einer privaten Runde, selbst bei Menschen die wir gerade erst kennen gelernt haben, über unsere Arbeit sprechen, ist es mittlerweile so, dass von fünf Personen mindestens zwei sofort eine Frage an uns richten, weil sie in irgendeiner Form in der Familie selbst damit konfrontiert sind, oder von jemand anderem in ihrem Kreis etwas hören. Und nicht zuletzt waren, und sind auch wir beide in unserer eigenen Familie als Angehörige betroffen. Das Thema Alter und Demenz nimmt in der Gesellschaft mehr und mehr Platz ein. In privaten Gesprächen, in Witzen, im Rundfunk, in der Kunst, in Filmen, Dokumentationen, Berichten und sogar in Werbeeinschaltungen wird Alter zum Thema gemacht.

Alter, und besonders Alter und Demenz, haben bereits eine hohe, allerdings meist sehr negativ und mit Angst besetzte Präsenz in der Gesellschaft.

In der direkten Praxis erleben wir das seit vielen Jahren. Es ist unumgänglich, die Sichtweisen und praktischen Erfahrungen der Betreuenden mit einzubeziehen, um zu Lösungen zu kommen. Wenn Angehörige, die alte Menschen zu Hause pflegen und betreuen, oder sie dort besuchen, nicht ausreichend gehört und durch Beratungen, Schulungen und medizinische -, sowie pflegerische Leistungen unterstützt werden, droht ein Versorgungssystem zusammen zu brechen.

3.1 Die Rolle der pflegenden und betreuenden Angehörigen von Menschen mit Demenz

Wie würde unsere mehr und mehr alternde Gesellschaft ohne das Engagement und die Arbeitsleistung der betreuenden Angehörigen aussehen? Die Ergebnisse einer Langzeitstudie (Grässel 2007) zeigen, dass für Angehörige, pflegende Angehörige, professionelle Helfer und nicht professionelle Helfer, die Betreuung eines Menschen mit Demenz eine extreme Belastung darstellt und folgende Auswirkungen auf die Gesundheit haben kann:

- Erhöhte Depressionswerte,
- psychiatrische Symptome,
- reduzierte Immunstärke.

Außerdem wird beschrieben, dass im Falle der Pflege von Demenzkranken mit besonders großem Betreuungsbedarf zu rechnen ist und 83% der Hauptpflegepersonen die Belastung als eher sehr stark empfinden (Schneekloth 2006).

Im vierten Deutschen Altenbericht (2002) (www.bmfsfj.de/BMFSFJ/Service/Publikationen/4--altenbericht-/95594, 1.8.2018) wird Folgendes aufgezeigt:

- Körperliche Beschwerden, wie Gliederschmerzen, Herz- und Magenbeschwerden werden häufiger von Pflegenden eines Demenzkranken genannt, als von Personen, die ältere Menschen pflegen, deren kognitive Leistungsfähigkeit nicht eingeschränkt ist.
- Der durchschnittliche Beschwerdeumfang von pflegenden Angehörigen eines Demenzkranken liegt signifikant über den alters- und geschlechtsspezifischen Normwerten der Allgemeinbevölkerung.

In einer Schweizer Fachzeitschrift (Pro Senectute Schweiz 2002) wird berichtet, dass bei den Angehörigen der Wunsch nach Information über den Umgang mit Menschen mit Demenz, sowie der Wunsch nach Betreuungsmöglichkeiten an oberster Stelle stehen. Entlastende Unterstützungsangebote würden den Angehörigen ermöglichen, ihre Personen mit Demenz länger zu Hause zu betreuen. Diese Situationen und Wünsche der Angehörigen haben sich aus unserer täglichen Erfahrung heraus bis heute nicht verändert. Allerdings sind die Möglichkeiten für Informationen durch das Internet größer geworden.

In Skandinavien findet sich in vielen Bereichen eine ganz andere Situation für pflegende und betreuende Angehörige, als in Österreich, Deutschland oder der Schweiz. Da in Skandinavien, wie in vielen anderen europäischen Ländern, Frauen und Männer meist voll berufstätig sind, besteht unter anderem die Möglichkeit der häuslichen Pflege durch ein jüngeres Familienmitglied nach einvernehmlicher Vereinbarung zwischen dessen Arbeitgeber und der staatlichen Krankenversicherung. Der im Beruf verdiente Lohn wird dabei in angemessener Höhe weiter ausbezahlt, und die betreffende Person wird für eine längere Zeitspanne von der Dienststelle freigestellt. Dadurch wird Angehörigen, die eine Betreuung übernehmen, Anerkennung und Wertschätzung entgegengebracht und zumindest der zeitliche und finanzielle Druck reduziert. Menschen dort nehmen sehr viel leichter Hilfe in Anspruch, vielleicht, weil es selbstverständlicher ist. Die Betreuenden haben mit weit weniger Schuldgefühlen zu kämpfen. Das reduziert die Belastung ein wenig. Wenn ich mit Mitteleuropäern spreche, sind sie sehr erstaunt, wie stark und außergewöhnlich gut in Skandinavien z.B. das mobile Pflegenetzwerk ausgebaut und finanziert ist.

Aber es gibt auch in Skandinavien eine Kehrseite des Systems. Obwohl die finanzielle Absicherung durch den Staat zumindest einen Weg für mehr Möglichkeiten bietet, warten Hilfsbedürftige, Demenzkranke und verunsicherte Personen oft extrem lange auf einen Pflegeplatz in einer Einrichtung.

In Österreich ist das mobile Pflegenetzwerk ähnlich gut ausgebaut wie in Skandinavien, und ist in Bezug auf die Dichte des Netzes, zumindest in der Stadt, mittlerweile in vielen Bereichen nahezu vergleichbar. Die Unterschiede zur Situation im ländlichen Bereich sind hier jedoch gravierend und die Frage der Finanzierung ist überall ein Thema.

Wir wollen uns in diesem Kapitel auf Themen konzentrieren, welche in der Literatur bislang wenig beschriebenen wurden, z. B.:

- Was erleben Personen, die Menschen mit Demenz pflegen und betreuen, oder später dann in einer Pflegeeinrichtung besuchen?
- Wie geht es nahen Angehörigen damit, was haben sie für Erwartungen an sich selbst und welche kommen von außen auf sie zu?
- Wie geht man in der eigenen Familie generell mit der Pflege um, und wie schafft man es, seine persönlichen Grenzen wahrzunehmen und eine klare Position zu beziehen?
- Wenn Abbauprozesse bei Betroffenen voranschreiten, können Angehörige dann Hilfe und Unterstützung, möglicherweise bis hin zu einer Unterbringung in eine Pflegeeinrichtung, als Entlastung annehmen?
- Wie können sie einen Rat und Hilfe von außen annehmen?

All diese Fragen und mehr wollen wir in diesem Abschnitt aus der Sicht der Rolle der pflegenden und betreuenden Angehörigen allgemein, und in Verbindung damit, aus der Sicht und Praxis von Validation und Beratung beleuchten. Wir möchten dazu beitragen, dass Angehörige durch Beispiele von anderen, die wir im Sinne der Validation geschult und beraten haben, lernen können. Es wäre schön, wenn wir sie ein Stück weit ermutigen und darin stärken könnten, eigene Lösungen zu suchen, zu entwickeln und zu finden.

Wenn Helfer Hilfe brauchen – überforderte Angehörige

Wenn Angehörige, die sich um einen alten Menschen kümmern, nicht ausreichend auf ihre eigene Situation achten, sich zu viel zumuten und ihre Kräfte nicht einteilen, werden sie, wie in Studien belegt, physisch und psychisch krank. Wenn sie es nicht schaffen, angemessene Unterstützung von außen anzunehmen, aber auch selbst einzufordern, wird es für sie und die Betroffenen mit dem Fortschreiten der Demenz zunehmend schwieriger werden.

Wir wollen aufzeigen, wie wichtig es ist, dass jeder, der einen alten Menschen mit Demenz pflegt und betreut, sich bewusst gleich zu Beginn der Pflege damit auseinandersetzt, dass es wichtig ist, die richtige Balance zwischen gern eingebrachter Hilfestellung und möglicher Überforderung zu finden.

Es ist ein Teil der Methode Validation, immer wieder zu Beginn einer solchen Situation *und auch* zwischendurch zu reflektieren, wo man gerade mit seinen Gefühlen, Ressourcen und weiteren Möglichkeiten steht. Die Frage sollte nicht lauten: „Soll ich vielleicht irgendwann Hilfe beanspruchen?“, sondern: „Soll ich *jetzt* Hilfe in Anspruch nehmen, bevor es mir zu viel ist? Oder auch, um gerüstet zu sein für das was auf mich zukommen kann?“ Eine ehrliche, gesunde Einschätzung ist für den betroffenen alten Menschen und für einen selbst unerlässlich, es ist für die gesamte Lebensqualität in beide Richtungen dienlich. Um die Hintergründe und Ursachen für häufig vorkommende Überlastungen besser zu verstehen, ist es notwendig, sich mit folgenden Themen auseinanderzusetzen:

- Unterschiede und Parallelen in Betreuungssituationen,
- wer übernimmt Verantwortung, welche Rolle spielt die Familiengeschichte dabei,
- Annehmen und Akzeptieren eines Abbauprozesses,
- die Situation richtig einschätzen, fremde Hilfe in Anspruch nehmen,
- Stresssignale wahrnehmen, Grenzen erkennen,
- Erwartungshaltungen von außen.
- Auch alte Menschen haben Erwartungen, oft lehnen sie Hilfe einfach ab.
- Wie weit geht Verantwortung, wo sind persönliche Grenzen?
- Eine klare Position beziehen, Angehörige können nicht für alles zuständig sein.
- Wenn Angehörige nicht in der gleichen Stadt, im gleichen Land wohnen, welche Möglichkeiten gibt es, um den Kontakt aufrecht zu erhalten?
- Pflege und Betreuungseinrichtungen können „auch“ Entlastung bieten!

Vielen Menschen ist nicht bewusst, dass es Unterschiede in der Verantwortung gibt, wenn es darum geht, ob man ein Kind versorgt, betreut und großzieht oder einen Elternteil, der Demenz hat, pflegt und betreut. Es geht natürlich in beiden Situationen um jemanden aus der eigenen Familie. Wir hören häufig: „Es ist wie mit den kleinen Kindern, du musst immer drauf schauen, dass nichts passiert, du musst immer reden, damit sie etwas tun, du musst Tag und Nacht für sie da sein, wenn sie etwas brauchen.“

Wenn man das erste Prinzip aus der Validation annehmen kann, dass alte Menschen einzigartig und wertvoll sind, versteht man besser, dass sie eben keine kleinen Kinder sind, die sich entwickeln und auf dem Weg ins Leben ihre Richtung finden, sondern erwachsene Persönlichkeiten, die ein langes Leben gelebt und bereits Wurzeln haben.

Für die meisten Menschen ist es ganz natürlich und es fällt ihnen mehr oder weniger leicht, sich um das eigene Kind zu kümmern und Verantwortung zu übernehmen. Ein neugeborenes Baby Tag und Nacht zu versorgen, zu lieben und zu schützen, ist eine Aufgabe, auf die man sich freut. Eltern betrachten diese oft anstrengende und gleichzeitig schöne Lebenszeit als Teil einer gemeinsamen Entwicklung in einer Familie. Sie finden es beglückend, alle Veränderungen und Entwicklungsstufen mitzuerleben. Sie tun dies mit der Gewissheit, dass das Kind wächst und immer mehr Fähigkeiten erlangt, bis es schließlich selbstständig seiner Wege geht.

Der Entwicklungsprozess wird mit seinen Höhen und Tiefen gerne begleitet und die meisten Eltern wollen das Kind im Rahmen seiner individuellen Persönlichkeit unterstützen. Dazu gehen sie oftmals über die eigenen Grenzen. Sie kommen mit wenig Schlaf aus, lernen, sich anders zu organisieren, gehen durch die eine oder andere Sorge. Aber sie erleben den Prozess letztlich fast immer als Freude – vor allem, wenn ein nächster Schritt in Richtung Erwachsenwerden geschafft ist. Gemeinsam mit den Kindern tanken sie immer wieder auf und dies auch deshalb, weil sie wissen, dass sich die Situationen laufend ein wenig verändern. Jeder kennt die wichtigsten Entwicklungsstufen eines Kindes. Eltern sind spätestens ab dem Zeitpunkt, da das Kind täglich für einige Stunden im Kindergarten untergebracht ist, für ein paar Stunden entlastet. Sie wissen meistens zumindest ungefähr, was als nächstes kommen wird. Schule, Studium, bis hin zur vollen Selbstständigkeit eines Erwachsenen. Man kann sich etwas unter diesem Prozess vorstellen, planen und sich darauf einstellen.

Bei alten Menschen mit Demenz verläuft die Betreuungs- und Verantwortungssituation genau umgekehrt. Das Maß an benötigter Unterstützung nimmt laufend zu, schließlich geht es um verschiedenste Abbauprozesse. Es ist eben keine beglückende, herbeigesehnte Situation, bei der die Selbstständigkeit zunimmt. Im Gegenteil, es ist eine völlig unberechenbare Betreuungssituation, deren Ausmaß und Dauer weder voraussehbar noch im Voraus planbar ist. Das einzige, was mehr und mehr klar wird ist, dass man als erwachsenes Kind, Enkelkind, als Schwiegertochter oder Schwiegersohn, vielleicht auch als selbst schon älterer Partner gebraucht wird. Niemand weiß jedoch von vornherein, in welcher Form und wie lange. Für Viele ist es fast selbstverständlich, ihre Zugehörigkeit, Liebe und Fürsorge einzubringen, es gibt ja die schönen gemeinsame Momente, aber sie fragen sich besonders zu Beginn, wie wird es sein, wenn die Situation schlechter, der Betroffene verwirrter wird und die Hilfsbedürftigkeit zunimmt?

Aus unserer Praxiserfahrung wissen wir, es tauchen immer mehr Fragen auf, wenn man einen alten Menschen mit zunehmenden Verhaltens- und

Wesensveränderungen und mit einer zunehmend aufwendigeren Pflegesituation unterstützt. Wenn die Verantwortung immer größer wird und man plötzlich Entscheidungen treffen muss, bei denen man nicht sicher ist, ob es die richtigen sind, nimmt die Unsicherheit zu und der innere und äußere Druck steigt. Folgende Fragen treten immer wieder in Beratungen und Validationskursen auf:

- Kann ich selbst bestimmen, wie meine Unterstützung aussieht?
- Habe ich die Pflicht, mich auch über meine persönlichen Grenzen und Ressourcen hinaus einzubringen?
- Sollte ich nicht auch auf meine eigene Gesundheit achten?
- Auch wenn meine Eltern, Großeltern sich um mich gekümmert haben, bedeutet das automatisch, dass auch ich sie Tag und Nacht betreuen muss?
- Lebenspartner denken oft, jetzt muss ich stark sein, ich kann sie oder ihn nicht im Stich lassen, ich habe versprochen, da zu sein. Wir sind so lange zusammen, wir schaffen das schon.
- Was denken andere, wenn ich das nicht übernehme?
- Ich schäme mich, weil ich manchmal wütend bin.
- Ich habe Angst, wie das werden wird.
- Ich weiß nicht, wie ich das schaffen soll.
- Ich kann sie oder ihn doch nicht an fremde Personen, eine fremde Umgebung „abschieben".
- Wer kann mir einen Rat geben, wo bekomme ich Hilfe?

Mit solchen und ähnlichen Fragen, Gedanken und Gefühlen belasten sich viele Angehörige ganz plötzlich, auch weil sie eine Situation vielleicht schon längere Zeit weggeschoben haben. Sie fühlen sich unfreiwillig in etwas hineingestoßen und versinken oft in einer Welt, die völlig neu und unüberschaubar ist und ihr bisheriges Leben auf den Kopf stellt.

Durch die Aussagen wird sehr schnell klar, dass es ein großer Unterschied ist, ob man ein Kind betreut und versorgt, wenn man miterlebt wie es wächst und sich entwickelt, oder ob man Eltern pflegt und betreut, die schwächer, verwirrter, wesensverändert und hilfebedürftiger werden und die man bis hin zum letzten Weg begleitet, dem Sterben. Wenn es aber auch einen noch so großen Unterschied in diesen Verantwortungssituationen gibt, so bleibt eines immer gleich, es ist die eigene Familie. Mit Validation lernt man, jede Person individuell zu behandeln und ihr vor allem mit Achtung und Respekt zu begegnen. (Feil/de Klerk-Rubin 2013)

Welche Rolle spielt die Familiengeschichte beim Verantwortungsgefühl? Je näher uns jemand ist, desto schwieriger wird der Blick von außen und unsere Gefühle sind tiefer und stärker als bei Menschen, die uns nicht so nahe sind. Das gilt sowohl für freudvolle und angenehme, wie auch für schmerzliche und unangenehme Gefühle. Die gemeinsame Lebensgeschichte und schon die Geschichten der Vorfahren sind nicht wegzudenken und lassen sich vor allem jetzt nicht mehr ändern.

Bei Ehe- und Lebenspartnern bringt jeder seine eigene Familiengeschichte mit, man findet zusammen, Neues entsteht und Altes wird fortgeführt. Wir sind in irgendeiner Art und Weise miteinander verknüpft. Allerdings kann jeder Mensch seine Sichtweise und seine Einstellung auf die Vergangenheit ändern, wenn er offen und flexibel genug dazu ist und es auch möchte. Einige Familientraditionen, Rituale und Erwartungshaltungen, die langsam gewachsen sind, verändern sich mit jeder Generation ein klein wenig und dennoch gibt es Vieles, was starr ist, festgehalten und weitergegeben wird, von dem man nicht mehr genau weiß, wo es eigentlich herkommt und wieso man es immer noch so einhält.

Mit Validation fällt es einem leichter, diese Dinge nicht zu bewerten. Nicht zu urteilen ist in der empathischen Grundhaltung verankert. Für die eine Generation haben bestimmte Verhaltensweisen gepasst und hatten zu dieser Zeit einen Nutzen, aber für die nächste Generation sind sie vielleicht überholt. Wie auch immer man die Dinge betrachtet, jung und alt bleiben miteinander verknüpft, ob man will oder nicht. Aus diesem Grund beschäftigen sich heutzutage sehr viele Psychologen mit Familiensystemen und deren Entschlüsselung. Das Ziel ist es, zu einem besseren Miteinander und/oder zu mehr Klarheit über bestimmte Zusammenhänge zu kommen. Die Familienumstände bewirken, dass wir zu diesem nahen Personenkreis ein besonderes Verhältnis, einen besonderen Bezug haben. Natürlich ist das auch bei langjährigen Ehen oder Lebensgemeinschaften der Fall. Es entsteht häufig ein intensives Verantwortungsgefühl, vor allem dann, wenn jemand Hilfe und Unterstützung braucht. Leider gibt es aber auch Umstände, die dieses Zusammengehörigkeitsgefühl in Familien, die später gebrauchte gegenseitige Hilfsbereitschaft verhindern.

Ereignisse, wie physische und psychische Gewalt, besonders wenn sie zu Traumata führten, trennen Familienmitglieder häufig ein Leben lang voneinander und können in späteren Betreuungssituationen zu Auswirkungen führen. Tiefe Enttäuschungen, seelische Verletzungen, unterschiedlichste Gefühle von Schuld und Verpflichtung, festgefahrene Familienmuster, können in einer Situation, in der man für einen Menschen mit Demenz Verantwortung übernehmen muss, zu Konflikten, Widerwillen und massiver Überforderung führen. Wenn solche Situationen bei Angehörigen, die wir beraten, im Vordergrund stehen, kann es sehr lange dauern, bis Sichtweisen geöffnet, Abbauprozesse angenommen und eigene Grenzen erkannt werden. Manchmal ist es auch notwendig, Angehörigen zusätzlich zu einer Psychotherapie zu raten, um die nötige fachliche Hilfe zu bekommen.

Im Gegensatz zu traumatischen Verknüpfungen wirken sich gemeinsam erlebte positive Erfahrungen, an die man sich gern erinnert und die angenehme Gefühle hinterlassen, richtungsweisend für spätere Zeiten im hohen Alter aus. Wir beobachten außerdem, dass Familienmitglieder und Partner, bei denen ein eher harmonisches, aber auch reflektiertes, gesundes Miteinander gelebt wurde, in einer späteren Betreuungssituation eines alten Menschen mit Demenz mehr Ressourcen zur Verfügung haben. Es ist die Summe von guten Momenten im Leben, die die Basis schaffen, damit die Bereitschaft zum Annehmen der Situation, aber auch die Bereitschaft Hilfe von außen anzunehmen, entstehen kann.

Das Wissen um eine Familiengeschichte kann dazu beitragen, bestimmte Verhaltensweisen von Menschen mit Demenz besser einschätzen zu können. Mit Validation kann man die Verknüpfungen zum gelebten Leben eines alten Menschen besser verstehen. Das verschafft einem manchmal auch den Raum für Entscheidungen, ab wann und in welcher Situation man sich besser abgrenzen möchte und Hilfe von außen hinzuzieht. Wir hören von Angehörigen, die diese Schritte mit Unterstützung und Begleitung gehen, dass sie dadurch neue Sichtweisen gewinnen, aber auch Kraft und Freude für die oft als ausweglos gesehenen Situationen schöpfen.

Annehmen und Akzeptieren eines Abbauprozesses

Das folgende Beispiel mag sich ein bisschen überzeichnet lesen, aber wir erleben Situationen oft so, wie darin beschrieben, zudem wissen wir von Situationen, die zu Hause in ganz ähnlicher Weise stattfinden. Es geht darum aufzuzeigen, wie schwierig es für viele Angehörige ist, einen Abbauprozess, mit den damit verbundenen Veränderungen, bei einem sehr nahe stehenden Menschen anzunehmen und zu akzeptieren.

In einer Pflegeeinrichtung leitete ich eine monatlich stattfindende Beratungsrunde für Angehörige. Eine 50- jährige Tochter nahm regelmäßig daran teil. Sie brachte sich bei allen Themen lebhaft ein, berichtete manchmal über eigene frühere Erfahrungen aus dem Zusammenleben mit ihrer alten Mutter, als diese noch zu Hause war. Jetzt lebt die Mutter schon lange auf einer Pflegestation, ist desorientiert und rund um die Uhr auf Hilfe angewiesen.

Wir sprachen in den monatlichen Runden über Themen aus der Validation, welche helfen sollten, den Verlauf und das Verhalten von Personen mit dementiellen Veränderungen besser zu verstehen. In diesen Gesprächen und den dazu passenden Praxisbeispielen, „verteidigte" die Tochter ihre Mutter stets so: „Meine Mutter sitzt zwar im Rollstuhl, aber im Kopf ist sie Gott sei Dank noch in Ordnung." Ich selbst kannte die Mutter sehr gut und wusste genau um ihre fortgeschrittene, zeitliche und örtliche Desorientierung. Ebenso blieb mir nicht verborgen, dass die Tochter große Probleme damit hatte, diese Situation anzunehmen.

Sie selbst war immer sehr elegant gekleidet und legte auch bei ihrer Mutter viel Wert darauf. Sie wollte, dass sie stets sauber gewaschen, gekleidet, frisiert und mit passendem Schmuck versehen war. Sprach die Mutter während ihrer langen Besuche, bei denen ich manchmal dabei war, nicht korrekt und unserer Realität entsprechend, fing die Tochter an, sie zu bevormunden und zu korrigieren. Dabei war sie nicht wirklich unfreundlich, nur, wenn das, was die Mutter darauf sagte, wieder nicht entsprach, versuchte sie weiterhin ihre Sicht der Dinge zu erklären, obwohl die Mutter ihren Ausführungen oft überhaupt nicht folgen konnte. Die Tochter schien das einfach zu ignorieren. In der Angehörigenrunde war es nicht immer leicht, diesen verzweifelten Versuch der Tochter, sich an einer verlorengegangenen Zeit festzuklammern, zu begleiten. Es war wichtig, sie nicht vor allen anderen bloßzustellen, und ihr die Situation der eigenen Mutter nicht allzu direkt vor Augen zu führen. Für die Tochter war es sehr schwer, diese selbst gebaute, heile Welt zu verlassen.

Wenn wir jedoch in der Angehörigenrunde über Verhaltensweisen von desorientierten alten Menschen sprachen, oder jemand aus der Gruppe ein Beispiel seiner Situation erzählte, dann gab sie erstaunlicher Weise ganz hilfreiche und konkret passende Tipps wie „die Anderen“ damit umgehen könnten. In der eigenen Lage konnte sie das jedoch kaum in die Praxis umsetzen.

Welches sind die Gründe dafür? Diese Tochter stand, wie man so schön sagt, mit beiden Beinen im Leben, war freundlich, hilfsbereit und bemühte sich besonders um ihre Mutter. Wir teilen die Sicht der vielen Angehörigen, die uns ein Bild davon geben, wie es ihnen mit der Situation geht.

Es tut sehr weh, wenn ein nahe stehender Mensch nicht mehr so ist, wie wir ihn viele Jahre gekannt haben, man möchte ihn gerne wieder so haben und ihn nicht „verlieren“. Die Veränderungen, die eine Demenz mit sich bringt, sind sehr schwer anzunehmen. Manchmal dient dieses Leugnen der Tatsachen als Schutz. Man ist selbst schon älter und hat vielleicht Angst, auch so zu werden, oder hat den Wunsch nach einem Altern bei vollem Verstand.

Wir machen die Erfahrung, dass es in manchen Familien bestimmte Erwartungshaltungen gibt, es muss nach außen hin alles schön, perfekt und präsentable sein. Verwirrtheit und Demenz ist dies natürlich nicht. Je mehr man an diesen Eigenschaften und Mustern festhält, desto schwieriger wird es, wenn man mit der Erkrankung konfrontiert ist und das Gerüst in sich zusammen bricht.

Mit Hilfe des zweiten Prinzips aus der Validation, dass man *alte Menschen so akzeptiert, wie sie sind* und nicht versucht, sie zu verändern, kann man lernen, Abbauprozesse besser anzunehmen. Man versteht dadurch besser, dass alte Menschen ihre individuellen Bedürfnisse über bestimmte Verhaltensweisen ausdrücken, wenn die Kognitivität eingeschränkt ist.

Die Situation richtig einschätzen, fremde Hilfe in Anspruch nehmen

Für jede einzelne Betreuungssituation bei Menschen mit Demenz gibt es individuelle Möglichkeiten und Antworten. Menschen sind einzigartig und altern ganz unterschiedlich. Wenn sich bei jemandem erste Anzeichen von Vergessen und Verhaltensveränderungen zeigen, wollen nähere Angehörige diese Situation oft lange nicht wahrhaben, obwohl sie es vielleicht sogar irgendwie spüren. In vielen Fällen würden ein Arzt, eine in Validation geschulte Person, ein anderer Experte oder professionelle Pflegende, eine bevorstehende Situation sehr viel früher erkennen. Aber dieses „Nicht-sehen-wollen“, weil es genau diese gesammelten und oben beschrieben Fragen und Gefühle von Sorgen und Ängsten auslösen würde, ist leider eines der größten Hindernisse zur richtigen Einschätzung und Unterstützung für pflegende und betreuende Angehörige.

Viele Angehörige beschreiben, dass sie den Betroffenen gerne weiterhin so sehen möchten, wie er immer war. Die meisten Angehörigen, und zwar hauptsächlich Frauen, wie viele Studien belegen, neigen dazu, sich viel zu sehr und viel zu lange zu verausgaben, ohne irgend eine außenstehende Hilfe in Anspruch zu nehmen. Pflichtbewusstsein und Schuldgefühle lassen sie nicht rechtzeitig *Halt* sagen. Unserer Erfahrung nach, kann kaum jemand von Anfang an und aus sich selbst heraus, klar und deutlich sagen: „So weit will ich gehen, das will und kann ich übernehmen und anderes auf keinen Fall.“

In unserer Beratungstätigkeit mit Validation, ist eine der häufigsten Aussagen von Angehörigen, die dann endlich Hilfe gesucht haben: „… wenn ich das früher schon gewusst hätte, … ich hätte das längst machen sollen, … warum habe ich nur so lange damit gewartet, … wir hätten uns viel ersparen können, … jetzt geht es uns allen viel besser.“

Betreuende Angehörige müssen vor allem ihre *Stresssignale* erkennen und beachten lernen. Wenn sich bei einem Angehörigen alles um Themen rund um die Betreuung dreht und diese Person immer wieder von vorn beginnt, die Situationen anzusprechen, ist dies bereits ein typisches Merkmal für Überforderung. Ebenso, wenn Gedanken sich unmerklich ausbreiten, mehr und mehr Platz einnehmen und kaum Raum für etwas anderes lassen, wenn sie häufig stöhnen und seufzen, aber immer noch sagen: „Das geht schon, so schlimm ist es nicht“. Es hat den Anschein, als würde ein Privatleben fast nicht mehr existieren. Selbst, wenn es dann zwischendurch Freizeit gibt, die zur Verfügung stehen würde, können überforderte und ausgebrannte Angehörige diese oft überhaupt nicht mehr für sich nützen.

Wenn man keinen Abstand mehr hat, ist es schwierig, die ersten Anzeichen einer Demenz zu erkennen oder richtig einzuschätzen. Es wäre gut, wenn andere Familienmitglieder oder Freunde das Stöhnen und Seufzen der nahen Angehörigen ernst nähmen, und offen darüber sprächen.

Pflegende Angehörige neigen dazu, sich mit den Sorgen und den frustrierenden Gegebenheiten, die den alten Menschen betreffen, zu identifizieren. Diese Art der Identifikation ist eine der Ursachen für Überforderung. Oft sehen andere eine Überforderung viel schneller und besser, aber es erfordert viel Geschick und Geduld, die richtigen Worte zu finden, um das zu kommunizieren. Gut gemeinte Ratschläge stoßen häufig auf Unverständnis und Ablehnung. Da hört man dann zum Beispiel: „Ach Du stellst dir das so leicht vor, Mutter will auf gar keinen Fall fremde Hilfe." Oder: „Mein Mann will von niemand anderem gepflegt werden." Es ist sehr menschlich, dass es jemandem schwer fällt zu akzeptieren, dass der lebenslange Partner plötzlich von jemand anderem berührt und gepflegt wird. Allerdings sind Ehe- und Lebenspartner oftmals im ähnlichen Alter und gehen in solch einer Situation vielmals weit über ihre Grenzen der Belastbarkeit. Wenn man übt, sich zu zentrieren, kann man auch im Alltag seine eigenen Gefühle leichter von jenen der Betroffenen unterscheiden. Je früher eine Überforderung erkannt wird, desto besser wird Hilfe und Unterstützung durch Beratung, durch den Arzt, durch Validation und durch Pflege und Betreuung möglich. Entlastung kann dadurch auch zu Hause gut funktionieren. Es wird daher in Zukunft immer wichtiger werden, dass wir lernen unsere Ängste und Belastungen auszusprechen und Demenz als Teil der alternden Gesellschaft anzunehmen. Dann wird es auch möglich sein, Situationen besser einzuschätzen und anders als bisher damit umzugehen.

Was wird von pflegenden und betreuenden Angehörigen von außen erwartet? Behörden, Anträge, psychosoziale Unterstützung, wer hilft?

Es ist sehr schwierig herauszufinden, welche gesetzlich geltenden Normen es für Pflegesituationen im häuslichen Bereich gibt. Allein in Österreich ist dies in neun Bundesländern teilweise unterschiedlich. Es wird Angehörigen, die darauf angewiesen sind, Informationen zu bekommen, nicht leicht gemacht. Sie müssen sich selbst um Anträge und Formulare kümmern, notwendige Schritte zur Pflegegeldeinstufung veranlassen und dabei sollten sie auf dem aktuellen Stand sein. Betreuende Angehörige sind aber am Anfang keine Experten für all diese Dinge. Viele erzählen, das Organisatorische koste sie enorm viel Kraft, Nerven und Ausdauer, in einer bereits schwierigen Lage. Manchmal kommt es zu Situationen, in denen ein Angehöriger das Gefühl hat, von seiner Umwelt aber auch bezüglich einer

Gesetzeslage, zum Beispiel bei einer Pflegeeinstufung, ungerecht behandelt zu werden und dadurch vollkommen ratlos ist.

Mittlerweile gibt es gute Anlaufstellen, Case Management bei Krankenkassen, aber auch Gruppen, wo sich erfahrene, oft selbst Betroffene finden, wo psychosoziale Beratung und die notwendige Unterstützung angeboten wird. Im Österreichischen Institut für Validation (ÖIV) arbeiten wir z. B. mit einer Gruppe, „Alzheimer Angehörige in Kärnten", zusammen. Im Austausch mit der Leiterin und anderen Mitgliedern bekommen wir immer wieder Feedback, wenn Leute an einem unserer Kurse in Validation für Angehörige teilgenommen haben. Sie erzählen, dass jene Angehörige plötzlich Situationen anders sehen, und die Verhaltensweisen der Betroffenen zu Hause oder in Pflegeeinrichtungen besser verstehen, und anders damit umgehen können. Wir hören auch häufig von Angehörigen, dass sie sich gestärkt, und zu Hause im Umgang mit dem oder der Erkrankten viel sicherer fühlen. Es ist den Leitenden enorm wichtig, Angehörige von Menschen mit Demenz für Kurse in Validation zu motivieren. In diesen Angehörigengruppen befinden sich vielfach auch die wahren Experten für alles, was mit Anträgen, Gesetzen, Unterstützung, psychosozialer Beratung, Empfehlung guter Ärzte und vielem mehr zu tun hat. Diese multiprofessionelle Zusammenarbeit ist von unschätzbarem Wert.

Es gibt Erwartungen von außen. Besonders stark empfinden betreuende Angehörige die Erwartungshaltung ihrer nahen Mitmenschen. Vor allem vom eigenen, engsten Kreis der Familie. Wenn sich zum Beispiel mehrere Geschwister über die Betreuungsformen der eigenen Mutter nicht einigen können, kann das zu schlimmen Auseinandersetzungen, zu Entfremdung, bis hin zur Spaltung in der Familie führen. Wir hören auch immer wieder in Beratungen und Validationskursen, vor allem in ländlichen Gebieten, dass die Übergabe eines Hofes an den Sohn oder die Tochter, an eine schriftlichen Vereinbarung verknüpft ist, die die Pflege und Betreuung der Eltern beinhaltet. Man kann sich vorstellen, dass dies nicht nur für Kinder, sondern auch für Schwieger- oder Enkelkinder enormen Druck erzeugen kann. Selten denkt jemand beim Unterschreiben eines solchen Vertrages an später erschwerende Umstände wie vielleicht einen Schlaganfall, eine Demenz, Harn- oder Stuhlinkontinenz. Die anderen Geschwister erwarten dann, dass diese Vereinbarung eingehalten wird. Wir haben in der Beratung von Angehörigen Beispiele für physische und psychische Auswirkungen solcher Umstände kennen gelernt. Vollständige Entfremdung in der Familie, Esssucht, Nervenzusammenbrüche, Depressionen, lange Krankenhausaufenthalte, manchmal auch Scheidungen und Gerichtsverfahren.

Es ist sehr schwierig, sich in solch massiven Situationen auch noch mit den Verhaltensweisen der betroffenen Personen mit Demenz auseinander zu setzen. Aber es ist sehr hilfreich, wenn jemand mit professioneller Unterstützung dennoch Schritt für Schritt versucht, seine Situation in den Griff zu bekommen. Viele schaffen es noch rechtzeitig, ihre persönlichen Grenzen zu erkennen und zu leben, bevor sie selbst krank werden.

Dass dies nicht immer für alle Beteiligten angenehm ist, und unter Umständen Veränderungen mit sich bringt, zeigt sich im nächsten Beispiel aus der Praxis, erzählt von einer Pflegemitarbeiterin.

> Sie wohnte gemeinsam mit ihrem Mann, zwei Kindern und mit der alten Mutter des Mannes in einem schönen, zweistöckigen Haus, das dem Sohn schon früh überschrieben worden war. Er kümmerte sich sehr um seine alte Mutter. Als die leicht desorientierte alte Frau von ihm verlangte, dass er sich jede Nacht im unteren Stockwerk bei offener Tür zu ihr ins Nebenzimmer schlafen legen sollte, stimmte er zu. Er hatte sich noch nie gegen die Wünsche und Erwartungen der Mutter entschieden. Seine Frau litt schon lange darunter, dass er sich nicht dazu entschließen konnte, eine Haushaltshilfe für die Mutter zu organisieren. Sie versuchte, ihm die Augen für sein Verhalten zu öffnen, aber es war nicht möglich. Er fühlte sich verpflichtet und wollte weiterhin für die Mutter in dieser Art und Weise da sein. Nachdem sein Verhalten nicht zu ändern war, stellte sie ihn vor die Wahl: „Die Mutter oder ich". Er wählte seine Mutter. Die Ehefrau zog daraufhin mit den beiden Kindern aus dem Haus aus und ließ sich von ihrem Mann scheiden. Offensichtlich verlor die alte Dame durch ihre beginnende Desorientierung mehr und mehr an Sicherheit und wollte den Sohn bei sich haben. Mit Validation hätte der Ehemann anders reagieren können, als sich jede Nacht ins Nebenzimmer zu seiner Mutter zu legen. Er wäre empathisch auf ihre Ängste eingegangen, hätte zugehört und hätte sie in ihrem Bedürfnis sich sicher, geschützt und geliebt zu fühlen anders begleitet. Z.B.: „Du möchtest nicht alleine im unteren Stockwerk schlafen? Was macht dir dabei am meisten Angst, fühlst du dich ganz alleine, gibt es auch Abende wo das nicht so ist?" Sie könnten gemeinsam Lösungen suchen: „Wie kann ich für dich da sein, sollten wir das Licht brennen lassen, die Tür öffnen, sollte ich bevor du dich schlafen legst noch zu dir kommen?" Es ist wichtig, dass die Mutter merkt, der Sohn ist für sie da, obwohl er bei seiner Frau schläft. Sie kann darauf vertrauen, dass sie nicht alleine gelassen wird und fühlt sich sicher und weiterhin geliebt, auch wenn er nicht im Nebenzimmer schläft. Das dritte Grundprinzip der Validation: Zuhören mit Empathie baut Vertrauen auf, reduziert Angst und gibt Würde zurück, wäre hier sicher sehr hilfreich gewesen. Vielleicht hätte es in diesem Beispiel mit Hilfe von Validation noch einen anderen Weg als Scheidung gegeben.

Erwartungen der Angehörigen an sich selbst – Schuld und Scham

Wie wir oben im Beispiel sehen konnten, sind die Erwartungen von Angehörigen an sich selbst manchmal sehr eng mit den Erwartungen von außen verknüpft. Wenn also jemand tief in Verpflichtungen gefangen ist, erlebt er dies unter Umständen als eine Aufgabe, der man nachkommen muss und sieht nicht mehr, welche Auswirkungen das für das gesamte Umfeld haben kann. Wir haben Aussagen gehört wie: „Das mache ich nicht, weil meine Mutter das so will, sondern weil ich das von mir selbst erwarte." Manchmal schämen sich Angehörige auch anderen gegenüber, dass in ihrer Familie jemand an „Alzheimer" oder „Demenz" leidet. Wer ist schon gewöhnt, darüber zu sprechen, dass ein Familienmitglied den Verstand verliert.

Immer noch hören wir von Menschen, dass man seine Würde verliert, wenn man nicht mehr „richtig im Kopf" ist und dass man das Recht auf respektvollen Umgang durch seine Mitmenschen verliert, wenn man nicht mehr klar und zusammenhängend sprechen kann. Ein alter Mann mit einer Alzheimer Demenz antwortete einmal auf eine an ihn gestellt Frage: „Das weiß ich nicht, ich habe Alzheimer". Seine Frau erzählte, das mache er immer so, daraufhin rede niemand mehr mit ihm. Das sollte uns zu denken geben.

Die Frage, wie es bei uns selbst mit der Angst um den Verlust der Selbstständigkeit und des Verstandes steht, und ob man damit dann noch ein Recht auf Würde hat, kann sich nur jeder selbst beantworten. Zum Glück gibt es immer mehr Menschen, die sich dafür einsetzen, dass das Recht auf Würde und Respekt nicht davon abhängig ist, ob jemand fähig ist, klar zu sprechen, logisch zu denken und seine Blase zu kontrollieren. Jeder von uns wünscht sich ein Altern in Würde, unabhängig von seinem physischen, psychischen und geistigen Zustand.

Glücklicherweise haben die meisten Menschen eine ganz natürliche innere Bereitschaft, sich in irgendeiner Form um ihre nächsten Mitmenschen zu kümmern, wenn sie gebraucht werden. Wirkliche Ablehnung haben wir bisher nur bei tiefen Verletzungen aus Familiengeschichten erlebt, aber auch das nur sehr selten. Dennoch ist eine langandauernde Betreuungssituation mit einer vorher nicht vorstellbaren Vielfalt und Tiefe von Gefühlen wie: Liebe, Ärger, Enttäuschung, Verzweiflung, Einsamkeit und Angst verbunden. Viele Angehörige rechnen nicht mit so starken Gefühlen und erschrecken, wenn sie plötzlich voller Wut sind, oder sich regelrecht fürchten vor manch unerwarteter Situation, besonders wenn es sich dabei um aggressive Verhaltensweisen handelt. Wenn sie sich in Schuldgefühlen wiederfinden, weil sie mit Wut reagieren, fühlen sich Angehörige häufig noch schlechter und vor allem hilflos. Irgendwie spüren oder wissen sie, dass der alte Mensch in seiner Desorientierung nicht wirklich für sein Verhalten verantwortlich ist und finden es von sich selbst nicht fair, wenn sie wütend werden. Aussagen wie: „Es tut mir so leid, dass ich so reagiert habe. Ich weiß nicht, wie ich so etwas sagen konnte, er/sie kann doch gar nichts dafür. Ich fühle mich so schuldig, wenn ich auch wütend reagiere.“, sind für uns ein Anlass, Angehörigen zu empfehlen, einen Validationskurs zu besuchen. Sie lernen dabei, dass die hohe Erwartung an sich selbst, stets das Richtige zu tun, nicht zu erfüllen ist. Sie erfahren aber auch, dass man lernen kann, mit der Situation besser umzugehen.

Eine Angehörige lebte mit ihrem relativ jungen Mann (68 J.), der die Diagnose, Frontotemporale Demenz mit sehr starkem aggressivem Verhalten hatte. Die Ehefrau war besonders erschüttert über sich selbst, da sie mit Wut in Form von Schreien und Unverständnis für seine häufigen Missgeschicke und plötzlichen Aggressionsausbrüche reagierte. Er tobte dabei regelrecht und so ging es dann hin und her. Sie schämte sich sehr und drückte im Kurs ihre Verzweiflung oft durch Weinen aus. Für uns ist es absolut wichtig, Angehörige mit ihren Gefühlen und Bedürfnissen ernst zu nehmen und damit ebenso für gültig zu erklären. Für diese Frau war es ein wichtiger Schritt zu erkennen, dass sie in dieser schwierigen Lebenssituation äußerst hohe Erwartungen an sich selbst hatte, und dass man diese nicht einfach so erfüllen kann, nur weil es so sein muss, oder man sich das wünscht. Sie lernte im Validationskurs für Angehörige sich zu zentrieren und bei aggressivem Verhalten Abstand zu halten anstatt auf ihren Mann zuzugehen. Sie ließ ihn sich jetzt erst einmal ausdrücken, wartete ab und erst wenn er sie ansah, reagierte sie empathisch, das heißt in seinem Gefühlsrhythmus. Das war für sie völlig neu. Aber nach einigen Versuchen verbesserten und entschärften sich dadurch viele Situationen für sie und für ihren Gatten. Er reagierte danach oft selbst überrascht und konnte um einiges ruhiger in Kontakt mit ihr treten.
Eine andere Teilnehmerin brach plötzlich in Tränen aus. Sie erzählte, dass sie vor einigen Jahren ihre alte Mutter verloren hatte. Jetzt besuchte sie regelmäßig ihre alte, desorientierte Tante. Wir sprachen in der Runde über einige der „typischen Fehler“, wie: Gesagtes korrigieren, diskutieren, falscher Abstand/zu nahe, zu weit entfernt … Als wir bemerkten, wie verzweifelt diese Dame war, hielten wir einen Moment inne und warteten. Die Teilnehmerin brachte dann mühsam folgende Worte hervor: „Ich schäme mich so, ich war damals so ungerecht zu meiner Mutter. Ich habe ihr so viel angetan in ihren letzten Jahren. Ich habe sie regelrecht „gezwungen“ meine Realität anzunehmen. Ich habe ihr gar nicht zugehört. Ich habe sie korrigiert und ihr das Wort abgeschnitten, wenn sie etwas sagen wollte. Es ist jetzt wirklich schlimm, das zu erkennen. Sie konnte ja nichts dafür, sie konnte die Dinge nur in ihrer Weise sehen. Aber ich habe das damals nicht verstanden, ich habe so viel falsch gemacht.“

Wenn man mit Validation gezieltes Training im Umgang mit demenziell Erkrankten bekommt, können Angehörige und professionelle Pflegende ihre früheren „Fehler“ erkennen und in neuen Situationen verändern.

Wir haben alle Erwartungen an uns selbst. In schwierigen Situationen sind diese nicht immer erfüllbar. Durch Offenheit und Ehrlichkeit mit uns selbst, Reflexion der eigenen Gefühle und durch Übung von in der Validation Gelerntem, lässt sich vieles entwickeln, umsetzen und somit letztlich erfüllen.

Auch alte Menschen haben Erwartungen. Erwartungshaltungen können unter bestimmten Umständen schlimme Folgen für Angehörige haben und sind nach außen oft nicht als Erwartungen zu erkennen. Diese Menschen verhalten sich eher scheinbar leidend, bescheiden, sie wirken wie stille Märtyrer, die indirekt erwarten, dass sie im Mittelpunkt stehen. Alles soll sich um sie drehen, es muss sich ständig jemand aus der eigenen Familie um sie kümmern, und das am liebsten Tag und Nacht. Sie sprechen mit leiser Stimme, seufzen viel und brauchen vor allem keine fremden Betreuer, weil: „Die kosten ja nur unnötiges Geld und mischen sich überall ein, das machst doch eh' Du für mich“, wie sie häufig sagen. Wie weit so etwas gehen kann, soll ein sehr extremes Beispiel, das aber tatsächlich so stattgefunden hat, verdeutlichen.

> Eine ca. sechzigjährige Tochter lebte mit ihrer hochbetagten, körperlich sehr schwachen Mutter in einer großen Altbauwohnung in Wien. Die alte Mutter hatte über längere Zeit verlangt, dass die Tochter sich jede Nacht neben sie in das alte Ehebett legte und sofort aufstand, wenn sie Hilfe brauchte. Die Mutter wollte in etwa alle zwei Stunden auf die andere Seite gedreht werden, da sie dazu selbst nicht mehr in der Lage war. Die Tochter kam all diesen Wünschen und Forderungen nach, obwohl sie selbst schon länger nicht mehr gesund war. Sie hatte seit Jahren Asthma und ein schwaches Herz. Da die Mutter jede Hilfe von außen ablehnte, machte die Tochter weiter. Eines Morgens lag die Tochter tot im Ehebett neben der alten Mutter, die zwar stark dehydriert, aber noch am Leben war.

Wie weit geht Verantwortung, wo ist die persönliche Grenze? Viele alte Menschen sagen, dass die „jüngeren“ Leute da sein sollen wenn sie sie brauchen. Sie sehen nicht, wie erschöpft ihre Angehörigen sind. Festgefahrene Muster können eine fast unüberwindbare Hürde darstellen, wenn man bedenkt, dass viele Betreuende selbst nicht mehr ganz jung sind. In einem Beispiel, meinte eine 93-jährige Mutter, der Sohn (67) müsse für sie da sein, sie brauche keine Hilfe von anderen, er sei ja ihr Sohn. Mit 67 Jahren ist nicht jeder Mensch in der Lage, eine 93-jährige Person zu versorgen und zu betreuen, sondern ist mit großer Wahrscheinlichkeit auf Hilfe von außen angewiesen.

Die Erwartungshaltung alter Menschen ist manchmal grenzenlos. Wenn ein Angehöriger sich einige Stunden Zeit nimmt, um sich ausschließlich um den betreffenden Menschen zu kümmern und sich dann etwas erschöpft verabschieden möchte, sagen solche alten Menschen vorwurfsvoll: „Was, du gehst schon? Wir haben ja noch gar nicht das Wichtigste besprochen.“ Oder sie rufen ständig an und beschweren sich, immer alleine zu sein. Sie sagen, dass nie jemand kommt, keiner hilft ihnen, obwohl ihre Angehörigen sehr wohl da waren oder Hilfe angeboten haben. Es ist schwer für Angehörige, sich in solch einer Situation nicht persönlich betroffen zu fühlen und keine Schuldgefühle zu entwickeln. Angehörige gehen nach so einem Besuch unweigerlich niedergeschlagen und mit schlechtem Gewissen fort und fürchten sich vor jedem nächsten Besuch, wie es dieses Mal wieder sein wird. In der Beratung äußern sie: „Egal, was man tut, es ist nie genug! Dabei würden sie so gerne hören: „Danke, es war schön mit Dir und ich habe mich gefreut, dass Du bei mir warst“. Aber diese Worte kommen einfach nicht. Der Umstand, dass sehr viele alte Menschen besonders am Anfang ihrer Hilfsbedürftigkeit, fremde Hilfe ablehnen, ist ein großes Problem für alle Beteiligten. Diese Menschen sind meist ängstlich und klammern sich förmlich an Personen, die sie (noch) kennen. Wenn man bereit ist, Unterstützung anzunehmen, muss man manchmal auch gegen den Willen der alten Person handeln, weil sich Situationen sonst für niemanden entschärfen lassen.

Bei den hier beschriebenen Verhaltensweisen sind eine klare Position, Struktur und Ehrlichkeit nötig. Kombiniert mit der Grundhaltung von Validation, nämlich mit respektvollem Umgang, kann und wird ein alter Mensch sich sicher fühlen und Vertrauen haben. Er wird spüren, dass jemand für ihn da ist und er nicht alleine gelassen wird, auch wenn es Personen, wie 24-Stunden-Hilfen und professionelle Pflegekräfte sind.

Nun möchten wir, als Einstieg in den nächsten Abschnitt, eine Möglichkeit für eine gute Verabschiedung nach einem Besuch bei einem alten Menschen mit Hilfe von Validation beschreiben. Wir wollen zeigen, was mit respektvollem Umgang und einer klaren Position gemeint ist.

Wenn Vorwürfe, wie oben beschrieben, „was Du gehst schon, wir haben ja noch gar nicht das Wichtigste besprochen“, geäußert werden, kann man mit Validation folgendermaßen reagieren:

Man zentriert sich, atmet also kurz durch und wendet sich der Person aufmerksam zu. Man nimmt den Gefühlsrhythmus der Person an. Danach sagt man z. B.: „Ja ich gehe jetzt …, kommt das zu plötzlich für dich? Hast du gehofft, dass ich noch lange hier bleibe?“ Dabei muss man ehrlich und authentisch sein. Dann kann man weiter fragen: „Was ist das Beste/das Schönste für dich, wenn ich hier bin? Anschließend kann man liebevoll aber klar ankündigen, dass man jetzt geht und noch fragen: „Sollten wir jetzt ausmachen, wann ich das nächste Mal komme? Was möchtest du dann am liebsten tun?" Wenn eine andere Person als Betreuung zurückbleibt oder später kommt, kann man darauf hinweisen: „Frau Monika bleibt inzwischen bei dir, sie sorgt für dich, dass du nicht alleine bist." Oder: „Später kommt noch Herbert vorbei, dann bist du nicht so lange alleine."

So ein Gesprächsverlauf kann variieren, aber je ehrlicher und klarer er stattfindet, desto höher ist die Wahrscheinlichkeit, dass sich die Ängste und das Klammern an eine bestimmte Person verringern, oder sogar ganz aufhören werden. Man kann diese Art der Kommunikation üben und seine eigenen Empfindungen dabei anschließend reflektieren. Jeder kann schauen, was ging diesmal gut und was werde ich beim nächsten Mal anders sagen. Schritt für Schritt gelangt man zu mehr Sicherheit, und wenn sich der Erfolg einmal zeigt, stellt sich oft heraus, dass es plötzlich sehr natürlich ist, so zu kommunizieren.

Wichtig ist, eine klare Position zu beziehen; Angehörige können nicht für alles zuständig sein.

Im oben beschriebenen Beispiel haben wir versucht, einen Einblick zu geben, wie man mit Validation eine klare Position vermitteln kann, ohne dass man dabei hart und ungeduldig vorgehen muss. Wir denken, dass wir verdeutlicht haben, dass pflegende und betreuende Personen nicht alles alleine übernehmen können und auch nicht für alles zuständig sind. Im Gegenteil, es macht wenig Sinn, wenn die Betreuenden selbst keine Luft mehr haben und vielleicht sogar krank werden, weil sie permanent in Anspannung und unter Druck stehen. Manchmal gehen alte Menschen, die sich alleine fühlen und unsicher werden, sogar so weit, mit Krankheit oder Sterben zu drohen.

Auf Aussagen zum Thema Sterben kann man mit Validation ähnlich wie im Beispiel oben reagieren und Menschen damit begleiten.

Kurz durchatmen, zentrieren und dann das Schlüsselwort, in dem Fall „sterben" wiederholen. „Sterben sagst du? Musst du oft an den Tod denken, was beschäftigt dich dabei am meisten? Oder man fragt: „Fühlst du dich alleine, was ist das Schlimmste, wenn ich nicht da bin? Wovor fürchtest du dich am meisten, wenn du alleine bist? Es geht darum, dass der alte Mensch, der sich alleine, einsam und verlassen fühlt, ernst genommen wird. Er kann so seine Gefühle ausdrücken und wird dabei respektvoll und einfühlsam begleitet. Sollte die Person aber weiter sagen: „Ich will, dass du bei mir bleibst", kann man wie vorhin liebevoll eine klare Position beziehen: „Du möchtest gern, dass ich bei dir bin, hm, ... das kann ich verstehen, ich bin auch sehr gern bei dir. Wenn ich das nächste Mal komme, können wir spazieren gehen, Fotos anschauen ..., bis dahin wird Frau Monika für dich da sein."

Ganz häufig reagieren Angehörige ohne Kenntnisse der Validation, aber auch professionelle Pflegekräfte auf solche Aussagen genau umgekehrt, z. B.: „Aber Mama, du wirst noch nicht sterben. Du brauchst dich wirklich nicht zu fürchten, du bist nicht alleine. Frau Monika ist doch da und Herbert kommt dich auch besuchen. So schnell stirbst du nicht. Ich komme nächste Woche wieder." Solche gut gemeinten Worte helfen nicht und sie machen die Situation für die alte Person und für alle Beteiligten nur noch schlimmer. Beschwichtigungen wirken fast immer kontraproduktiv. Der alte Mensch braucht jemanden, der ihm wirklich zuhört, auf seine Sorgen eingeht, sein Gefühl teilt und nachfragt. Mit Validation zu reagieren, ist ebenfalls sehr hilfreich, wenn jemand anderer für uns „unrealistische" Themen, die mit Ängsten und Krankheiten zu tun haben, ständig wiederholt. Wenn man ernsthaft zuhört, wiederholt und nachfragt, auf das Gesagte eingeht, wird man mit der Zeit bemerken, dass die Themen weniger werden, sich entschärfen und man auch selbst entspannter dabei wird.

Es gibt Situationen, in denen Angehörige noch weniger zuständig sein können, als vielleicht erwartet wird, oder sie von sich selbst erwarten würden. Nämlich dann, wenn die Person, die zu betreuen ist, in einem anderen Land lebt. Ich selbst war in dieser Lage, da meine Großmutter in Salzburg lebte. Ich konnte maximal jedes dritte oder vierte Wochenende hinfahren, um meinen Vater zu entlasten. Die Situationen sind heutzutage derart unterschiedlich, und viele Kinder, oder andere nahe Angehörige sind nicht in der Lage, eine direkte Betreuung ihrer alten Eltern oder Großeltern zu übernehmen, weil sie schlichtweg nicht in deren Nähe wohnen. Dass sie aber ebenso das Bedürfnis haben, mit ihnen in Kontakt zu sein, oder sich verpflichtet fühlen, sich um sie zu kümmern, besonders wenn die Betroffenen desorientiert sind, ist eine Herausforderung. Man fragt sich, wie so etwas gehen soll. Über weite Entfernungen einen Kontakt zu älter werdenden Familienangehörigen herzustellen, ist mit der Technik von „Skype" (Internetverbindung mit Bild) inzwischen möglich.

> Eine Kursteilnehmerin erzählt in einer Pause, dass einige der Gründe für Verhaltensweisen von alten Menschen mit Desorientierung, die sie gerade im Kurs gehört hat auch auf ihre alte Mutter, die auf den Philippinen lebt, zutreffen. Wenn sie mit ihr telefoniert, reagiert sie so, wie man es eben nicht machen sollte, sie korrigiert, konfrontiert und beschwichtigt ihre Mutter vor allem. Häufig ist sie sehr unzufrieden, weil das Telefonat für beide nicht angenehm ist. Sie empfindet keinen Kontakt, was sie sehr schmerzt. Die Mutter weiß oft nicht einmal, wer mit ihr spricht, obwohl sie nicht allzu desorientiert ist. Es ist, als würden sie aneinander vorbei reden. Sie erzählt auch, dass es mit der eigenen Mut-

ter doch noch etwas anderes ist als mit fremden Menschen, weil sie ihr gegenüber starke Schuldgefühle hat, da sie hier in Österreich alte Menschen pflegt und betreut und nicht für die Mutter sorgen kann. Auf den Philippinen tut das ein anderer Angehöriger. Sie fragt mich, ob ein validierender Umgang mit verbalen Techniken auch über die Verbindung am Telefon funktionieren kann. Ich erzähle ihr von der Erfahrung, die ich mit meiner eigenen Großmutter in Salzburg mit verbaler Validation über Telefon gemacht habe und wie sie das mit ihrer Mutter zumindest versuchen könnte. Am Telefon ist es ganz wichtig, sehr konzentriert zu sein, da man sein Gegenüber nicht sehen kann. Man muss gut zentriert sein, zuhören und das Gesagte wiederholen oder mit eigenen Worten wiedergeben. Sich auf die Stimme des anderen einzustellen, und den Ton ähnlich wiederzugeben, bewirkt, dass man auf die gleiche Wellenlänge kommt. Pausen sind sehr wichtig, um dem anderen den Raum für Worte zu geben. Das Gespräch kann dann im Sinne der Validation stattfinden. Die Pflegemitarbeiterin versuchte sich darin, und als sie nach zwei Monaten in den Validationsaufbaukurs kam, strahlte sie und war zutiefst dankbar. Sie erzählte, dass sie einen völlig anderen telefonischen Umgang mit ihrer Mutter gefunden hat, sie übt sich in verbalen Techniken der Validation und kommt gut damit zurecht. Sie erlebt plötzlich eine ganz andere Nähe, trotz der großen Entfernung, und die Mutter erkennt fast immer, dass sie mit ihrer Tochter spricht. Zusätzlich verwendet sie mittlerweile sogar öfter eine Internet- Verbindung mit Video Bildschirm über den PC. Manchmal nimmt sie eine Mahlzeit genau dann ein, wenn die Mutter auf den Philippinen ebenfalls isst. Sie sehen sich und unterhalten sich dabei. Wenn sie bügelt, kann sie so ihre Mutter sehen und die beiden sprechen miteinander, als wären sie im selben Raum. Da die Mutter sich noch verbal äußern kann, funktioniert das zumindest bis dato wunderbar.

Dieses Beispiel zeigt, dass man beim Thema pflegende Angehörige nicht zwischen professionellen Mitarbeitern und Privatpersonen unterscheiden kann. Man kann sowohl in der Rolle als professionelle Pflegekraft, als auch in der Rolle der betreuenden Angehörigen sein, und jeweils unterschiedliche Zugänge und Abstände haben. Außerdem ist an diesem Beispiel der Gebrauch von neuen technischen Möglichkeiten in der Kommunikation interessant. Einen PC-Anschluss gibt es mittlerweile auch im Pflegeheim.

Egal, ob am Telefon oder über Video Bildschirm am PC, wir stehen in Beziehung und wir kommunizieren! Die Frage ist dabei immer, *wie* wir kommunizieren. Mittlerweile gibt es viele Beispiele von erwachsenen Kindern, die aufgrund ihrer beruflichen Situation, in einem anderen Bundesland in Österreich leben als ihre Eltern, und diese Möglichkeit der Videokommunikation in die Praxis umgesetzt haben. In einem anderen Beispiel, ist die 75-jährige, an Alzheimer erkrankte Mutter allerdings jedes Mal, wenn die Tochter auf dem Bildschirm erschien, aufgestanden und weggegangen.

„Zuhause ist man, wo das Herz ohne Scheu lachen und in Ruhe seine Tränen trocknen lassen kann." (Verfasser unbekannt)

Wenn man die Entscheidung für ein Heim treffen muss

Wir kennen wenig nahe Angehörige, die, wenn sie grundsätzlich bereit sind, die Betreuung eines alten Menschen zu übernehmen, nicht alles dafür tun würden, dass dieser Mensch so lange wie möglich zu Hause bleiben kann. Wenn es aber dazu kommt, dass die Pflege und Betreuung zu Hause nicht mehr den Anforderungen, die der Zustand des/der Erkrankten stellt, entspricht und ausreichend ist, müssen die Angehörigen eine schwierige Entscheidung treffen. Sie müssen eine Einrichtung suchen. Warum ist die Entscheidung zu diesem Schritt für viele Angehörige so schwierig? Was sind die Bedenken der Angehörigen, wenn ein alter Mensch nicht mehr in ihrer eigenen Obhut sein kann? Es gibt viele „Für und Wider" bei solch einer Entscheidung.

Abgesehen von den Erwartungen von außen und den persönlichen Erwartungen, die generell eine Rolle spielen, wie wir bereits beschrieben haben, entstehen bei dem Gedanken an ein Pflegeheim bei vielen nahen Angehörigen zusätzlich Ängste, Unsicherheiten und starke Schuldgefühle. All diese Gedanken und Gefühle führen zu einem inneren Konflikt, der immer wieder dieselben Gefühle auslöst. Das bedeutet, die Angehörigen befinden sich in einem Gedanken- und Gefühlskreislauf, aus dem sie schwer aussteigen können. Um so eine Entscheidung treffen zu können, und vor allem so, dass alle Familienmitglieder damit einverstanden sind, braucht man viel Klarheit und Abstand. Man kann eine Pflegeeinrichtung nicht als Entlastung erleben, wenn die belastenden Gedanken und Gefühle täglich dorthin mitgenommen werden. Hier ein paar Aussagen von Angehörigen:

- **Angst:** „Glauben Sie nicht auch, dass meine Mutter dort zu sehr alleine ist? Ich habe Angst, dass mein Vater mir das nie verzeiht." „Meine Oma ist gewohnt, dass sie jeden Tag um zwei Uhr Nachmittag ihren Kaffee und Kuchen bekommt, was, wenn sie das dort nicht so hat, sie wird mich beschimpfen." „Ich mache mir Sorgen, dass mein Mann sich nicht von einer fremden Person waschen lässt, er ist nur mich gewohnt."
- **Unsicherheit:** „Ich weiß nicht, ob es das Richtige für meine Frau ist, sie war nie unter vielen und vor allem fremden Leuten, die Familie war ihr das Wichtigste." „Wenn meine Mutter nicht jeden Tag Stuhl hat, wird

sie ganz wild und unangenehm, wer weiß, ob die Leute dort damit umgehen können." „Ich höre oft von anderen, wenn man im Heim etwas braucht, dann kommt lange niemand. Woher weiß ich, ob sich der Zustand meines Mannes dort nicht verschlechtert, das macht mir Angst."

- **Schuldgefühle:** „Ich fühle mich so schlecht, dass ich meine Mutter abschiebe. Ich habe ihr versprochen, dass ich immer für sie da bin." „Mein Mann sagt, es ist das Beste für meinen Vater, aber ich komme mir vor, als hätte ich ihn verraten." „Meine Mutter wird das Essen dort nicht mögen, sie hat immer für uns alle gekocht und ich tue ihr das jetzt an." „Die Betreuer im Heim werden das bestimmt nicht so können, wie meine Frau das will, sie meinte immer, ich kann das am besten und jetzt lasse ich sie im Stich."

Bestimmt haben einige Leser solche Aussagen bereits gehört, so etwas selbst gesagt oder gedacht. Diese Aussagen zeigen deutlich, in welches Gefühlschaos Angehörige stürzen können, wenn sie solch eine Entscheidung treffen müssen.

Solche Gedanken und Gefühle sind sehr menschlich und nachvollziehbar. Die Frage ist nur, ob es Möglichkeiten, gibt, eine gute Balance in der Sichtweise und in den Gefühlen zu erreichen. Erst wenn dies gelingt, kann eine Pflegeeinrichtung gesucht und Unsicherheiten und Ängste gemeinsam mit Fachkräften ausgeräumt werden. Hat man diese Balance nicht gefunden, wird man der Einrichtung gegenüber eher ablehnend, misstrauisch und generell negativ eingestellt sein.

3.2 Angehörigenberatung und Kurse mit Validation

Angehörigenberatung – Hilfe zu Hause

Durch unsere Arbeit mit Validation hat sich im Laufe der Zeit eine neue, starke Zielgruppe für unsere Kurse gebildet. Zumindest in Österreich ist die Zahl der Angehörigen unter den Teilnehmern in den letzten Jahren enorm gestiegen. Sie kommen durch Empfehlung von Ärzten, Angehörigengruppen, Tagesstätten, professionellen Pflegekräften, ehemaligen Kursteilnehmern und nicht zuletzt aus eigenem Interesse. Sei es, weil sie ein Buch über Validation von Naomi Feil oder Vicki de Klerk-Rubin gelesen haben, oder im Internet nach passender Unterstützung gesucht haben. Viele von ihnen pflegen und betreuen sehr nahe Verwandte zu Hause, andere besuchen jene bereits in einer Pflegeeinrichtung.

Wir sind der Auffassung, dass – nach Teilnahme Angehöriger an einer Beratung mit Validation – einerseits die Betreuung zu Hause leichter fällt und der Weg in eine Einrichtung hinausgezögert werden kann, andererseits die oft unvermeidbare Entscheidung, nämlich die Unterbringung in einer Pflegeeinrichtung, um vieles leichter fällt. Diese Angehörigen entwickeln zudem mehr Offenheit den professionellen Helfern gegenüber. Durch die Anwendung von Validation gewinnen sie neue Sichtweisen und lernen einen anderen Umgang mit ihren Betroffenen, was erheblich zur Entschärfung von schwierigen Situationen beiträgt. Außerdem wissen sie dann eher, was ihnen wichtig ist und können es offener kommunizieren.

In Österreich wird Validation mittlerweile in vielen Pflegeeinrichtungen durch Schulungen vermittelt und die Zusammenarbeit mit Angehörigen wird leichter, wenn auch sie davon Kenntnis haben. Man kann in eine gemeinsame Richtung blicken, spricht die gleiche Sprache und viele Konfliktfelder sind damit von vornherein eingedämmt. Wenn professionelle Pflegekräfte an Schulungen und Ausbildungen in Validation teilnehmen, konfrontieren sie uns oft mit Aussagen wie: „Jetzt lernen wir das, und dann kommen manche Angehörige und kommunizieren genau in die andere Richtung, sie bringen die alten Leute in *ihre* Realität. Sie sagen ständig, deine Mutter ist längst tot, oder, Mama du bist hier zu Hause, du kannst hier nicht weg. Sie diskutieren oder korrigieren und letztlich geht es der alten Person nach dem Besuch eines Angehörigen häufig schlechter als vorher."

Wir hören immer wieder, dass es gut wäre, wenn Angehörige auch Schulungen in Validation machen würden, damit alle Beteiligten ähnlich mit den verschiedenen Verhaltensweisen und Bedürfnissen der alten desorientierten Menschen umgehen. In vielen Diskussionen wird die Meinung geäußert, das müsste doch schon zu Hause für Angehörige gemacht werden, dann kämen wir von Anfang an zu einem besseren Miteinander.

Angehörige und Pflegekräfte zusammen zu führen, ist ein Ziel, dem wir bereits seit einigen Jahren folgen. Angehörigenberatung mit Validation kann eine präventive Maßnahme sein.

Viele Angehörige denken, Validation sei eine Art Therapie oder Beratung über „richtig ausgeführte" Pflege. Genau das bietet Angehörigenberatung mit Validation nicht. Dafür gibt es andere Professionen wie Ärzte, Therapeuten, Pflegekräfte und Angehörigengruppen. Die Vernetzung und Kommunikation mit diesen Berufsgruppen ist eine nicht wegzudenkende Vorrausetzung für Validation.

Verlauf einer Angehörigenberatung mit Validation zu Hause, aus dem Jahr 2008

Die Dame, um die es in diesem Beispiel geht, wurde schon länger zu Hause von einer Beraterin für Angehörige unterstützt. Als sie mit bestimmten

Verhaltensweisen ihres Mannes immer weniger umgehen konnte und diese auch nicht wirklich verstand, hat man ihr geraten, spezielle Beratung mit Validation in Anspruch zu nehmen. Als sie anrief, klang sie sehr verzweifelt und eher ohne Hoffnung: „Sie werden mir da auch nicht weiterhelfen können, mein Mann hat halt Alzheimer-Demenz und das gehört wohl dazu." Frau W. berichtet über die Situation mit ihrem Mann:

> Herr W. (83 J.), ist stark desorientiert. Bei ihm wurde vor ca. 2 Jahren die Diagnose Demenz vom Alzheimer Typ gestellt. Frau W. versteht nicht, wieso ihr Mann seit einigen Monaten seinen Vater sucht, er sagt auch, er habe mit „einer Frau" etwas zu erledigen. Oft fragt Herr W. seine Frau, ob sein Vater bei ihr in der Küche sei, ob sie auch für ihn etwas zu Essen habe. Außerdem sagt Herr W. jetzt häufig, er müsse sofort zur Universität, er wolle dort seinen Vater treffen. Manchmal spricht er von einer Frau die er ebenfalls treffen will. Frau W. weiß oft nicht, was sie antworten soll. Sie möchte nicht lügen, es ist ihr bewusst, dass sie ihren Mann nicht in die Realität bringen soll, sie weiß, dass das nicht wirklich hilft. Sie ist gut über das Krankheitsbild und die möglichen Verhaltensweisen und Bedürfnisse bei Menschen mit Demenz informiert. Sie versucht, in die Welt ihres Mannes einzusteigen, „mitzugehen", weiß aber nie so genau wie und hat das Gefühl, es genügt nicht, ihm einfach Recht zu geben und ihn zu beschwichtigen. Die Fragen nach dem Vater kommen immer wieder und der Druck bei Frau W. wird zunehmend größer. In diesen Situationen erlebt sie ihren Mann weit weg und findet keinen Kontakt zu ihm. Sie ist nicht zufrieden mit sich selbst und leidet darunter, ihren Mann nicht zu verstehen und nicht mehr für ihn tun zu können. Sie lenkt ihn ab, geht eine Runde mit ihm spazieren, aber das befriedigt weder ihren Mann, noch sie selbst. Die Fragen kommen immer wieder, die Unruhe bleibt. Frau W. weiß nicht genau was Validation ist, hat jedoch von ihrer Tochter, die Psychotherapeutin ist und von der Beraterin gehört, dass Validation möglicherweise hilfreich für sie und ihren Mann ist. Sie entschließt sich, diese Hilfe in Anspruch zu nehmen.

Frau W. bekommt einen kurzen Einblick in die Methode der Validation, in die Grundhaltung, Theorie, verbale und nonverbale Techniken (→ Kap. 1). Sie wird neugierig, und dadurch kann gemeinsam ein Bogen zur Situation ihres Mannes gespannt werden. Sie beginnt, Situationen neu zu betrachten und fängt an, bestimmte Verhaltensweisen bei ihrem Ehemann zu verstehen. Besonders die Themen „Aufarbeitung" und „der Ausdruck von unerfüllten Bedürfnissen" beschäftigen Frau W. Anhand konkreter Fragen über das, was Frau W. aus der Lebensgeschichte ihres Mannes weiß, kann sie erzählen, in welcher Beziehung ihr Mann zu seinem Vater stand.

Frau W. erzählt: Die Eltern von Herrn W. waren sehr streng und genau, Gefühle wurden weder ausgesprochen, noch ausgedrückt und gezeigt. Herr W. hatte nicht viel Kontakt zu seinem Vater, er war eher der Mutter zugetan. Nach der Schule machte er eine Lehre als Elektriker. Als Herr W. 18 Jahre alt war, musste er in den Krieg. Sein Vater war schon ein Jahr zuvor Soldat. Beide waren, unabhängig voneinander, in russischer Gefangenschaft. Herr W. über 7 Monate lang, sein Vater sehr viel länger, er kam erst einige Jahre später aus der Kriegsgefangenschaft zurück. Wieder zusammen, entstand eine intensive Vater- Sohn-Beziehung. Herr W. machte noch ein Studium an der Universität, sein Vater unterstützte ihn damals sehr. Zu dieser Zeit, waren Herr und Frau W. bereits verheiratet. Frau W. beschreibt, es war die „besondere, die eigentliche Zeit" für ihren Mann mit dem Vater, für den jungen Herrn W. war alles sehr gut zu dieser Zeit. Als die Mutter von Herrn W. starb, heiratete der Vater noch einmal, eine sehr viel jüngere Frau, sie war so alt, wie Frau W. selbst. Diese „neue" Frau war der Auslöser dafür, dass jeglicher Kontakt zwischen Vater und Sohn, ebenso zur Schwiegertochter und den bereits geborenen Enkelkindern abgebrochen wurde. Die konkreten Gründe dafür waren nicht bekannt, und es wurde darüber mit dem Vater und der zweiten Frau nie gesprochen. Herr und Frau W. haben manchmal miteinander darüber gesprochen, meinten aber, man könne nichts machen und beließen es dabei. Fünf Jahre später und ohne jeden weiteren Kontakt, erfuhr die Familie, der Vater von Herrn W. sei verstorben, „einfach so", erzählt Frau W. An das Begräbnis des Vaters, erinnert sich Herr W. auch heute noch immer wieder. Er war damals sehr geschockt. Für ihn war das ein sehr starker Verlust, besonders weil die „Stille" zwischen Herrn W. und dem Vater nie geklärt wurde, erzählt die Frau. Im Erwachsenenalter war Herr W. in allem sehr genau, es musste immer alles stimmen. Die Familie hatte oft Angst, bei einem Fest nicht alles gut genug vorbereitet zu haben, und dass der Vater Unzufriedenheit und Unmut äußern würde. Seit der Demenzerkrankung lebt Herr W. stark auf der Gefühlsebene, er ist weicher und liebevoller geworden, erzählt Frau W. Zum Beispiel ist er gerührt, wenn er im Fernsehen Babys sieht, es kommen ihm die Tränen, das hatte er früher nie. Liebevolle Gefühle hatte er kaum gezeigt oder ausgesprochen, am ehesten kam Ärger zum Ausdruck, erinnert sich Frau W.

Durch die kurze Schilderung der Lebensgeschichte und die Theorie der Validation in Bezug zur letzten Lebensphase „Aufarbeitung", wird Frau W. sehr schnell klar, dass sich Herr W. von seinem Vater nicht verabschieden konnte. Zudem fehlen ihm die fünf Jahre, in denen der Kontakt ganz plötzlich ungeklärt abgerissen war. Herr W. hatte seine Gefühle oder Bedürfnisse zu dieser Situation nie geäußert oder ausgedrückt, er hat die Situation nie verarbeitet. Jetzt, im hohen Alter und mit dem zunehmenden

Verlust der kognitiven Fähigkeiten, kommen in ihm diese Gefühle und Bedürfnisse hoch. Er sucht seinen Vater, will mit ihm sprechen und geht dabei in die intensive Zeit mit ihm während des Studiums zurück. Zur Universität, der gemeinsamen guten Zeit. Jetzt arbeitet er noch nicht Erledigtes auf. Die Situation, mit dem Vater keinen Kontakt mehr zu haben, wurde nie geklärt. Mit der zweiten Frau des Vaters hat er anscheinend auch noch etwas zu „erledigen", etwas, das er nie erfahren hat, weil es keinen Kontakt mehr gab. Was bleibt, ist nicht das kognitive Wissen, ich habe da etwas zu erledigen, sondern das Bedürfnis, auch sie zu treffen, den inneren Drang, den er nicht kontrollieren kann. Indem Herr W. diesem inneren Drang nachgeht, versucht er in Balance zu kommen. Er muss Dinge klären, Gefühle und Bedürfnisse ausdrücken, er sucht seinen inneren Frieden. Während der Beratung wundert sich Frau W., dass sie nie selbst daran gedacht hatte. Das Verhalten ihres Mannes wird für sie zunehmend klarer und verständlicher, es erscheint ihr plötzlich nachvollziehbar und fast logisch.

Frau W. hat verstanden und kann annehmen, was in der Gefühlswelt ihres Mannes vorgeht. Sie kann sich einfühlen und möchte wissen, wie sie mit ihrem Mann anders umgehen kann. Sie möchte ihn beim Ausdruck seiner Gefühle und Bedürfnisse unterstützen. Sie ist neugierig, wie so etwas geht.

Ganz konkret auf die individuellen Situationen bezogen und den damit einhergehenden Verhaltensweisen von Herrn W., kann Frau W. verbale Techniken ausprobieren. Sie lernt, dass kurz durchatmen, zentrieren, ein wichtiger erster Schritt ist und dass sie die Fragemöglichkeiten der Validation nicht so nebenbei anwenden kann. Frau W. ist sehr bemüht und versteht, dass es darum geht, wirklich in Kontakt zu kommen, in den Gefühlsrhythmus von Herrn W., auf seine Wellenlänge.

Sie vermittelt deutlich, dass sie weiß, was gemeint ist und verstanden hat, dass sie erst, wenn sie im Gleichklang mit ihrem Mann ist, beginnen kann, ihn beim Ausdruck seiner Bedürfnisse zu begleiten. Erst, wenn sie sich in seine Welt einfühlen kann, wird sie sich keine Sorgen mehr machen, ob das Ausgedrückte einen Wahrheitsgehalt hat oder nicht. Gemeinsam können wir üben, was sie antworten könnte, wenn Herr W. zum Vater, oder zu dieser Frau, von der er oft spricht, gehen möchte: „Wo triffst du deinen Vater, was möchtest du ihm sagen, was ist noch zu klären, was ist das Schlimmste, wenn du ihn nicht findest/triffst, vermisst du ihn sehr, wo könnte er jetzt sein ..., wer ist die Frau, die du treffen möchtest, was möchtest du ihr sagen, was gibt es mit ihr zu klären, möchtest du was von ihr wissen, was möchtest du von ihr wissen ..." usw.

Solche und ähnliche Fragen (→ Kap. 1) kann Frau W. in direkten Situationen behutsam ausprobieren. Außerdem kann Frau W. die nonverbale Technik, verankerte Berührung am Hinterkopf ihres Mannes verwenden. Diese Berührung kann das nahe Gefühl an den Vater und das Bedürfnis danach in positiver Weise unterstützen. Frau W. erfährt, dass sie mit ihrem Mann in den Prozessen, die er durchläuft und nicht kontrollieren kann, durch Validation in Kontakt kommt und auch weiterhin bleiben kann. Es wird dadurch mehr Raum für ihn gegeben, seine Gefühle und mögliche unerfüllte Bedürfnisse auszudrücken.

Das Gefühl von Hilflosigkeit bei Frau W. wird sich mehr und mehr auflösen und sie kann lernen, auf die Bedürfnisse ihres Mannes in anderer Art und Weise als bisher einzugehen. Frau W. meinte bereits beim ersten Besuch, dass ihr durch die erweiterte neue Sicht geholfen wurde. Sie verstehe vieles besser und könne die Bedürfnisse ihres Mannes, wenn er seinen Vater sucht, oder mit einer Frau reden will, besser nachvollziehen. Sie fühle sich sicherer und versuche sich sehr erfolgreich in den Frage- und Berührungsmöglichkeiten der Validation. Frau W. berichtete schon nach einer Woche, einen anderen Zugang zu ihrem Mann bekommen zu haben. Meistens löste sich die angespannte Situation, wenn Herr W. seinen Vater suchte, nun sehr schnell auf. Sie war zufriedener, es ging ihr sehr viel besser damit. Die beiden gingen spazieren, wenn Herr W. weg wollte, und sie übte sich dabei in einigen der Fragen, die in den insgesamt nur zwei Treffen besprochen wurden.

Frau W. hat manches für sich selbst aufgeschrieben, um sich besser daran zu erinnern. Besonders hervorgehoben hat Frau W. den innigen Kontakt zu ihrem Mann, der für sie durch Validation entstanden ist. Sie haben sich wieder viel öfter angesehen und selbst wenn sie einmal nicht weiter wusste, hat ihr Herr W. das nie wirklich übel genommen. Er ist darüber hinweggegangen und es kam etwas anderes. Frau W. hatte nicht mehr lange Gelegenheit, die Entspannung zu genießen. Ihr Mann stürzte sechs Wochen nach der Beratung mit Validation in der Wohnung und verstarb kurze Zeit darauf.

Frau W. stimmte freundlicherweise zu, dass ihr Beispiel für andere verwendet wird. Sie empfand die Beratung mit Validation für sich selbst als äußerst hilfreich und ist aufgrund ihrer persönlichen Erfahrung der Meinung, anderen könne Validation auch helfen.

Verlauf einer Angehörigenberatung und Begleitung der betroffenen Person mit Validation von 2009–2012

Frau A., geb. 1918, Diagnose Demenz vom Alzheimer Typ, ihr Sohn geb. 1945, andere Personen aus der Familie.

Eine Situation mit einer 92-jährigen, leicht desorientierten alten Dame eskaliert zu Hause. Sie wirft die Schwiegertochter aus der Wohnung, droht mit dem Stock und beschimpft sie wild. Als die Situation für alle Beteiligten unerträglich wird, kontaktiert mich der Ehemann der Enkeltochter.

Er hatte durch Empfehlung einer Bekannten von mir erfahren. Manchmal sind die Wege zur Unterstützung für Angehörige ziemlich verworren. Es ist nicht üblich, sich in solchen Angelegenheiten beraten zu lassen, es fehlen aber auch die dementsprechenden Angebote. In diesem Fall hat ein eher Außenstehender, der Schwieger-Enkelsohn die Sache in die Hand genommen.

Heute, fast drei Jahre später, sind alle sehr froh darüber. In der damaligen Situation diskutierten der Sohn und die Schwiegertochter der alten Dame bereits darüber, sie in eine Pflegeeinrichtung zu geben, obwohl niemand das wirklich wollte. Sie waren aber auch der Meinung, so gehe es nicht weiter. Frau A. vertraute niemanden, keiner konnte sich vorstellen, dass sie jemals eine fremde Helferin in ihre Wohnung lassen würde. Sie war zu dieser Zeit noch sehr mobil, ging alleine in den Garten und mit ihrem Sohn öfter zum Mittagessen außer Haus. Kognitiv hatte sie allerdings bereits sehr abgebaut, sie vergaß vieles und erzählte immer wieder die gleichen Geschichten aus früheren Zeiten, dabei war sie öfter zeitlich desorientiert. Von der Schwiegertochter sprach sie, als wäre sie eine fremde Frau.

Die gesamte Familie wohnte in einem sogenannten Zinshaus, das bereits dem Sohn gehörte und in dem auch andere Mieter wohnten. Zu Beginn der Beratung waren alle Mitglieder der Familie versammelt. Der Sohn, die Schwiegertochter, die Enkelin von Frau A. und eben der Ehemann der Enkelin. Es wurde sehr schnell klar, dass vor allem der Sohn und dessen Frau, massiv unter dem Verhalten der alten Frau, die in der Wohnung ihnen gegenüber wohnte, zu leiden hatten. Die alte Mutter hatte nie einen nahen Freundeskreis. Seit ihr Mann vor vielen Jahren verstorben war, klammerte sie sich sehr an ihren Sohn. Die Schwiegertochter unterstützte ihren Mann zwar, aber wirklich glücklich war sie nie damit. Obwohl sie viel Verständnis aufbrachte, drückte sie das schmerzliche Gefühl, ihren Ehemann an seine Mutter zu verlieren, oft aus. Ihr Mann war viel für seine Mutter da, er wollte immer das Beste für sie. Allerdings sagte auch die Schwiegertochter von Anfang an sehr ehrlich, dass die alte Frau in kein Pflegeheim kommen solle, das wolle sie ebenso wenig wie ihr Mann.

Ich gab eine kleine Einführung in Validation und schlug vor, in jenem Fall von Anfang an, die Mutter des Sohnes vorerst selbst zu validieren. Aufgrund der Tatsache, dass sie ein so aggressives Verhalten zeigte, war es wichtig, ein klares Bild und eine gute Einschätzung der Situation zu bekommen. Ich möchte hier anführen, dass die alte Dame, durch einen Neurologen bereits mit den üblichen Medikamenten bei Demenz versorgt war. Frau A. war eine alte Frau, die vorrangig mangelhaft orientiert war (→ Phase 1, Kap. 1) und ununterbrochen reden musste. Sie hatte viele Bedürfnisse verleugnet und projizierte sie nun auf andere, besonders auf ihre Schwiegertochter. Zwischendurch war sie auch leicht zeitlich und örtlich desorientiert (→ Phase 2, Kap. 1) und manchmal erkannte sie sogar ihren

Sohn nicht, oder verwechselte ihn mit ihrem Bruder. Ich besuchte sie von nun an einmal in der Woche regelmäßig, um sie zu validieren, und um sie dabei zu unterstützen, ihre Gefühle und Bedürfnisse auszudrücken. Frau A. vertraute mir, zum Erstaunen des Sohnes, sehr schnell. Sie weinte einige Male, leugnete dann wieder viele Dinge und erzählte später Geschichten dann doch so, wie ich es vom Sohn erfahren hatte. Es wurde nie etwas forciert oder herausgelockt. Die sehr belastenden Lebensgeschichten kamen in einer Atmosphäre von tiefem Vertrauen und einfühlsamer Begleitung einfach aus ihr heraus. Oftmals mit vorgebeugtem Oberkörper, leiser, weinerlicher Stimme, die Stirn an meinen Kopf gelehnt und dem Satz: „Bitte erzählen Sie das niemanden, das darf keiner wissen.“ Sie war nach der Validation oftmals sehr klar im Ausdruck, ihre Augen waren geöffnet, sie lächelte und sie zeigte häufig ihren Humor. Im Anschluss an die Validation und den Besuch bei Frau A., wurde mit dem Sohn und dessen Frau gemeinsam reflektiert, und wenn nötig, auch beraten.

Ich möchte in diesem konkreten Beispiel weder auf die tatsächlichen Geschichten eingehen, noch die genaue Validation dazu erklären. Wichtig erscheint mir eher, wie sich die Begleitung von Frau A. und die Beratung der Familie entwickelt haben und wer davon noch heute profitiert. Durch die Offenheit und Ehrlichkeit der Schwiegertochter wurde sehr schnell klar, dass sie sich nun endlich aus der Betreuung zurückziehen möchte, ja sogar den Kontakt zu ihrer Schwiegermutter abbrechen möchte. Sie betreute mit ihrer Schwester die eigene über 80-jährige Mutter, um die sie sich liebevoll kümmerte und sich dafür einsetzte, dass sie bis zum Tod würdevoll leben konnte. Als Ehefrau versuchte sie, ihren Mann so gut wie möglich zu verstehen und es gab einige Gespräche ohne sein Beisein. Es war ihr sehr wichtig, dass ihre eigenen Gefühle und Bedürfnisse, aber auch ihre persönlichen Grenzen gegenüber ihrer Schwiegermutter respektiert wurden und dies in Gegenwart ihres Ehemannes ausgesprochen wurde.

Mit dem Sohn von Frau A. gab es eine sehr gute Übereinstimmung in fast allen Vorschlägen zu einem validierenden Umgang. Er übte sich selbst tapfer darin, auch wenn er oft sagte: „Ach, ich kann das nicht, machen Sie das.“ Übrigens, es fällt auf, dass Söhne eine Begleitung mit Validation am liebsten an jemand anderen abgeben. Sie bezahlen lieber dafür, als es selbst ausreichend zu lernen. Aber auch das wollen wir hier wertfrei betrachten.

Frau A. wurde im Jahr 2011 pflegebedürftig, ihre Mobilität nahm ab, es gab einige Krankenhausaufenthalte wegen mehrerer Wirbeleinbrüche. Sie konnte nicht mehr alleine in ihrer Wohnung bleiben. Ihr Sohn und seine Frau beschlossen, eine 24-Stunden-Hilfe hinzu zu ziehen. Die Desorientierung der alten Frau war fortgeschritten, und sie wollte oft nach Hause zur Mutter. Sie erkannte die eigene Wohnung nicht mehr und begann nach dem Sohn zu rufen, wenn sie alleine war. In der neuen Situation, mit einer 24-Stunden-Betreuung, begleiteten wir sie gemeinsam. Sie akzeptierte die beiden Helferinnen, die abwechselnd bei ihr wohnten, von Anfang an überraschend gut. Ich besuchte und validierte sie weiterhin und versuchte, den Betreuerinnen die speziellen Berührungen zu zeigen, die Frau A. sehr gut taten. Bei verbalen Möglichkeiten der Validation war es schwieriger, da die beiden nicht ausreichend gut Deutsch sprachen. Dennoch gingen sie sehr liebevoll und fürsorglich mit ihr um. Insgesamt hatten sich die schwierigen Situationen mit Frau A. längst entspannt und fast aufgelöst. Sie schien sehr zufrieden zu sein, lachte öfter, wusste die Namen der ihr sehr nahen und vertrauten Personen zwar nicht, aber wenn ich sie besuchte, kamen immer wieder Aussagen wie: „Schön, dass du da bist. Du vergisst mich nie. Heute habe ich an dich gedacht und wusste gleich, dass du kommst. Es ist schön, jemanden wie dich zu haben, du bist immer ehrlich zu mir. Es ist gut, dass sich jemand um die alten Leute kümmert."

Interessant war auch, dass sie ihren Sohn inzwischen fast jedes Mal erkannte, er kam sie besuchen, sprach mit ihr, aß und trank gemeinsam mit ihr und war sehr zufrieden. Wir vereinbarten, dass er nicht später als um fünf Uhr am Abend zu ihr kommt. Sie hatte oft auf ihn gewartet und war nervös geworden, weil er noch nicht da war. Seit dieser Abmachung war das kein Problem mehr, seine Besuche waren eine Art Ritual geworden, und auch wenn er einmal gar nicht da war, kamen die Betreuerinnen gut mit ihr zurecht.

Mittlerweile machte sich der Sohn von Frau A. auch nicht mehr allzu große Sorgen darum, wie es wäre, wenn die Betreuung zu Hause nicht mehr ausreichen würde und die Versorgung in eine Einrichtung verlegt werden müsste. Frau A. ist seit einiger Zeit für einen Platz in einer Hausgemeinschaft mit vollem Pflegeumfang angemeldet. Gemeinsam überlegten wir, was angemessen wäre, und der Sohn von Frau A. hat die Einrichtung bereits erkundet und mit der Leitung des Hauses über alles gesprochen. Es war ihm wichtig, dass man dort Validation kennt und lebt. Zu Beginn der Beratungssituation sagte er noch: „Das ist eine furchtbare Vorstellung, das hält man ja nicht aus, ich möchte nicht, dass meine Mutter in ein Heim kommt." Heute weiß er, es ist vieles möglich, wenn die Situation sich verändert, gibt es wieder etwas Neues, mit dem man sich erst vertraut machen muss, um mehr Sicherheit zu gewinnen. Den ersten Schritt dazu hat er schon getan, er hat seine Mutter angemeldet und sich an den Gedanken herangewagt. Der Sohn von Frau A. hat eine Vertrauensperson, mit der er alles besprechen kann, sollte es tatsächlich zu einem Umzug ins Heim kommen. Außerdem ist er durch die Begleitung mit Validationsberatung ausreichend gerüstet, um diese Herausforderung ohne allzu große, belastende Schuldgefühle zu meistern.

Natürlich würde es in gewisser Weise einen Verlust bedeuten, wenn seine Mutter nicht mehr im gleichen Haus, gut betreut in seiner Nähe wohnen würde. Das Leben ist wie es ist, es tritt nicht immer das ein, was wir gerne hätten, oder uns für jemand anderen wünschen. Frau A. ist zurzeit zu Hause gut versorgt und man wird sehen, wie sich die Dinge entwickeln.

Es ist jedem alten desorientierten Menschen zu wünschen, dass er auf seinem letzten Lebensweg nicht alleine ist und vor allem in Frieden gehen kann. Für den Sohn von Frau A., für sie selbst, aber auch für die gesamte Familie, hat sich viel entschärft und entspannt, seit sie den Sichtweisen und Möglichkeiten mit Validation begegnet sind. Mittlerweile sind beinahe drei Jahre vergangen, seit ich die Familie und Frau A. kennen gelernt und begleitet habe. Das ist eine lange Zeit und eher ungewöhnlich, weil es bei der Beratung natürlich darum geht, die Angehörigen selbst zu Kommunikation und zum Kontakt mit Validation zu befähigen. Wenn ich zu dem Sohn von Frau A. sage: „... ihr braucht mich doch eigentlich gar nicht mehr“, dann antwortet er, seine Mutter brauche mich sehr wohl und drückt es heute noch immer wieder sehr dankbar so aus: „Es war so ein Glück, dass wir auf Sie und „ihre Validation“ gekommen sind, ich bin sehr zufrieden.“

Die Erfahrungen aus diesem Beispiel sind von unschätzbarem Wert, gerade weil sie über einen so langen Zeitraum entstanden und von Kontinuität und Tiefe geprägt sind. Sie fließen immer wieder in meine Arbeit ein. Sei es in den Kursen oder in anderen Beratungssituationen. Erfahrungen wie diese sind äußerst hilfreich und bieten einen Schatz, den man gerne weiter gibt. Daher möchte ich mich an dieser Stelle bei allen Beteiligten in dieser Familie sehr herzlich bedanken.

Wir haben schon viele pflegende und betreuende Angehörige auf diese und ähnliche Art und Weise zu Hause beraten und begleitet. Meistens dauerte der Prozess allerdings nicht so lange, sei es, weil der alte Mensch verstarb, oder weil die Angehörigen durch die Vermittlung von Validation gestärkt und sicher im Umgang mit schwierigen Verhaltensweisen der betroffenen Personen ohne uns gut zurechtkamen.

Sie lernen, dass es wichtig ist, ihre persönlichen Grenzen zu erkennen und auch, wenn nötig, andere Unterstützung hinzuzuziehen, um für sich selbst eine Auszeit zu nehmen. Wenn das gelungen ist, rufen sie nur noch in größeren Abständen an, um eine konkrete Situation zu besprechen. Das lässt sich durch den vorangegangenen Prozess häufig sehr schnell und mit ein paar Tipps und Vorschlägen wieder lösen. Wenn jemand verstirbt, bekommen wir manchmal Anrufe oder Dankesschreiben, dass alles gut verlaufen ist und sie trotz des Verlustes, die Situation meist sehr gut annehmen können.

Mit Validation wird demenzielles Verhalten verständlicher, und es fällt leichter, Wege zu gehen, die man niemals gehen wollte. Im nächsten Beispiel wollen wir beschreiben, wie eine 63-jährige Angehörige die Unterbringung ihrer 97-jährigen Mutter in einer Pflegeeinrichtung, nicht gewollt hat, aber als notwendig sehen und letztlich als Entlastung erleben konnte.

> Frau R. lebte bei ihrer Tochter und deren Mann in einer Wohnung in Wien. Sie hatte die Diagnose Demenz vom Alzheimer Typ und war eine eher ruhige, sehr liebevolle, leicht desorientierte alte Dame. Als die Tochter Beratung mit Validation in Anspruch nahm, ging ihre Verzweiflung nur in eine Richtung. Jedes Mal, wenn sie, oder sie und ihr Mann gemeinsam etwas unternehmen wollten, weinte die Mutter verzweifelt … Sie wollte nicht, dass die Tochter geht und meinte immer: „Und was soll ich jetzt tun?" (→ Kap. 2). Die Tochter hatte solch ein schlechtes Gewissen, dass sie einfach nicht mehr weg gehen wollte, zumindest nicht mehr gemeinsam mit ihrem Mann. So blieb immer einer zu Hause bei der Mutter, was auf Dauer zermürbend war. In der Beratung war die Tochter bemüht, die verbalen und nonverbalen Möglichkeiten mit Validation zu lernen, sie versuchte alles, um die Mutter mit ihren Gefühlen der Sorge zu begleiten und machte das wunderbar. Es wurde dadurch anfangs besser, vor allem konnte die Tochter ein bisschen besser entspannen, da sie verstanden hatte, dass sie dieses unerfüllte Lebensthema der Mutter nicht für sie übernehmen und für sie aufarbeiten konnte. Dennoch gelang es nicht, diese Sicht weiterhin zu halten. Sie hatte massive Schuldgefühle wenn sie wegging und der Stress stellte sich sehr schnell wieder ein. Nach vielen Beratungsterminen begann sie langsam, an andere Lösungen zu denken, wie die Unterbringung in eine Pflegeeinrichtung. Es wurde der Tochter mehr und mehr klar, dass die Situation, so wie sie zu Hause war, für sie und ihren Mann, der sie in jeder Hinsicht unterstützte, nicht länger auszuhalten war, ja unter Umständen für sie sogar gesundheitsgefährdend werden konnte. Ihre Nerven lagen blank und es kreiste alles um die Situation mit der Mutter. Jede Freude ging verloren, und wenn sie alleine etwas unternahm, vermisste sie ihren Ehemann dabei. Durch die Beratung gestärkt, machte sie sich auf den Weg, einen geeigneten Platz zu suchen und fand in der Nähe eine Pflegeeinrichtung, in der zu dieser Zeit ein Pfleger eine Ausbildung zum Validationsanwender machte. Es fiel ihr schwer, den Schritt, den sie nie gehen wollte, von dem sie dachte, er wäre niemals notwendig, zu gehen. Immerhin war die Mutter bereits 97 Jahre alt. Die Tochter hatte bis zum Schluss gemischte Gefühle. Dennoch ging es ihr insgesamt sehr viel besser, und sie begleitete die Gefühle ihrer Mutter nun bei den Besuchen im Pflegeheim mit Validation. Sie blieb nach wie vor in der Beratung, lernte weiter und konnte sich besser abgrenzen, wenn sie von dort weg ging, weil die Mutter ja nicht alleine zurück blieb. Außerdem baute sie ein Netzwerk an Besuchern auf. Jeder in der Familie übernahm einen anderen Tag und der Pfleger in Validations-Ausbildung, übernahm die Validation bei ihrer Mutter. Das Leben

der Tochter wurde um vieles leichter und sie wurde wieder fröhlicher. Sie hatte durch die Validation ihrer Mutter die Ursache für ihr Verhalten und ihr unerfülltes Lebensthema erfahren. Die Mutter schleppte schwere Schuldgefühle mit sich herum, weil sie sich nicht von ihrem Mann im Krankenhaus verabschiedet hatte. Während der Beratungszeit hatte ich oft das Gefühl, dass sich das Muster solch starker Schuldgefühle auf die Tochter übertragen hatte. Als wir darüber sprachen, wurde das auch für sie schlüssig. Letztlich sah sie es als ihren eigenen Prozess der Aufarbeitung, ihre Mutter in ein Pflegeheim zu geben. Sie war nie ganz zufrieden mit ihrer Entscheidung, hat aber aus meiner Sicht und letztlich auch aus ihrer eigenen, das Bestmögliche getan. Die ganze Familie feierte den neunundneunzigsten Geburtstag ihrer Mutter im Pflegeheim. Kurze Zeit später verstarb die Mutter.

Soll die betroffene Person bei einer Beratung mit Validation dabei sein? Diese Frage ist nicht so einfach zu beantworten, es braucht bestimmte Voraussetzungen dafür.

- Der Berater muss viel Erfahrung in Validation und gleichzeitig in der Beratung haben, es braucht viel Geschick, dass dies würdevoll ablaufen kann
- Die nahe Bezugsperson muss offen sein und der Beraterin wirklich vertrauen können, dazu ist mindestens ein Vorgespräch alleine notwendig. Bei viel Offenheit in einer Familie ist es manchmal aber sehr hilfreich, wenn auch die Kinder dabei sind.
- Je früher die Beratung in einer Phase der Demenz stattfindet, desto besser kann diese funktionieren. Sind diese Voraussetzungen erfüllt, agiert der Berater als eine Art Vermittlungsperson, die Offenheit, Ehrlichkeit, gegenseitigen Respekt und Validation ins Gespräch bringt.

Die Tochter eines 77-jährigen Mannes mit beginnender Demenz kontaktiert mich, da es ihrer Mutter zunehmend schlechter im Zusammenleben mit dem Vater geht. Sie weint oft und es gibt ständig Streit zwischen den beiden, erzählt sie. Kurz darauf kommt die Mutter zu einem Beratungsgespräch und ist danach bereit, dass ich die Familie zu Hause auf Kaffee und Kuchen besuche. Der Herr wurde vom Arzt bereits über seine Diagnose „beginnende Demenz“ informiert. Er selbst sagt allerdings, „na ja, vergessen tut jeder mal was“. Er versucht seine Defizite zu kaschieren und wenn seine Frau ihn darauf aufmerksam macht, wird er wütend, streitet alles ab und spricht länger nicht mit ihr. Die Gattin hat sich inzwischen mit Validation vertraut gemacht, ebenso die beiden erwachsenen Kinder. Beim ersten Besuch versteht der Herr zuerst nicht, warum ich überhaupt da bin, aus seiner Sicht ist alles bestens. Als die

Frau daraufhin zu weinen beginnt, nehme ich diesen Gefühlsausdruck als Anlass und kommuniziere ehrlich, dass ich da bin, damit alle lernen, besser miteinander umzugehen, und dass seine Frau der Ansicht ist, sie bräuchte Hilfe, es geht ihr nicht gut, weil sie ihn oft nicht versteht und das aber möchte. Der Mann liebt seine Frau, seine Familie und möchte nicht, dass es jemanden seinetwegen schlecht geht. Im Laufe des Gespräches spricht jeder einzelne sehr offen über einzelne Situationen, Gefühle und was sich jeder wünschen würde. Der Bann ist gebrochen, es ist zeitweise auch sehr humorvoll und wird immer lockerer. Der Herr will, dass es allen in der Familie gut geht, und wenn er etwas dazu beitragen kann, dann will er das auch tun – zum Beispiel seine Medikamente regelmäßig nehmen, Arztbesuche einhalten usw. Als ich mich nach eineinhalb Stunden verabschiede, möchte er mich persönlich bezahlen – schließlich ging es ja um ihn, meinte er. Beim Ankleiden sagt er ganz leise zu mir: „... weißt du, ich weiß eh, dass ich das habe, dir kann ich es ja sagen, du verstehst das ... man hält eben nicht aus, wenn einem das ständig gesagt wird!" Das Vertrauen war hergestellt und ein zweiter Termin ausgemacht. Die Gattin war noch zweimal alleine bei mir, damit sie lernte, mit speziellen Situationen im Alltag besser umzugehen. Insgesamt verbesserte sich das Zusammenleben enorm. Bei meinem zweiten Besuch war Herr H. besonders offen und kommunikativ. Er bedankte sich, dass alles so gut geht. Seine Gattin sah das nicht ganz so wie er und es wurde gelacht, aber sie war dennoch sehr zufrieden. Zwei Jahre später war Herr H. bei einer Kontrolluntersuchung, sein MMS (Mini Mental Status Test, ein Testverfahren zur Feststellung kognitiver Defizite) hatte sich um 5 Punkte verbessert und er war außer sich vor Freude.

Diesem Beispiel könnte ich noch einige andere in ähnlicher Art und Wiese hinzufügen. Was wir zeigen wollen, ist Folgendes: Je früher Angehörige Hilfe annehmen, desto schneller und besser können sich die so schwierigen Lebensumstände durch eine Betroffenheit von Demenz für alle Beteiligten verändern und zum Besseren wenden. Alle miteinzubeziehen hat wirklich Sinn, es braucht wie gesagt Erfahrung und natürlich auch viel Mut und Vertrauen jedes einzelnen.

Validationskurse für Angehörige

In Österreich gibt es zwar immer noch zu wenig, aber doch bereits ein breites Angebot an öffentlichen Kursen, in denen Angehörige die Prinzipien und Möglichkeiten von und mit Validation lernen können. 2012 hat das Österreichische Institution für Validation (ÖIV), eine Förderung für ein Pilotprojekt mit dem Titel „Schulung und Empowerment von pflegenden Angehörigen von Demenzkranken im extramuralen Bereich auf Basis gesundheitsfördernder Konzepte“ bekommen.

Die Kurskosten für die Angehörigen waren durch die Förderung gänzlich gedeckt. Es fanden dreimal drei Kurstage über einen Zeitraum von je drei Monaten für 13 Teilnehmerinnen statt. Alle drei Kurse, einer in Wien und zwei in Kärnten, waren innerhalb kürzester Zeit ausgebucht. Wir führten eine Interessentenliste, die ebenfalls sehr schnell voll war. Das zeigt, dass Interesse und hoher Bedarf besteht.

Im dritten und letzten Kurs haben wir es gewagt, Angehörige ihre zu betreuenden Personen bei Bedarf mitbringen zu lassen. Von 13 Angehörigen haben 8 das Angebot angenommen und ihre an Demenz erkrankten Menschen mitgenommen. Während sie den Kurs in Validation besuchten, wurden die Betroffenen in einer Gruppe von zwei Validations-Gruppenleiterinnen betreut. Das war eine spannende Erfahrung und ist als erweiternde Möglichkeit für einen Angehörigen Kurs zu betrachten. Nicht alle Angehörigen können einen Ganztageskurs besuchen, wenn währenddessen niemand anderer für ihre Betroffenen zu Hause da ist. Häufig ist das der Grund, warum Angehörige nicht an Fortbildungskursen teilnehmen wollen oder können. Wir müssen uns in Zukunft mehr Gedanken machen, wie wir Angehörigen den Weg zur Entlastung erleichten können. In jedem der 3 Kurse stand am ersten und am zweiten Tag ein Mediziner aus dem geriatrischen Fach für Fragen und Antworten zur Verfügung. Am dritten Kurstag wurde ein Mitglied einer Angehörigen Gruppe eingeladen, um Informationen und Vernetzungsmöglichkeiten anzubieten.

Egal, in welcher Form eine Schulung in Validation für Angehörige stattfindet, unsere Erfahrungen zeigen, dass sie immer einen Nutzen für die Angehörigen und die Menschen mit Demenz, die sie pflegen und betreuen haben.

„Sich im Alltag helfen können“ – Fortbildung in Validation für Angehörige

1. Tag, Eröffnungsrunde – einige Aussagen der Teilnehmenden:

- Der Druck von außen ist ein großes Problem.
- Andere Familienmitglieder, die nicht pflegen und betreuen, haben kein Wissen und Verständnis.
- Wie kann ich meine Mutter verstehen und versteht sie mich?
- Ich bin nur noch unter anderen Leuten ich selbst.
- Wie kommuniziere ich nonverbal?
- Woher weiß ich, was der Vater will?

1. Tag, Abschlussrunde – einige Aussagen der Teilnehmenden:

- Wir sitzen alle in einem Boot.
- Es wäre gut gewesen, den Kurs schon früher zu machen, ich verstehe jetzt vieles besser.
- Es ist gut, dass ich das jetzt am Anfang lerne, weil ich erst seit Kurzem in dieser Situation bin.

2.Tag, Eröffnungsrunde – einige Aussagen der Teilnehmenden:

- Es hat geholfen, ich habe einen besseren Umgang bei verbalen Ausbrüchen, halte mehr Abstand und atme durch, zentriere mich.
- Ich möchte noch dazu lernen.
- Man geht anders um, und das wirkt sich bei der Mutter positiv aus.
- Ich habe Empathie, also gelernt mich einzufühlen, weiß jetzt besser was das ist.
- Ich nehme die Situationen an, es ist so.
- Ich habe ein Netzwerk kennengelernt.

2. Tag, Abschlussrunde – Aussagen der Teilnehmenden:

- Ich stehe nicht alleine da, bin positiv eingestellt.
- Ich habe das Gefühl, viel falsch gemacht zu haben, jetzt habe ich viel dazu gelernt.
- Sehr praxisorientiert, etwas zum in die Hand nehmen.
- Es war ein Tag für mich.

3. Tag, Aussagen der Teilnehmenden bei der Eröffnungs- und Abschlussrunde:

- Ich versuche, nicht mehr zu widersprechen, es geht ganz gut, ich höre zu.
- Ich habe die symbolische Bedeutung in der Sprache meiner Mutter plötzlich verstanden, es ist viel einfacher dadurch. Für gültig erklären, das hab ich verstanden, Mutter kann nicht anders.
- Ich nehme jetzt Hilfe an.
- Wenn mein Mann aggressiv ist, frage ich nicht mehr warum, ich ärgere mich nicht mehr, das ist anders als vorher.
- Ich habe nonverbale Techniken probiert, es hat wunderbar funktioniert.
- Ich habe gelernt, die Welt meiner Mutter zu verstehen, kann deswegen leichter mit ihr umgehen.
- Ich sage anderen Menschen, dass sie laut und deutlich sprechen sollen, damit meine Mutter nicht denkt, dass man über sie spricht.

Die dargestellten Aussagen der teilnehmenden Angehörigen am *Anfang* des Kurses, waren geprägt von:

- Überlastung,
- Druck von außen und von innen,
- Unverständnis und Unwissenheit,
- Unsicherheit,
- Angst,
- Sorge und vielen offenen Fragen.

Die Sichtweisen und Gefühle der Teilnehmer haben sich im Zeitraum der – in einem Abstand von jeweils einem Monat aufeinander folgenden Kurstage – in eine völlig andere Richtung entwickelt. Die Besuche der 3 Kurstage mit Validation, und ihren persönlichen Erfahrungen mit den Betroffenen zu Hause, haben ergeben, dass man nach den Aussagen der teilnehmenden Angehörigen am *Ende* von:

- Entlastung,
- Gelerntes ist umsetzbar,
- Wichtigkeit der Bedeutung von Symbolen,
- positive Einstellung,
- Verstehen durch Wissen,
- Sicherheit und Stärke im Inneren und nach außen,
- Annehmen von Hilfe,
- Nutzung von Netzwerken,
- besserer Umgang mit schwierigen Verhaltensweisen durch verbale und nonverbale Techniken,
- Dankbarkeit und Freude sprechen konnte.

Das ist ein effizientes Ergebnis in einer kurzen Zeit. Es kommt aber auch immer wieder vor, dass ein alter Mensch mit Demenz in der Zeit verstirbt, in der der Kurs noch läuft. Wenn die betreffenden Personen dann den Kurs zu Ende machen, haben wir als Kursleiterinnen und auch die anderen Teilnehmerinnen die Gelegenheit, zu hören, wie die Situation abgelaufen ist und wie es den Verbliebenen damit ging. Ein paar Aussagen von Angehörigen dazu:

- Meine Mutter ist friedlich eingeschlafen, es war stimmig. Ich hatte seit dem Kurs keine Angst mehr davor.
- Ohne diesen Kurs hätte ich viel versäumt, hätte das nicht so gut geschafft. Es war sehr traurig, meine Mutter hat noch sehr gekämpft, ich konnte sie gut begleiten.
- Wir hatten noch eine gute Zeit miteinander, ich bin froh, vorher noch so viel gelernt zu haben.

- Meine Oma starb im Krankenhaus, aber die haben dort gemerkt, dass wir gut zurechtkommen und haben das auch respektiert. Wir konnten klar sagen, was wir wollen, das habe ich hier gelernt.

Die Rolle der pflegenden und betreuenden Angehörigen von Menschen mit Demenz wird in der Zukunft eine enorme Bedeutung haben. Wenn wir mehr alte Menschen, und vor allem mehr Menschen mit Demenz zu versorgen haben und diese Versorgung lange zu Hause gewährleisten möchten, wird es unumgänglich sein, dass wir Konzepte für Schulungen und Beratungen für Personen, die Menschen mit Demenz pflegen und betreuen, entwickeln. Mit Validation haben wir dazu bereits viele Möglichkeiten.

An dieser Stelle muss auch gesagt werden, dass Leistungen wie Beratung und Begleitung mit Validation bis heute von den Angehörigen selbst finanziert wird. In Wien gibt es eine Stelle der Caritas, die in manchen Fällen ein paar Beratungsstunden mit Validation finanziell unterstützt. Im Moment sind die Chancen nicht sehr groß, dass der Staat eine Finanzierung übernimmt. Das heißt aber nicht, dass man nichts tun kann. Jeder Einzelne ist gefragt, der im geriatrischen und gerontologischen Bereich tätig ist und Erfahrung und Wissen hat. Wir sollten gemeinsam nach Möglichkeiten suchen, die Teilnahme an Kursen für Angehörige bezahlbar und leicht zugänglich zu machen.

Wenn dadurch alle zufriedener sind und Angehörige gesund bleiben, spart das viel Zeit, Nerven und dem Gesundheitssystem natürlich auch Geld. Wenn wir zusehen, und uns aufregen, dass nichts passiert und es anderen überlassen, dass sich Dinge bewegen, lassen wir kostbare Zeit vergehen. Wir sind der Meinung, dass alle aus der direkten Praxis und aus der wissenschaftlichen Forschung ihr Wissen und ihre Erfahrungen in die Gesellschaft transportieren sollten. Alle Betroffenen und Beteiligten müssen dringend in Kontakt kommen und miteinander reden, damit in Zukunft der wunderschön klingende und viel verwendete Satz: „Alt werden in Würde“ Wirklichkeit wird.

3.3 Validation in Pflege – und Senioreneinrichtungen

Nicht jeder Angehörige hat die Möglichkeit, die Pflege und Betreuung eines alten Menschen mit Demenz bis zum Tod zu Hause fortzuführen. Wie man Angehörige auf den Übergang in eine Pflegeeinrichtung vorbereiten und unterstützen kann, haben wir in einigen Beispielen aus der Praxis dargestellt.

Man muss aber dazu sagen, dass die Mehrheit der Angehörigen so eine

Vorbereitung in Form von Beratung und Begleitung mit Validation selten in Anspruch nehmen kann. Mittlerweile werden die meisten alten Menschen direkt aus dem Krankenhaus in eine Pflegeeinrichtung gebracht. Durch das Entlassungsmanagement im Krankenhaus wird zwar Hilfe angeboten, aber es ist keine Beratung und Begleitung als Vorbereitung auf die veränderte Situation. Es gibt viele Angehörige, die – wenn auch von Schuldgefühlen geplagt – froh darüber sind, für die Person mit Demenz einen Platz in einer Einrichtung zu bekommen.

Wenn sie einen Platz gefunden haben, werden pflegende und betreuende Angehörige plötzlich zu besuchenden Angehörigen. Das ist ein Rollenwechsel, mit dem viele schwer umgehen können. Neben dem betreffenden alten Menschen, bekommen das die Mitarbeiter aller Berufsgruppen, die täglich vor Ort in der direkten Pflege sind, zu spüren.

Trainer von Fortbildungen, z.B. Biografiearbeit oder Basale Stimulation, berichten, dass in ihren Fachkursen für Pflegepersonal und andere betreuenden Berufsgruppen, das Thema „Umgang mit Angehörigen“ häufig die eigentliche Fortbildung mitbestimmt. Für uns und andere Kollegen, ist das nicht verwunderlich, da die Angehörigen durch ihre nahe Verwandtschaft, ihre nahen Beziehungen, aber besonders aufgrund ihrer gemeinsamen Geschichte mit den alten Menschen, die sie besuchen, einfach dazu gehören.

Wie Pflegeeinrichtungen in Verbindung mit Validation dazu beitragen können, zu einem besseren Miteinander von Pflegekräften, Angehörigen und zu Pflegenden zu kommen, wollen wir in diesem Abschnitt beschreiben. In Österreich bieten mittlerweile viele Pflegeeinrichtungen Schulungen in Validation für Pflege und Betreuungskräfte an. Validation wird mittlerweile in vielen europäischen Ländern unterrichtet; darüber hinaus auch in Israel, in den USA, China und Japan.

Mehr und mehr wird öffentlichen und privaten Trägern von Pflege– und Seniorenhäusern bewusst, dass Angehörige von „ihren“ BewohnerInnen mit ins „Boot“ geholt werden müssen. Pflegekräfte erleben in ihrem Tätigkeitsalltag, wie manche Angehörige von außen zuschauen, anrufen, irgendwie mitmischen und den alltäglichen Pflege- und Betreuungsablauf durch ihre Erwartungen, Wünsche, Unsicherheiten, durch ihr Misstrauen und ihre Schuldgefühle erschweren. Viele MitarbeiterInnen, egal, ob aus der Führungsebene, oder jene, die den Alltag der alten Menschen mitgestalten, haben Angehörige oft unsicher, hilflos, verzweifelt, weinend und tobend erlebt. In Validationskursen mit Pflegekräften wird, wie schon weiter oben erwähnt, immer wieder erzählt: „Wir versuchen, einen alten desorientierten Menschen mit Validation in seiner Welt zu begleiten, und dann kommt ein Angehöriger und zwingt ihn in seine Realität oder lügt ihn an, konfrontiert ihn oder diskutiert herum.“ Umgekehrt hören wir von Angehörigen immer wieder: „So wie die dort mit meiner Mutter umgehen, das halte ich fast nicht aus, sie sprechen sie mit *Du* an, und überhaupt hat sie dort niemand, mit dem sie reden kann."

Wir wollen hier nicht die Frage klären, wer Recht hat, es kommt bestimmt beides immer wieder vor. Was kann man tun, damit ein besseres Miteinander entsteht? Zuerst einmal macht es bestimmt Sinn, wenn man aufhört, sich gegenseitig Dinge zuzuschieben, und auf beiden Seiten die Bereitschaft entwickelt, sich zuzuhören, miteinander zu kommunizieren und Lösungen zu finden. Ein Boot dient als schöne Metapher, vielleicht hilft es, eine Situation klarer zu machen und mit mehr Abstand zu betrachten:

Stellen Sie sich ein großes Boot vor, in dem alle den passenden und richtigen Platz haben und es nicht ständig zu kippen droht, weil jeder an Deck irgendwie herum rudert und niemand weiter kommt. Wie es den Passagieren (den alten Menschen) geht, daran denkt man nicht mehr. Sie fühlen sich in dieser Situation unsicher, hilflos, gefangen und unwohl. Im Grunde wünscht sich jeder, der das Boot mit bewegt, dass die Passagiere sicher und so gut wie möglich, über das Meer des letzten Lebensabschnittes geleitet werden. Wir hören von Mitarbeitern in Pflegeeinrichtungen, dass es ihnen vor allem um das Wohl der alten Menschen geht, die sie pflegen und betreuen. Von den Angehörigen, die sie dort besuchen und auch für sie da sein wollen, hören wir Ähnliches, wenn nicht sogar dasselbe. Jeder einzelne entscheidet mit, wie diese Fahrt im gemeinsamen Boot verläuft und vor allem, was jeder dabei erlebt!

Sobald MitarbeiterInnen flächendeckend in Validation geschult werden, müssten Angehörige darüber informiert werden und die Möglichkeit bekommen, einen Validationskurs im Haus zu besuchen. Es muss nicht die gleiche Schulung sein, aber ein oder mehrere Abendkurse, an denen eine Einführung in die Thematik ermöglicht wird, gewährleistet relativ schnell, dass die Teilnehmer mit an Bord gehen. Der Vorwurf ist berechtigt, dass sowieso nur die Angehörigen kommen, die sonst auch kooperativ sind.

Unsere Erfahrung zeigt immer mehr, dass es mittlerweile gar nicht mehr so schwierig ist, Angehörige zu gewinnen, wenn von Seiten der Institution die Wichtigkeit der Angelegenheit aufgezeigt wird. Es braucht jemanden, der die Schulungen in die Wege leitet, kreativ an die Sache heran geht und dran bleibt. Es spricht sich schnell herum, und diejenigen, die mitmachen, sind dann mit im Boot und holen wieder andere an Bord. Wir haben nicht ein einziges Mal erlebt, dass ein Angehöriger keinen Nutzen von einer Schulung in Validation hatte. Im Gegenteil, die meisten sagen: „... hätte ich das doch schon früher gehört, dann wäre uns viel erspart geblieben".

In jedem Fall ist es die Entscheidung einer Institution, wie viel sie bereit ist, einzusetzen und welche Ressourcen sie zur Verfügung stellt. Die Aufgabe, Angehörigen Validation zu erklären, kann nicht von Pflegekräften übernommen werden.

Es gibt bereits einige Pflegeeinrichtungen in Österreich, die eine zertifizierte Validationslehrerin im Team haben, die Zeit für diese Aufgabe im eigenen Haus bekommt. Validation „so dazwischen“ und neben dem Pflegealltag vermitteln zu können, ist eine Illusion und in Fachkreisen nicht vertretbar. Auf einer Demenz-Station, auf der jedes Jahr Angehörigenkurse, die von einer externen Validationslehrerin gehalten werden, stattfinden, ist das Verständnis zwischen Pflegekräften und Angehörigen gewachsen. Uns wird berichtet, dass beide Seiten besser und stressfreier miteinander kommunizieren, und dass durch den Besuch der Angehörigenkurse ein anderer Umgang mit den an Demenz erkrankten Menschen festzustellen ist. Die Angehörigen fragen sogar nach, was sie in schwierigen Situationen tun sollen, oder MitarbeiterInnen können auf das ein oder andere aufmerksam machen, ohne dass die Besuchenden dies sofort als persönlichen Angriff erleben und umgekehrt. In einem dieser Kurse sind Besuchsgemeinschaften von Angehörigen entstanden.

Nicht jeder Angehörige wird nach einem Validationskurs gleich in allen Situationen validieren können, aber das Wissen um den möglichen Hintergrund eines Verhaltens und ein paar andere Möglichkeiten, wie man verbal und nonverbal besser kommuniziert, lässt eine andere Sichtweise zu und macht einen anderen Umgang möglich.

Es ist vor allem wichtig, dass das Interesse für Validation geweckt wird. Ist das Interesse einmal da, werden Angehörige immer wieder einen Abend- oder Nachmittagskurs besuchen. Diese müssten allerdings von den Institutionen auch tatsächlich angeboten werden. Außerdem haben Angehörige immer nur einen Betroffenen und es lässt sich in einem Kurs leichter ganz gezielt und individuell auf das jeweilige Beispiel eingehen. Das ist in Kursen für Pflegekräfte ganz anders, sie pflegen und betreuen alte Menschen mit Demenz in allen unterschiedlichen Phasen und das den ganzen Tag.

Wie gelingt es, dass Angehörige als Besucher ein Angebot für eine Schulung in Validation annehmen? Wie geht es Angehörigen, wenn plötzlich jemand anderes die Versorgung übernimmt und zwar nicht mehr zu Hause, sondern in einer Pflegeeinrichtung? Wenn Angehörige zu Hause noch keine Hilfe für die Pflege hinzugezogen haben, oder die Situation in einer Einrichtung nicht kennen, kann es sehr schwierig werden, dass sie mit den Pflegekräften kooperieren. Sie haben die Vorstellung, die Pflege müsse sein „wie zu Hause“. Allein durch verschiedenste Strukturen, wie vorgegebene Essenszeiten, Therapie- und Besuchszeiten, oder immer noch vorgegebene Bade- oder Duschtage kann dieser Anspruch nicht erfüllt werden. Einerseits ist die hohe Flexibilität eines Pflegeteams gefragt, andererseits gibt es Regeln und Vorgaben, die eine Einrichtung vorzugeben und einzuhalten hat. Eine Pflegeeinrichtung kann nicht alle Wünsche und Anforderungen der Angehörigen erfüllen.

Kommunikation hilft, Verständigung zu fördern. Je mehr kommuniziert wird und je mehr persönlicher Kontakt zu den Angehörigen möglich gemacht wird, desto schneller werden Unsicherheiten, Missmut und Missverständnis auf beiden Seiten ausgeräumt. Folgendes ist dabei wichtig:

- Der persönliche Kontakt mit- und zueinander kann nicht hoch genug eingeschätzt werden. Angehörige werden dadurch eher bereit sein, Pflegekräften zu vertrauen. Informationen und Angebote können im Gespräch besser aufgenommen und letztlich besser angenommen werden. Viele Ankündigungen in einer Einrichtung, auch jene für Angehörigenkurse mit Validation, werden von Angehörigen zwar gelesen, aber oftmals können sie ohne persönliche Erklärung nichts damit anfangen.
- Die Barriere zwischen professionellen Pflegern und anderen Betreuern ist oft größer als man denkt. Wir haben auch schon von Angehörigen gehört: „Was, so einen Kurs können wir auch machen, ich dachte Validation ist wichtig für die Pfleger, ich hab' ja nur meine Mutter hier, aber die haben ja alle anderen alten Menschen auch zu betreuen. Wozu brauch ich das?".
- Einen Validationskurs für Angehörige kann man, mit einem kleinen Vortrag der jeweiligen Validationslehrerin, in einer netten Atmosphäre ankündigen. Man muss dazu keinen Angehörigenabend oder -nachmittag verwenden. Die Erfahrung zeigt, dass dann weniger Leute kommen, als wenn man das mit einer Veranstaltung, wie z. B. einem Kaffenachmittag verknüpft. Das Wichtigste sind Beispiele aus der Praxis, auf die direkt eingegangen werden kann, und für die gleich eine Möglichkeit mit Validation geboten wird.
- Die besten Multiplikatoren, sind aus unserer Sicht jene Angehörigen, die die Erfahrung in einem Kurs bereits gemacht haben. Sie transportieren ihre neue Sicht und den besseren Umgang mit ihren Betroffenen wunderbar nach außen. Weil die meisten sehr froh über die Kenntnisse der Validation sind und Verhaltensweisen besser verstehen, geben sie es auch gern an andere weiter. Aber sie brauchen die Gelegenheit dazu.
- Angehörige können Angebote für Fortbildungen und Schulungen voneinander besser annehmen. Pflegekräfte können jene, die schon einmal teilgenommen haben, motivieren, dazu einladen ihre Erfahrungen an andere weiterzugeben. Dazu muss ein Rahmen geboten werden. Dafür bietet sich bei einem Fest, einer Zusammenkunft, bei einem Ausflug oder einfach nur beim Kaffeekränzchen auf der jeweiligen Station meistens die passende Atmosphäre. Wenn ein neuer Validationskurs für Angehörige startet, muss man jenen, die bereits dabei waren eine Stimme geben. Angehörige empfinden sich miteinander verbunden, weil sie in der gleichen Lage sind, wie die anderen auch.

Natürlich findet man immer wieder Angehörige, die durch nichts ins Boot zu holen sind. Pflegende verzweifeln manchmal an den vielen Bemühungen. Was immer diese Personen für Gründe haben, nicht kooperieren zu wollen, man soll nicht aufgeben, ein respektvolles Miteinander zu fördern. Aber auch Pflegekräfte brauchen Unterstützung und Ideen, wie sie besser mit solchen, manchmal sehr zeitraubenden Situationen umgehen können. Dass man mit Angeboten von Angehörigenkursen mit Validation allen, vor allem auch den desorientierten alten Menschen hilft und zusätzlich ein besseres Klima untereinander unterstützt, davon kann man ausgehen. Es gibt natürlich Schulungen, die den professionellen Pflegekräften vorbehalten sind und nicht für Angehörige geeignet und von Nutzen wären, eben weil sie die betroffene Person nur besuchen und nicht mehr pflegen. Aber gerade die Methode der Validation ist für alle zugänglich und mehr oder weniger, je nach Interesse und Bereitschaft für alle erlernbar.

In einem Pflegeheim in Österreich, unterrichten wir Mitarbeiterinnen und ehrenamtliche Helfer einer Demenz-Station. Viele Mitarbeiter sind dort bereits in Validation ausgebildet. Für Angehörige, aber auch für Menschen aus der Umgebung, die Interesse haben, findet jährlich ein Validationskurs statt. Jeweils an drei Abenden mit je 3–4 Stunden über einen Zeitraum von 3 Monaten, lernen sie die Grundhaltung, Theorie und spezifische Techniken der Validation kennen und haben die Gelegenheit, ganz konkrete Beispiele einzubringen und speziell darauf bezogene Fragen zu stellen. Es gibt dort Angehörige, die den gleichen Kurs immer wieder machen, weil sie der Meinung sind, dass sie jedes Mal etwas dazu lernen und weil es ihnen sehr gut tut, sich auch untereinander auszutauschen und auszusprechen. Sie sind bereit, einen kleinen Beitrag zu bezahlen und finden, dass das sehr in Ordnung ist. Einige Angehörige haben sich sogar zusammengeschlossen. Sie treffen sich z. B. zur gleichen Zeit für Besuche und gehen gemeinsam spazieren. Wenn einmal jemand nicht kommen kann, geht zumindest ein anderer aus dieser Gruppe zu dem betroffenen alten Menschen und besucht ihn. Sie kennen sich seither besser und haben allgemein einen anderen Zugang zu den anderen alten Menschen mit Demenz. Diese Angehörigen kommen besser mit der Situation zurecht, sie sind offener und kommunikativer. Es gelang allgemein ein besseres Miteinander zwischen professionellen Pflegenden und Angehörigen. Unserer Meinung nach gibt es im Bereich der Angehörigenarbeit noch viel zu tun, um ein befriedigendes Miteinander zu erreichen.

3.4 Ausblick: Tatsachen annehmen, gemeinsam Möglichkeiten finden und umsetzen

Validation ist nicht die einzige Methode, die wir für den Kontakt zu alten Menschen brauchen.

Im Buch Validation in Anwendung und Beispielen von Naomi Feil, werden die Unterschiede zwischen Validation und anderen Methoden beschrieben. In manchen dieser anderen Methoden gibt es durchaus Ähnlichkeiten mit Validation, andere unterscheiden sich aber stark davon (Feil/de Klerk-Rubin 2013).

- Erinnerungsarbeit/Reminiscence,
- Lebensrückschau,
- Realitätsorientierung,
- Verhaltenstraining,
- Ablenkung/Diversion,
- Psychotherapie.

Wir wollen unsere Erfahrungen mit einer dieser Methoden, nämlich die der Erinnerungs- und Biografiearbeit kurz beleuchten. Wenn alte Menschen noch ganz orientiert, oder eben mangelhaft orientiert sind, kann Erinnerungsarbeit von großem Wert sein, um mit ihnen in Kontakt zu kommen und zu kommunizieren. Durch diese Methode kann man Ereignisse aus ihrem Leben erfahren, die später in der Betreuung von großer Wichtigkeit sein können. In der ersten Phase der Aufarbeitung, wird *erinnern, gemeinsam Lösungen von früher finden*, als verbale Technik der Validation beschrieben.

Hier noch einmal ein kurzes Beispiel: Wenn ein alter Mensch immer wieder über Schmerzen klagt, organische Ursachen dafür jedoch auszuschließen sind, kann man z. B. mit dieser verbalen Technik anders als sonst reagieren. „Was haben Sie gemacht, wenn Sie früher solche Bauchschmerzen hatten? Sie hatten die Kräuter in Ihrem Garten, ah' und haben sich einen warmen Tee daraus gemacht, sollten wir solche Kräuter besorgen und versuchen ob Ihnen das jetzt auch hilft?". Oder: „Kennen Sie das aus Ihrem Leben, dass Sie solche Herzschmerzen hatten? Ah' aus der Zeit, als Sie so viel alleine waren. Was haben Sie gemacht, wie haben Sie das überwunden, wer hat ihnen dabei geholfen?"

In diesen Beispielen kann man gut erkennen, dass diese verbalen Validationstechniken voraussetzen, dass verbale und bestimmte kognitive Fähigkeiten, nämlich sich erinnern zu können, vorhanden sein müssen. Für uns ist Erinnerungsarbeit eine Möglichkeit, dass alte Menschen Dinge, die sie erlebt haben, ohne etwas zu forcieren und erzwingen, erzählen können. Es gibt mittlerweile unzählige Bücher über Erinnerungen von Menschen, z. B. aus den Kriegsjahren. Erzählen und darüber sprechen, ist eine Form der Möglichkeit, dass Menschen ihre Eindrücke besser verarbeiten. Gleichzeitig ist es ein historischer Schatz, der dadurch nicht verloren geht und von dem auch die nächsten Generationen profitieren können. Viele alte Menschen haben große Freude daran, sich zu erinnern und Dinge aus dem Leben zu erzählen. Als ich zusätzlich zur Validation, Erinnerungsarbeit gelernt habe, wurde mir klar, dass diese Arbeit mit alten Menschen sogar präventiv wirken kann. Das heißt, so lange Menschen sich erinnern und diese Erinnerungen in einer vertrauensvollen und geschützten Atmosphäre erzählen und ausdrücken können, haben sie weniger das Bedürfnis, sich in eine innere Welt zurückzuziehen. Sie bleiben leichter mit uns in Kontakt, weil wir zuhören und uns für ihr Leben interessieren. In der Erinnerungsarbeit kann man mit Fotomaterial, Musik, Themen im Jahreskreis und vielem anderen, das Interesse alter Menschen für aktives Teilnehmen am Leben gewinnen. Die Kognitivität wird angeregt und es macht den meisten sehr viel Freude. Wenn schmerzhafte Situationen erinnert werden, stoppen die alten Menschen ihre Erzählungen meist von selbst, oder sie lenken auf ein anderes Thema um. Da die Gefühle noch nicht so unkontrolliert und ungefiltert hoch kommen, wie eben bei sehr desorientierten alten Menschen, haben sie diese schützende Strategie noch zur Verfügung. In einer vertrauensvollen Atmosphäre können aber auch schmerzhafte Gefühle, die durch Erinnerungen hochkommen können, alleine schon durch einfühlsames Zuhören erleichtert werden. Eine Fortbildung in Erinnerungsarbeit für Angehörige von alten Menschen die nur leicht desorientiert sind, macht wirklich Sinn. Sie bekommen Anhaltspunkte und Möglichkeiten, wie man den oft langen Tag miteinander, dadurch auch Lust und sinnvoll, zumindest teilweise füllen kann.

Wir haben mit der österreichischen Expertin, Mag. Elisabeth Wappelshammer, einer erfahrenen Historikerin, Forscherin, und Gerontologin, für professionelle Pflege- und Betreuungskräfte ein Konzept für ein Seminar erstellt, in dem die kompetente Wahl der Methoden Validation und Erinnerungsarbeit herausgearbeitet wird. Die Zielsetzung ist, dass die Teilnehmenden ein Gespür für die Wahl einer der beiden Methoden entwickeln. Im Mittelpunkt der Inhalte steht die personzentrierte Arbeit mit Hilfe von Erinnerungs- und Biografiearbeit und Validation nach Naomi Feil. Dabei werden die Ähnlichkeiten und Unterschiede der beiden Methoden fachlich dargelegt. Das Seminar geht von konkreten Beispielen aus und unterstützt dabei, professionelle Entscheidungen in der Wahl der geeigneten Methode zu treffen. Ein weiteres Ziel dieses Seminars ist es, in der Lage zu sein, beide Methoden in ihrer Vielfalt besser einzuschätzen und zu entscheiden, in welcher Form man noch mehr davon lernen will.

Personen, die Validation in Ausbildungen lernen und dann auch anwenden, entwickeln die Fähigkeit, zu unterscheiden, wann Validation sinnvoll und notwendig ist und wann nicht. Validation anzuwenden heißt nicht einfach, einen alten desorientierten Menschen Recht zu geben. Es ist eine bewusste Entscheidung, die Realität und die Gefühle so gelten zu lassen, wie sie für die andere Person in diesem Moment sind. Es ist eine große Bereicherung und eine enorme Hilfe für alle Beteiligten zu wissen, wie man das macht! Auch im Umgang mit nicht dementen alten Menschen wird ein gelernter Validationsanwender wahrscheinlich aufmerksamer und urteilsfreier reagieren, als jemand ohne Validationsausbildung.

Durch die langjährige Erfahrung in der Praxis, sowie durch unsere Seminar- und Ausbildungstätigkeit sind wir von Validation überzeugt. Dass wir Validation jedoch nicht als Allheilmethode ansehen, ist uns genauso, wie Naomi Feil, Vicki de Klerk-Rubin und anderen Validationslehrerinnen wichtig. Teilnehmenden aus multiprofessionellen Gruppen, ehrenamtlichen Helfern, Angehörige von alten Menschen und Wissenschaftlern, die im geriatrischen Bereich forschen, aber auch Bekannte und Freunde, denen wir davon erzählen, bestätigen uns immer wieder die Wirksamkeit und Hilfe von Validation.

Viele Menschen sind der Meinung, dass es sinnvoll wäre, Validation bekannter zu machen und dass sie bereits sehr viel früher im Leben nützlich sein könnte. Es wurde oft der Vorschlag gemacht, dass man z.B. im Ethikunterricht in Schulen, bestimmte Anteile aus der Methode Validation einbringen könnte. Ein wesentlicher Inhalt könnte auch sein, bereits in jungen Jahren zu lernen, seine Gefühle und Bedürfnisse adäquat auszudrücken, damit sie später nicht zu belastend werden. Schließlich würde es auch Sinn machen, dass jüngere Menschen in einer mehr und mehr alternden Gesellschaft über die Wissensebene zu Interesse und besserem Verstehen von alten Menschen gelangen. Sie bekämen dadurch zumindest die Gelegenheit und Möglichkeit, ihren Anteil an einem respektvollen, wertschätzenden und weniger urteilenden Umgang mit der älteren Generation leisten zu können.

Interview mit einer Angehörigen: Natascha, 37 Jahre

Interviewer: „Was hat sich nach dem Validationskurs für dich verändert?“ Hat sich etwas verändert?

Natascha: „Ja, auf alle Fälle. Es hat sich sehr viel verändert. Als meine Mutter die Diagnose Alzheimer bekam und ich mit anderen darüber sprach, hörte ich nur Demotivierendes. Ich hörte, das ist schlimm, da kann man ja nichts machen, oder, man kann mit Alzheimer auch sehr alt werden. Es war überhaupt nichts Positives dabei, keine Tipps wie man tun kann, niemand konnte mir etwas Konkretes zum Umgang damit sagen. Es gab nur Deprimierendes und Negatives in den Gesprächen. Erst in meiner Begegnung mit der Validation hat sich dieser Zugang verändert. Das war das erste Mal seit der Diagnose, dass ich positiv gestimmt von einem Gespräch über Alzheimer weggegangen bin. Ich kam aus dieser Ohnmacht raus und mir wurde Mut zugesprochen, eine Richtung verliehen. Die Methode hat Struktur und bietet konkrete Sichtweisen und Techniken an, das hilft sehr."

Interviewer: „Was hast du im Validationskurs konkret gelernt?"

Natascha: „Ich habe gelernt, dass es Werkzeuge gibt, um besser mit den für mich oft nicht nachvollziehbaren Verhaltensweisen und Handlungsabläufen meiner Mutter umzugehen. Ich habe gelernt, anders auf meine Mutter einzugehen, Fragen zu stellen und ich habe gelernt, dass mein Lernprozess nicht aufhören wird, dass ich immer wieder Fehler machen werde, aber auch einiges richtig. Ich habe gelernt, zuzuhören, zu spüren, zu deuten. Vor allem aber kann ich jetzt besser nachvollziehen, wie ungeheuer destabilisierend es sein muss, wenn man kontinuierlich vergisst, was man ein Leben lang gekonnt und gewusst hat. Ich verstehe es besser. Ich habe auch erkannt, dass meine Mutter ein Ziel erreicht hat, das sich so manche von uns auch einmal wünschen: nämlich ausschließlich im Jetzt zu leben und sich von seinen Gefühlen leiten zu lassen.

Interviewer: „Wie ist es für dich heute, ein Jahr nach dem Kurs?"

Natascha: „Durch die Erkenntnisse aus der Validation kann ich ihre Krankheit doch langsam annehmen. Vor allem aber kann ich sie jetzt liebevoller und verständnisvoller begleiten. Und das braucht nicht nur sie, sondern auch ich. Außerdem bin ich durch die Validation, generell alten Menschen gegenüber viel verständnisvoller geworden. Ich sehe sie seither mit anderen Augen."

Die Situation ist so wie sie ist, was man damit macht, entscheiden wir alle mit!

Mit diesem Buch möchten wir dazu ermutigen, sich unserer Überzeugung anzuschließen, dass jeder Einzelne, der mit alten Menschen zu tun hat, in der Gesellschaft seinen ganz persönlichen Beitrag leisten kann. Wir sollten nicht warten, bis Ideen und Lösungen an uns herangetragen werden. Je mehr Menschen ihr Interesse zeigen, Möglichkeiten für einen guten, wertschätzenden Umgang mit alten Menschen wahrnehmen, diese einfordern und sich selbst daran beteiligen, desto schneller werden wir alle, an den Prozessen einer wachsenden, alternden Gesellschaft reifen und davon profitieren.

Danke

Wir möchten uns ganz herzlich bei allen orientierten und desorientierten alten Menschen bedanken, die uns im Laufe der Jahre ihr Vertrauen geschenkt haben. Sie haben uns geholfen, dass wir Erfahrungen sammeln, weiter lernen und uns und die Validation weiterentwickeln können. Ein großer Dank auch an alle bisherigen KursteilnehmerInnen, Angehörige und all jene, mit denen wir gearbeitet haben. Ohne ihre Beispiele aus der direkten Praxis, wäre dieses Buch nicht möglich gewesen. Unseren Familien und Freunden danken wir für ihr Zuhören, ihre Offenheit und Inspiration. Aber auch für die oft endlose Geduld, wenn wir einmal wieder nur an Validation dachten. Der wertvolle Austausch mit KollegInnen und mit jenen, die aus anderen Professionen und Bereichen kommen, ist für uns unerlässlich und sehr wünschenswert, wir bedanken uns bei allen, die dazu beitragen.

Ein ganz besonderer Dank gilt Naomi Feil, die uns in all den Jahren begleitet und unterstützt hat. Für uns ist sie weit mehr, als die Begründerin und Lehrerin von Validation. Mit diesem Buch, wollen wir uns bei Naomi Feil für ihre großartige Arbeit und den unermüdlichen Einsatz dafür bedanken, dass alte Menschen in Würde leben und sterben können. Und auch dafür, dass wir durch ihre Arbeit und ihre Persönlichkeit, die Möglichkeit bekommen haben, Validation zu lernen und weiter zu geben. Wir schätzen es sehr, eine so sinnvolle Arbeit zu haben, die Spaß macht, uns ständig wachsen lässt, uns ermöglicht, uns weiterentwickeln und uns reifen lässt. Der persönliche Nutzen für uns, Validation zu kennen, auszuüben und lehren gelernt zu haben, ist von unschätzbarem Wert. Mit diesem Wissen, achtsam, einfühlsam, wertschätzend, urteilsfrei und respektvoll Einblick in die Welt der alten Menschen zu gewinnen und uns stets reflektiert darin zu bewegen, hat uns die Erfahrung machen lassen, mutig zu sein und ohne Angst mit Menschen mit Demenz umgehen zu können. Mit viel Humor und Freude schaffen wir es, authentisch zu bleiben und unser Leben zum größten Teil so zu gestalten, wie wir es uns vorstellen und auch tatsächlich leben wollen. Naomi Feil erzählt immer wieder von ihrem tiefen Wunsch, dass Validation so vielen alten Menschen wie möglich und allen, die mit ihnen in Kontakt sind, zugutekommen sollte. Wir hoffen und wünschen uns sehr, dass wir mit diesem Buch einen Teil ihres Wunsches erfüllen können.

Autorisierte Validations-Organisationen (AVO) im deutschsprachigen Raum

Deutschland:

Mannheimer Akademie
Heinrich-Lanz-Straße 5, 68165 Mannheim
Telefon: +49 (0)621 8337040
E-mail: wolfgang.hahl@mannheimer-akademie.de
Internet: www.mannheimer-akademie.de

Institut für Angewandte Gerontologie
Haubachstrasse 8, 10585 Berlin
Telefon: +49 (0)30 3415034
E-mail: thomas.schelzky@ifag-berlin.de
Internet: www.ifag-berlin.de

Pflegeimpulse GmbH
Außer der Schleifmühle 36, 28203 Bremen
Telefon: +49 (0)421 325550
E-mail: info@pflegeimpulse.de

Landesverein für Innere Mission in der Pfalz
Weinstraße 80, D- 67157 Wachenheim
Telefon: +49 (0)6322 9423730
E-mail: validation@lvim-pfalz.de
Internet: www.lvim-pfalz.de

Österreich:

ABZ Ausbildungszentrum des Wiener Roten Kreuzes GmbH
Safargasse 4, 1030 Wien
Telefon: +43 (0)1 795806000
Internet: www.w.roteskreuz.at/abz/gerontologie

Samariterbund Linz
Reindlstraße 24, 4040 Linz
Telefon: +43 (0)732 7364660
E-mail: avo@asb.or.at
Internet: www.asb.or.at

inca & kompetenz®
Mößlacherstraße 26/2, 9220 Velden am Wörthersee
Telefon: +43 (0)664 1253168
E-mail: kronhofer@inca-kompetenz.at
Internet: www.inca-kompetenz.at

Schweiz:

Careum Weiterbildung
Mühlemattstrasse 42, 5001 Aarau
Telefon: +41 (0)62 8375858
E-mail: carsten.niebergall@careum-weiterbildung.ch
Internet: www.careum-weiterbildung.ch

Literatur

Alzheimer Forschung Initiative e. V. (o. J.): Die Alzheimer Krankheit. http://www.alzheimer-forschung.de/alzheimer-krankheit/index.htm, 05.09.2012

Amberger, W. (2007): Neurologische Probleme im Alter. http://arbeitsblaetter.stangl-taller.at/GEHIRN/Gehirn-Neuronen.shtml, 03.09.2012

Bayerische Landesamt für Statistik und Datenverarbeitung (2012): Pressemitteilung zum Tag der älteren Generation. https://www.statistik.bayern.de/presse/archiv/2012/81_2012.php, 07.10.2012

Berlin-Institute (Hrsg.) (2011): Demenz-Report. http://www.berlin-institute.org/studien/demenz-report, 14.08.2012

Blimlinger, E., Ertl, A., Koch-Straube, U., Wappelshammer, E. (1996): Lebensgeschichten, Biographiearbeit mit alten Menschen. Vincentz, Hannover

Bundesministerium für Familie, Senioren, Frauen und Jugend (Hrsg.) (2002a): Versorgung von Menschen mit Demenzerkrankung von Angehörigen zu Hause. Bericht

Bundesministerium für Familie, Senioren, Frauen und Jugend (Hrsg.) (2002b). Deutscher Altenbericht 4. Risiken, Lebensqualität und Versorgung Hochaltriger – unter besonderer Berücksichtigung dementieller Erkrankungen. http://www.bmfsfj.de/BMFSFJ/Service/Publikationen/publikationen,did=5362.html, 14.08.2012

Bundesministerium für Gesundheit, Sektion III (2011): Frauen und Männer mit Demenz. Handlungsempfehlungen zur person-zentrierten und gendersensiblen Kommunikation für Menschen in Gesundheits- und Sozialberufen. www.bmg.gv.at, 30.9.2012

de Klerk-Rubin, V. (2014): Mit dementen Menschen richtig umgehen – Validation für Angehörige. 4. Aufl. Ernst Reinhardt, München

IFF PalliativeCare und OrganisationsEthik (2010): Validation® und Basale Stimulation® Abschlussbericht Iff Wien, http://www.uni-klu.ac.at/pallorg/inhalt/1603.htm, 01.09.2012

Erikson, E. (1997): The Life Cycle Completed, W. W. Norton, New York

Feil, N., de Klerk-Rubin (2013): Validation in Anwendung und Beispielen. 7., aktual. u. erw. Aufl. Ernst Reinhardt, München

Feil, N., de Klerk-Rubin, V. (2017): Validation – Ein Weg zum Verständnis verwirrter alter Menschen. 11. Aufl. Ernst Reinhardt, München

Fercher, P. (2011): Bildungsordner-Demenz verstehen, Teil 5: Betreuungsangebote, Erweiterung der Handlungskompetenzen der Betreuenden – Einfühlende Kommunikation/Validation, Hrsg. Forum Demenz – SeneCura, Senevita, Klinik Sonnweid

Grässel, E. (2007): Langzeitstudie. Journal of the American Geriatrics Society, 40(2). 112–118

Groll, T. (2012): Stress macht vergesslich. Die Zeit online. 23.08.2012. https://www.zeit.de/karriere/2012-08/stress-gesundheit-gehirnleistung, 13.08.2018

Heller, A., Heimerl, K., Husebo, S. (2007): Wenn nichts mehr zu machen ist, ist noch viel zu tun. 3. Aufl., Lambertus

Klinger, M. (2016): Kommunikation im Umgang mit an Demenz erkrankten Menschen. Validation, ein neuer Ansatz für betreuende und pflegende Angehörige - eine explorative Studie. https://vfvalidation.org/wp-content/uploads/2015/07/Masterthesis-Studie-Validation-Angeh%C3%B6rige-1.pdf, 01.08.2018

Kojer, M., Schmidl, M. (2011): Demenz und Palliative Geriatrie in der Praxis. Springer-Verlag, Wien

Österreichisches Institut für Validation ÖIV (2012): Projekt Entwirrt Alzheimer, www.oei-validation.at, 30.9.2012

Pro Senectute Schweiz (Hrsg.) (2002): Faktenblatt Männer im Alter. Eine Grundlagenstudie von François Höpflinger. Zürich

Schweizer Alzheimervereinigung (o. J.): Medikamente zur Behandlung der Alzheimer-Krankheit (Antidementiva). http://www.alz.ch/tl_files/PDFs/PDF-D-Infoblatt/163_A_12_IB_Antidementiva_2010_D.pdf, 03.09.201

Snowdon, D. (2001): Aging With Grace. Bantam Books, New York

Sramek, G. (2002): Symbole. Der Schlüssel zur inneren Welt desorientierter alter Menschen. In: Niebergall, C., Feil, N. (Hrsg.): Validation im 21. Jhdt., Tertianum ZfP (Zentrum für Persönlichkeitsentwicklung und Generationsfragen, 52–68

Sramek, G. (1997): Die Bedeutung der menschlichen Stimme in der Validation. Vierteljahresschrift von Altern und Kultur „Validation nach Feil – Umgang mit verwirrten Menschen“ Nr. 8, 21–26

Wiener Gebietskrankenkasse (Hrsg.) (2009): Österreichischer Demenzbericht 1. Integrierte Versorgung, optimierte Wege zur Gesundheit und Prävention. http://www.wgkk.at/mediaDB/615271_Demenzbericht.pdf, 24.08.2012

Bildnachweis

Abbildung 1 (S. 19), 3 (S. 52) und 5 (S. 60): Herbert Kronsteiner, Wien
Abbildung 2 (S. 25), 4 (S. 54) und 6 (S. 65): Willi Sramek, Wien

Sachregister

Leseprobe

Leseprobe aus

Naomi Feil/Vicki de Klerk-Rubin: Validation

Der Beginn

Nachdem ich mich sieben Jahre lang in verschiedenen Gemeinschaftszentren mit orientierten, gesunden älteren Menschen beschäftigt hatte, begann ich 1963 im Montefiore-Altersheim in Cleveland, Ohio, mit desorientierten, sehr alten Menschen – sie waren 80 Jahre und älter – zu arbeiten (Feil 1967). Ursprünglich wollte ich diesen desorientierten Menschen helfen, der Realität ins Auge zu sehen und ihnen im Rahmen einer Gruppe Kontaktmöglichkeiten schaffen. Im Verlauf von drei Jahren erkannte ich die Aussichtslosigkeit meines Unterfangens: Jede Person war in ihrer eigenen inneren Erlebniswelt gefangen (vgl. Film „The Tuesday Group" 1972). Sie reagierte auf die anderen Gruppenmitglieder nur dann, wenn Gefühle sondiert und in Erinnerung gebracht wurden; Musik stimulierte den Gruppenzusammenhang und das Wohlbehagen. Ich gab das Ziel der Orientierung auf die Realität auf, als ich bemerkte, dass die Gruppenmitglieder sich immer dann zurückzogen oder zunehmend feindselig wurden, wenn ich sie mit der unerträglichen Realität der Gegenwart zu konfrontieren versuchte.

So sang z.B. eine sehr alte, desorientierte Frau häufig: „Daisy, Daisy, I'm half crazy ...", und erklärte mir dann den Grund ihrer Demenz: „Es ist leichter, wenn du verrückt bist. Dann kannst du tun, was du willst."

Ein anderes Mitglied der Gruppe stand auf und erklärte beim Hinausgehen: „Ich muss nach Hause, das Essen für meine Kinder machen." Ich sagte: „Frau Kessler, Sie können nicht nach Hause. Ihre Kinder sind nicht dort. Sie leben jetzt hier, im Montefiore-Altersheim." Darauf antwortete sie: „Das weiß ich. Seien Sie nicht so dumm! Deshalb muss ich jetzt sofort weg. Ich muss nach Hause, das Essen für meine Kinder herrichten!" Kein einziger Hinweis auf die Realität konnte Frau Kessler überzeugen. Sie fühlte sich im Heim unnütz, verlangte nach ihrem Zuhause und nach ihrer früheren Rolle als Mutter dreier Kinder. Vor sich hinmurmelnd wandte sie sich von mir ab: „Was weiß die (sie zeigte auf mich) schon davon. Was glaubt sie, wer sie ist!"

Oder Herr Rose, der den Verwalter des Montefiore-Heims beschuldigte, ihn auf dem Dachboden zu „kastrieren": Fünf Jahre lang versuchte ich, Herrn Rose an der Realität zu orientieren. Als der Verwalter pensioniert wurde, sagte Herr Rose zu mir: „Sie haben recht. Er hat mich nicht gequält. Ich tauge nichts und habe nie etwas getaugt."

Das waren seine letzten Worte an mich. Er ließ seinen Stock fallen und ging keinen Schritt mehr. Mit seinen Fingern wanderte er auf der Stange des Rollstuhls hin und her und murmelte immer wieder vor sich hin: „Buckeye und 105. Straße. Buckeye und 105. Straße." Das war die Straße, in der er früher als Anwalt gearbeitet hatte. Immer wieder schlug er sich auf das von der Paget'schen Krankheit schmerzende linke Knie: „Verfluchter Richter … verfluchter Richter." Vor Jahren hatte sein Vater zu ihm gesagt, dass aus ihm nichts werden würde, dass er ein Nichtsnutz sei. Seine Schwester erzählte mir, er habe es nicht weit gebracht. Wie ein braves Kind hatte er seine Wut, seinen Schmerz und seine Schuldgefühle heruntergeschluckt. Er hatte auf seinen Vater gehört, sein Vater hatte ihn mit Worten kastriert. Der Verwalter wurde zum Symbol für seinen Vater.

Leseprobe

Jetzt, als sehr alter Mann, allein in seinem Rollstuhl, kämpfte er damit, seine Wut und seine Schuldgefühle aufzuarbeiten. Er befand sich im letzten Lebensstadium der Aufarbeitung. Ich hörte nie zu, wenn er irgendwelche Vaterfiguren beschuldigte, ihn zu quälen. Es war klar, er wollte, dass ich seine Wut akzeptierte. Er beschuldigte den Richter, den Verwalter, die Ärzte, Gott – in seinen Augen alles Vaterfiguren –, sein Leben ruiniert zu haben. Sein Vater hatte ihn einst auf dem Dachboden bestraft. Nun wollte er in die Vergangenheit zurückkehren, um seinem Vater zu sagen, wie er sich fühlte; seines Vaters Liebe wiedergewinnen; sein Leben in dieser Welt rechtfertigen. Niemand validierte ihn, er kämpfte allein. Seine Bewegungen wurden schwächer, allmählich verlor er sein Lebensziel und vegetierte bis zu seinem Tode vor sich hin. Er wanderte von Phase I, dem der mangelhaften/unglücklichen Orientierung, zu Phase IV, dem Vegetieren – nicht validiert (Feil 1963ff).

(...)

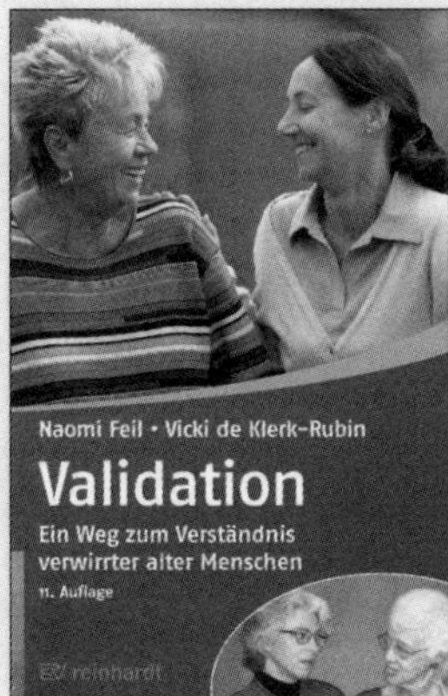